JOACHIM GABKA

Hasenscharten und Wolfsrachen

Hasenscharten und Wolfsrachen

Entstehung, Behandlung und Operationsverfahren

von

Priv.-Doz. Dr. med. Dr. med. dent.

JOACHIM GABKA

Oberarzt der Abteilung für Kiefer-Gesichtschirurgie
des Rudolf-Virchow-Krankenhauses zu Berlin-West
Landesarzt für Gesichtsspaltbildungen

Mit einem Anhang

Das Bundessozialhilfegesetz

2. erweiterte Auflage mit 167 Abbildungen in 632 Einzeldarstellungen
und 23 Tabellen

WALTER DE GRUYTER & CO.

VORMALS G. J. GÖSCHEN'SCHE VERLAGSHANDLUNG — J. GUTTENTAG,
VERLAGSBUCHHANDLUNG — GEORG REIMER — KARL J. TRÜBNER — VEIT & COMP.

BERLIN 1964

Geleitwort zur 2. Auflage

Die 1. Auflage der „Hasenscharten und Wolfsrachen" referierte ich im Jahre 1962 für das „Zentralblatt für Chirurgie".

Für die vorliegende 2. Auflage möchte ich das Geleitwort schreiben.

Schon beim Studium der 1. Auflage hatte ich den Eindruck: Wenn mir dieses Buch doch zur Verfügung gestanden hätte, als ich 1920 als Stationsarzt der chirurgischen Kinderabteilung der Charité selbst Hasenscharten und Wolfsrachen operieren mußte, dann wären mir viel Kummer und Sorgen erspart geblieben.

Die Erstauflage hatte schon deshalb soviel Beifall gefunden, weil aus der Darstellung die Sorge und die Fürsorge um das entstellte Kind sprechen. Es kommt *Gabka* nicht nur auf die Operation an, er bringt immer wieder zum Ausdruck, daß Vorbereitung und Nachbehandlung teilweise genauso wichtig sind. Auch der noch so perfekte Techniker ist für den gesamten Gesundheitszustand des Patienten verantwortlich. Er muß Fachberater hinzuziehen, wenn es nötig ist, aber trotzdem trägt er die Verantwortung.

Die 2. Auflage ist nun durch einen „Speziellen Teil" wesentlich ergänzt und erweitert worden. Hier werden die einzelnen *Operationsverfahren zur Versorgung der Lippen-Kiefer-Gaumenspalten* angegeben. In diesem speziellen Teil ist *Gabka* mit einer ganz besonderen Geschicklichkeit vorgegangen.

Er bringt die verschiedenen Operationsverfahren, wägt sie gegeneinander ab, erkennt ihre Vor- und Nachteile an. Aber er tut es immer mit solchem Takt, daß er in seiner Darstellung nie überheblich, sondern anerkennend und kollegial bleibt.

Etwas muß ganz besonders hervorgehoben werden: das sind die instruktiven und lehrreichen Abbildungen, die den Text erläutern, obwohl dieser ganz klar ist.

Diese Vermischung von Abbildungen und Text ähnelt ein wenig der letzten französischen Einstellung: möglichst viele gute Abbildungen bei kürzerem Text. Das gerade ist *Gabka* hervorragend gelungen.

Wer lange selbst auf diesem Gebiet tätig gewesen ist, weil er es zunächst sein mußte, dann aber Freude daran hatte, wird die vielen Feinheiten verstehen, die in dem Buche zum Ausdruck gebracht werden, ohne daß sie besonders betont sind.

Hier gibt es nun einmal eine gesunde Paarung von Abbildung und Text. Auch die Darstellung der notwendigen Instrumente, der Betäubungsverfahren, der Operationstische usw. ist unbedingt erforderlich. Aus der ganzen Darstellung spricht nicht nur die technische Begabung, sondern die Vertiefung in die Materie, ein eigener Gedankenreichtum, Respekt und Hochachtung vor den Kollegen und ein dankbares Gefühl dem Schicksal gegenüber, das ihm diese Gaben verliehen hat, ohne die man eben kein plastischer Chirurg werden kann.

Schon die 1. Auflage hat vollste Anerkennung gefunden. Jetzt hat *Gabka* ein Standardwerk geschaffen, in dem er seine reichen Erfahrungen selbst verwertet, sich aber würdig einreiht unter die anderen Plastiker und deren Verdienst vollauf anerkennt.

Das Buch braucht eigentlich kein Geleitwort, aber man muß es ganz lesen, um es voll verstehen zu können.

Wer den Autor näher kennengelernt hat und mit ihm zusammenarbeitet, wird erst richtig verstehen, was es bedeuten soll: Sorge, Vor- und Nachsorge und bestmöglichste Technik bei der Versorgung der Lippen-, Kiefer- und Gaumenspalten.

Berlin, Frühjahr 1964 *Erwin Gohrbandt*

Vorwort zur ersten Auflage

Vorliegendes Buch, das einen Überblick über das Problem der Lippen-Kiefer-Gaumenspalten zu geben versucht, wendet sich an den praktischen Arzt und Zahnarzt, an die Beratungsstellen für Körperbehinderte und nicht zuletzt an die Eltern der betroffenen Kinder. Hier aufklärend zu wirken und zu zeigen, daß das anfangs oft schwer mißbildete Kind bei sorgfältiger Führung und Behandlung zu einem gesellschafts- und konkurrenzfähigen, unauffälligen Mitmenschen werden kann, ist Hauptaufgabe dieser Veröffentlichung. Insbesondere soll darauf hingewiesen werden, daß das *Neue Körperbehindertengesetz* diese Kinder erfaßt, und dadurch alle Rehabilitationsmöglichkeiten diesen Kindern offenstehen.

Ein großer Abschnitt wurde den Entstehungsmöglichkeiten eingeräumt, da gerade die Mißbildungsursachen im Hinblick auf die spätere Lebensgestaltung von entscheidender Bedeutung sind. Ein Überblick über die geistige Beurteilung und die erreichten Berufsziele der Spaltkinder tritt der z. T. unberechtigten und schon zur Redensart gewordenen Gleichsetzung mit geistiger Minderwertigkeit und Mißbildung im Gesichtsbereich entschieden entgegen. Was für einen entscheidenden Einfluß die termingerechte Spezialbehandlung und damit das Pflichtbewußtsein der Eltern für die Wiederherstellung des Kindes hat, geht aus der Darstellung der Mißbildungsformen und ihrer zeitgemäßen Versorgung hervor.

Regelmäßige Kontrollen nach der Operation und ein enger Kontakt zwischen Arzt, Eltern und Kind ermöglichen die rechtzeitige Einleitung der notwendigen Maßnahmen, wobei eine Zusammenarbeit mit anderen Fachgebieten, vor allem der Sprachheilkunde, oft erforderlich ist.

So will das Buch über alle notwendigen Schritte hinsichtlich der Spaltträgerbehandlung orientieren und hofft, damit auch das Interesse des praktischen Arztes und Paediaters sowie der Fürsorgerinnen und orthopädischen Beratungsstellen zu finden, denen hiermit ein Leitfaden in die Hand gegeben werden soll.

Berlin, Sommer 1961 *Joachim Gabka*

Vorwort zur zweiten Auflage

Die neue Auflage ist durch einen Speziellen Teil ergänzt worden, der im einzelnen die *Operationsverfahren zur Versorgung der Lippen-Kiefer-Gaumenspalten* darlegen soll.

Wenn wir auch schon im Allgemeinen Teil ein Kapitel über die operative Versorgung der Hasenscharten und des Wolfsrachens eingefügt haben, so bleibt es doch diesem „Speziellen Teil" überlassen, die verschiedenen Operationsverfahren wiederzugeben.

Wir haben dabei ältere und neuere Verfahren gegenübergestellt und die einzelnen Indikationen zur Versorgung der Hasenscharten und Wolfsrachen aufgezeigt. Die schematische Darstellung der einzelnen Operationsverfahren lag uns besonders am Herzen, und wir danken dem Verlag für das liebenswürdige Entgegenkommen, die zahlreichen Abbildungsserien übernommen zu haben.

Mein besonderer Dank gilt Frau *Helga Berthold*, Berlin, die die Zeichnungen sorgfältig angefertigt hat.

Berlin, Frühjahr 1964 *Joachim Gabka*

Inhaltsübersicht

Spezieller Teil

Anhang

I. Medizin-historischer Überblick zum Problem der Hasenscharte und des Wolfsrachens*)

Wenn heute die Problematik der foetalen Lippen-Kiefer-Gaumenspalten und Gesichtsdeformierungen weitgehend gelöst ist, dann liegt das ohne Frage an den Fortschritten der modernen Medizin. Insbesondere haben neuere Narkose- und Operationsverfahren hierzu beigetragen. Wir wissen, daß es zu allen Zeiten Mißbildungen des Gesichtsbereichs, vor allem Hasenscharten und Wolfsrachen, gegeben hat. Dementsprechend sind auch die verschiedensten Behandlungsmöglichkeiten überliefert worden. Wir erfahren aus alten Schriften, daß sehr früh einzelne Formen der Mißbildungen bereits bekannt waren. In den meisten Fällen starben die betroffenen Kinder bald nach der Geburt und entgingen damit den schmerzhaften Behandlungsverfahren, deren Erfolg oft zweifelhaft war.

Ein medizinisch-historischer Überblick mag den Unterschied zwischen den damaligen und heutigen Behandlungsmethoden und ihren Erfolgsaussichten am besten veranschaulichen. Obwohl *Hippokrates* (460—377 v. Chr.) die Lippen-Gaumenspalten nicht erwähnt, stammt aus der ungefähr gleichen Zeit die von *Smith* und *Dawson* beschriebene ägyptische Mumie, die mit einer Lippen- und Gaumenspalte behaftet war. Den Bericht über den ersten Fund einer durchgehenden Kiefer-Gaumenspalte verdanken wir *Weinberger,* der sie mit einer Lippenspalte kombiniert vermutend an dem Schädel des *„Prehistoric man of Peru“* fand. Diagnostische und therapeutische Erhebungen anzustellen, blieb jedoch erst einer späteren Zeit überlassen. So lesen wir bei *Celsus,* dem großen römischen Wissenschaftler (30 v. — 50 n. Chr.) ausführlich folgendes über die Hasenscharten:

> „An den Lippen entstehen oft Spalten. Dieser Zustand hat neben den Schmerzen auch den Nachteil, daß er das Reden verhindert, indem während desselben diese Spalten unter Schmerzen auseinandergezogen werden und bluten. Sind diese Spalten oberflächlich, so ist es besser, sie mit den bei Geschwüren des Mundes passenden Mitteln zu behandeln, dringen sie aber tiefer ein, so muß man sie mit einem dünnen Eisen brennen. Dieses Messer muß die Gestalt eines Taschenmessers haben und über die betreffenden Stellen gleichsam nur hingleiten, aber nicht aufgedrückt werden.“

Wenn *Celsus* auch schon Verschiebelappen und Entspannungsschnitte beschreibt, hat er doch mit dieser Beschreibung die Therapie der folgenden Jahrhunderte festgelegt, nämlich durch narbige Veränderungen den Lippendefekt auszugleichen.

*) Näheres siehe: „Grundlagen und Geschichte der Plastischen Chirurgie“ von *Berndorfer und Gabka.*

Galen (129—200 n. Chr), Leibarzt des römischen Kaisers Marc Aurel, geht die Lippenspalten schon operativ an:

> „Die Lippen frischen wir, indem wir sie überall ablösen, mit dem Messer blutig an, dadurch führen wir sie aneinander und nähen sie fest zusammen. An den Kiefern schneiden wir aus jedem Ende der Lippe, da wo sie aufeinandertreffen, innen und außen etwas heraus und legen Charpie (gezupfte Leinewand) ein, damit nicht durch das sich erzeugende Fleisch eine Erschlaffung entstehe.“ (Nach Gurlt.)

In den folgenden Jahrhunderten kombinierte man die operativen Methoden mit narbenbildenden Medikamenten. So schreibt *Nicolaus Myrepsius* aus Alexandrien (1270—1290) „Über die wunderbare Behandlung der Hasenscharten“:

> „Bei den Hasenscharten muß man den inneren Hautrand zusammenbringen. ... In der Tat soll man tiefere Hasenscharten mit Ziegen- oder Gänsefett heilen, oder man streiche mit Immergrün und Harz vermischtes Ochsen- oder Hirschmark auf oder lege einen geriebenen unreifen Gallapfel, der in Terebinthenoel, Wollfett oder attischem Honig ausgezogen und gut durchgegoren ist, auf. Ebenso nimm einen Gallapfel und möglichst feingeriebenes Mastixharz, welches mit Wollfett in einen wächsernen Zustand gebracht worden ist. Vermische alles gründlich und verwende es.“

In ähnlicher Weise berichtet einer der größten arabischen Chirurgen, *Abul Kasim,* über eine Hasenschartenoperation. Zur Behandlung der Lippenspalten

> „läßt er entweder mit einem glühenden Eisen die Ränder der Lefzen brennen, um dergestalt die Eiterung zu befördern, worauf er sie mit Cerat bedeckt; oder er schneidet die Oberfläche der Ränder weg und näht sie zusammen, indem er Drachenblut und Weirauch darauf streut und das Ganze mit Dattelsalbe belegt“.

So sind die Bemühungen in erster Linie darauf gerichtet, durch Narbenerzeugung und -schrumpfung die Spalten zu überbrücken und die dabei entstehenden Schmerzen zu lindern. Eine sehr exakte Beschreibung und Versorgungsmöglichkeit finden wir dann auch erst wieder bei *Ypermann,* einem bedeutenden flämischen Wundchirurgen des 15. Jahrhunderts. Im 19. Kapitel seiner „Chirurgie“ heißt es:

> „Bisweilen werden Kinder mit gespaltenen Lippen unter einem Nasenloch und manchmal sogar unter beiden Nasenlöchern geboren. Dieses Leiden nennt sich Hasenscharte und wird auf folgende Art behandelt: Man beschneidet mit Hilfe eines scharfen Messers so wenig wie möglich die Ränder des Risses, indem man die Epidermis hochhebt, um die Ränder anzufrischen. Man bringt dann die angefrischten Ränder wieder zusammen und näht sie mit Hilfe einer dreikantigen Nadel, und zwar mit einem gezwirnten und gewachsten Faden auf eine bereits beschriebene Art. Die Schnittränder müssen nach dem Schnitt genau aufeinander auch auf der Innenseite sich vereinigen. Dann muß man noch eine lange Nadel quer durch die vernähten Lippenteile ziehen, und zwar in einem größeren Abstand zu den Wundrändern; man dreht diese Nadel mit einem Faden ein und legt Kalk oder roten Puder

darauf. Über diesen Puder legt man ein in Rosenöl und Eiweiß eingetauchtes Pflaster.

Wenn die Nasenflügel gespalten sind, muß man sie, wie oben angeführt worden ist, zusammenführen, da man ihnen nur wehtun würde, da sie ja gespalten sind. Auch die Lippen sind bis zur Nase gespalten. Man soll also, wie gesagt worden ist, handeln, und dann soll man die Wunden wie andere behandeln. Wenn man bemerkt, daß die Verharschung fest genug ist, können sie die Nadel entfernen. Einige Chirurgen nähen nicht die Hasenscharte, sondern behandeln sie, indem sie sie nur durch Nadeln zusammenziehen.

Es gibt andere Chirurgen, die durch einen Einschnitt einen Hautlappen von der Wange nehmen, um besser die Verluste der Hasenscharte ausgleichen zu können; sie wenden dieses Verfahren an, wenn z. B. ein großer Substanzverlust vorliegt, wenn das Philtrum fehlt. Aber dieses Verfahren scheint mir fehlerhaft, weil es zu stark das Gesicht entstellt. Aus diesem Grunde rate ich diese Art von Operationen, die sehr das Ansehen des Chirurgen beeinträchtigen können, nicht auszuführen. Außerdem, wenn diese Operationen bei bestimmten Personen nicht zum gewünschten Erfolg führen, dann sind diese Menschen Vernunftgründen nicht zugänglich und fordern, daß es so sein muß, wie man sich denken kann."

So hört man von *Ypermann* nicht nur eine Beschreibung doppelseitiger Spaltbildungen, sondern auch von einer kosmetisch unschönen Operationsmethode, die aber bereits Anfänge der plastischen Rotationslappen erkennen läßt.

Interessant ist, daß über die Behandlung der *Gaumenspalten* kaum Erörterungen zu finden sind. Erstmalig finden wir bei *Ambroise Paré* (1514—1590), einem der größten Chirurgen aller Zeiten, Hinweise auf Verschlußplatten für Gaumendefekte neben anderweitiger Prothesenversorgung verschiedenster Organe. Aber auch für die Lippenspalten wurden schon damals Gesichtsprothesen empfohlen, wie wir bei *Minadoi* (1600) nachlesen können:

„... Jener hatte dafür Sorge getragen und zugelassen, daß die Zugänge des restlichen Fleisches unter der Nase, nachdem die Wunde schon verharscht war, ihm behandelt würden, und er hatte z. B. durch zahlreiche Nähte und Verbindungen eine ausreichende Menge jenes Materials, aus dem in Italien die Masken angefertigt werden, jenen Zugängen genau anpassen lassen. Das verwendete Larvenmaterial zur Bildung der fehlenden Lippe und zur Wiederherstellung des natürlichen Aussehens des Mundes hatte er sehr geschmackvoll zubereitet; ein Schnauzbart aus menschlichen Barthaaren, der mit Klebstoff befestigt wurde, bewirkte, daß der Patient keinen entstellenden Anblick bot."

Insgesamt stand diese Zeit unter dem Zeichen chirurgischer Fortschritte, besonders durch *Paré* und seinen Landsmann *Franco*, der erstmalig den Bürzel bei der doppelseitigen Lippen-Kiefer-Gaumenspalte operativ anging. Zur besseren Vereinigung der Lippenstümpfe bei diesen schwer mißgebildeten Fällen entfernte er den Zwischenkiefer

„... mit Schneidzangen oder mit einer Säge oder mit einem sonstigen Instrument, das für diese Zwecke geeignet ist, indem man das Fleisch, das über

> den Zähnen liegt, falls sie noch vorhanden sind, beläßt, damit es beim Vernähen der beiden anderen Partien auf jeder Seite dient".

Diese Operation wird heuzutage nicht mehr durchgeführt, da die Resektion des Zwischenkiefers neben ungünstigen Zahnverhältnissen — es fehlen die oberen Schneidezähne — eine Wachstumshemmung des Oberkiefers und damit eine Verunstaltung des Mittelgesichts bewirkt. Für die damalige Zeit stand jedoch der Ausgleich der Mißbildungen schlechthin zur Diskussion, so daß Francos Operationsmethoden durchaus als ein Fortschritt anzusehen waren. Auch die Schüler von *Paré* und *Franco*, besonders *Guillemeau*, brachten weitere Neuerungen der Lippenplastik, doch scheiterten die moderneren Verfahren an der mangelnden Schmerzausschaltung.

Ein besonderer Platz in der Geschichte der Lippen- und Gaumenplastik gebührt *Jaques Houllier*, der als erster den Versuch unternahm, eine Gaumenspalte operativ zu verschließen. Er benutzte hierzu eine stark gebogene Nadel, knüpfte eine einschichtige Naht, die wieder aufging, so daß er resignierend dem Vorschlag *Parés* entsprechend den Gaumen mit einem Obturator verschloß.

Auch *Tagliacozzi* (1546—1599) hat sich mit der Hasenschartenoperation beschäftigt. Er empfiehlt, bei breiten Spalten den Defekt mit einem vom Arm entnommenen Hautlappen zu verschließen, ein Verfahren, das verständlicherweise kaum geübt wurde. Bereits im 18. Jahrhundert wurde der Operationstermin diskutiert, eine Frage, die noch heute im Vordergrund des Interesses steht (s. weiter unten!). Der bekannte Chirurg *Lorenz Heister* (1683—1758) äußert sich zu diesem Problem:

> „Es hat mich aber die öftere Erfahrung gelehret, daß man selbige Operation bey Kindern von sechs und sieben Monaten, ja manchmal noch früher, mit gutem Success (Erfolg) verrichtet. Ja die Eltern solcher Kinder wollen es niemals gerne bis ins vierte oder fünfte Jahr aufschieben, sondern vielmehr je eher, je lieber davon seyn, und wenn es Chirurgi abschlagen, laufen sie zu Marktschreyern, welche glücklich genug darinnen sind. Denn die Eltern wollen solche ungestalten Kinder nicht gerne von den Leuten sehen lassen, oder wohl auch deswegen gerne bald couriereet sehen, damit die Mütter nicht von neuem, wie oft zu geschehen pfleget (!), daran versehen mögen, welches die Chirurgos um so viel eher zur Operation bewegen soll, zumal wenn die Hasenscharte nicht gar zu groß, in welchem Falle ich es oft glücklich verrichtet habe."

Wenn wir auch nicht ganz den Standpunkt von *Heister* vertreten können, so ist doch sein psychologisches Einfühlvermögens anzuerkennen. Auch bis zum heutigen Tage sind die „Marktschreyer" nicht ausgestorben — so mögen die Eltern immer wieder gewarnt und beraten werden.

Die ersten überlieferten Gaumenplastiken sind unabhängig voneinander von *Graefe* 1816 und *Roux* 1819 durchgeführt worden. Am 27. Dezember 1816 referierte *Graefe* in der Berliner Medizinischen Gesellschaft über dieses Thema. Im Hufelandschen Journal findet sich folgende kurze, für die Geschichte der Gaumenplastik aber außerordentlich wichtige Mitteilung:

> „Herr Geheimrat Graefe sprach von den Spaltungen des weichen Gaumens, die sowohl angeboren, als durch Krankheiten erzeugt sein können. Er hatte

mehrmals Versuche gemacht, das Übel zu heilen oder künstlich zu ersetzen, bis er endlich in einem Fall, wo die Spaltung äußerst beträchtlich war und bis an den Knochen ging, die Idee faßte, sie durch Heften und künstlich erregte Entzündung zu vereinigen. Er erfand hierzu eigene Nadeln und Nadelhalter und bewerkstelligte dadurch die Sutur, welche in Verbindung des Bestreichens mit Acidum Muriaticum und Tinctura Cantharidum — welchem letzteren er zur Erregung des plastischen Prozesses den Vorzug gibt — eine vollkommene Heilung bewirkte, daß die Person nachher vollkommen gut schlucken und deutlich sprechen konnte."

Damit war der Bann gebrochen, und gerade durch die deutsch-französischen Prioritäts-Auseinandersetzungen zwischen *Graefe* und *Roux,* der 1819 einem kanadischen Medizinstudenten die Gaumenspalte verschloß, wurden neue Wege und Verfahren eröffnet. Viele große Chirurgen beschäftigten sich mit dieser Frage, und mit der Einführung der Schmerzausschaltung wurde auch die Operation am Gaumen selbstverständlich.

Grundlegendes für die Gaumenplastik leistete *Langenbeck* (1861), als ihm durch Ablösung des Schleimhaut- und knochenhautbedeckten Gaumenüberzuges die Verschiebung der nun vollständig beweglichen Gaumenlappen gelang. Durch diese Mobilisierung wurde der Verschluß der Gaumenspalten leichter möglich, so daß die Langenbecksche Operationsmethode auch heute noch als das klassische Verfahren gilt. Wie in allen wissenschaftlichen Disziplinen wurden in der Folgezeit die verschiedensten Versuche unternommen, um ein möglichst günstiges Operationsresultat zu erzielen. Wenn hierbei auch gelegentlich Kuriositäten zu verzeichnen sind, wie beispielsweise die Deckung der Gaumenspalte durch Einnähen eines Fingers *(Eiselsberg),* so zeichneten sich doch immer prägnantere Modifikationen ab. Als Gründer der modernen Spaltchirurgie wollen wir hier des großen Franzosen *Victor Veau* gedenken, der neben den älteren *Brophy* und *Schoemaker* und den jüngeren *Axhausen, Burian, Rosenthal* und *Wassmund* der Versorgung der foetalen Lippen-Kiefer-Gaumenspalten die Wege aufzeigte, die wir heute beschreiten.

II. Zur Frage der Entstehung von Mißbildungen, vornehmlich der Hasenscharten und Wolfsrachen

Die Ätiologie der Krankheiten, die Lehre von den Krankheitsursachen, ist eines der umfassendsten Gebiete der Medizin. Die Frage nach der Ursache oder auch, wie man früher annahm, der Schuld einer Krankheit, besonders einer Mißbildung, spiegelt oft den Stand des kulturellen Lebens eines Zeitalters wider. Es sei an die Hexenverbrennungen des Mittelalters erinnert, bei denen unschuldige, vom Schicksal hart getroffene Mütter zum Feuertode verdammt wurden, nur weil sie ein mißbildetes Kind geboren hatten, das als Ausgeburt des Teufels angesehen wurde.

Entsprechend den kulturellen und wissenschaftlichen Fortschritten ist es daher verständlich, daß gerade diesem Zweig der medizinischen Wissenschaft besondere Aufmerksamkeit geschenkt wird. Dies trifft in besonderem Maße für die letzten zwanzig Jahre zu. Auslösend wirkten hier die Katastrophen der ersten Hälfte des 20. Jahrhunderts, die eine einwandfreie Erhöhung der Mißgeburten mit sich brachten. Die klassischen Anschauungen des vorigen Jahrhunderts wurden dadurch erschüttert, so daß viele Erkenntnisse neue Bedeutung gewannen.

Wenn nun hier der Versuch unternommen wird, einen Beitrag zur Entstehung der Mißbildungen, besonders des Gesichtsbereiches zu leisten, so geschieht das im Bewußtsein der Tatsache, daß *das Ziel, die Gründe der Entstehung dieser Hemmungsbildungen aufzudecken, noch nicht erreicht* ist, daß wir jedoch auf Grund unserer modernen Erkenntnisse diesem Ziel schon erheblich nähergerückt sind.

Voraussetzung einer erfolgreichen Arbeit sind umfangreiche Befunderhebungen und das dazu gehörige Vertrauen der Befragten und ihrer Eltern. Ohne Milieukenntnis, die sowohl körperliche als auch seelische Faktoren berücksichtigen muß, würde trotz exakter Tierversuche diese Forschung ein Suchen im Dunkeln bleiben. Bevor wir jedoch über die heute geltenden Anschauungen berichten, seien noch einige Worte zur Entwicklung der Ansichten über die Entstehung dieser Mißbildungen von der Vergangenheit bis zum heutigen Tage vorausgeschickt.

Wir haben keinen Grund, anzunehmen, daß die Hasenscharte oder der Wolfsrachen in der prähistorischen Zeit nicht existiert haben sollen. Noch heute finden wir diese Mißbildungen bei den verschiedensten Tierarten. So konnte erst kürzlich *Rosenthal* einen Spaltlöwen des Leipziger Zoos in seine Behandlung nehmen (Abb. 1). Auch *Wiesner* berichtete über Spaltbildungen bei Kühen. *Veau* befaßte sich eingehend mit diesem Thema und publizierte seine bekannte Arbeit „Le bec-de-lièvre chez les animaux“, aus der Abbildung 2 stammt. Es ist daher anzunehmen, daß seit der

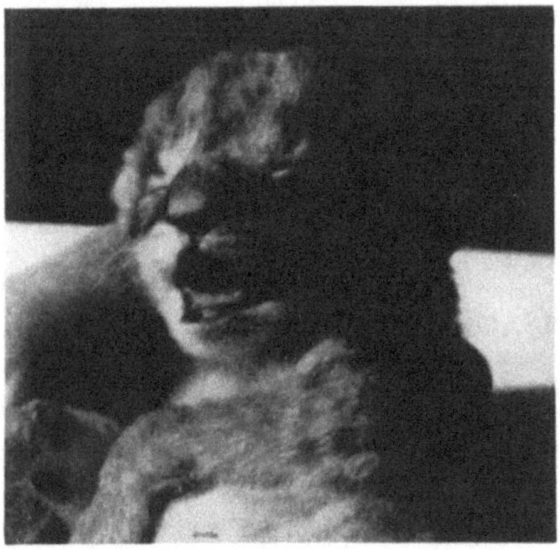

Abb. 1a

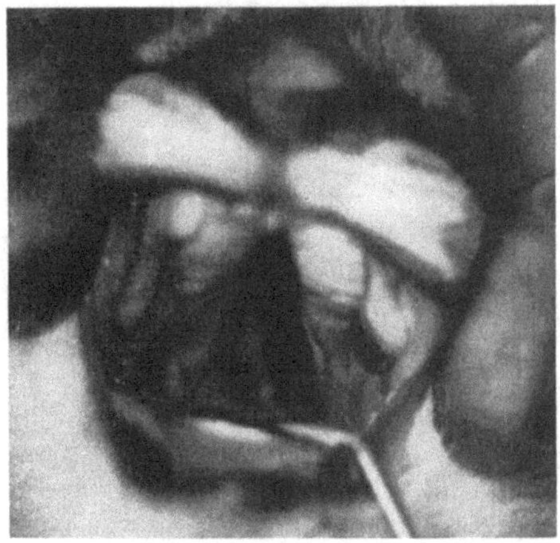

Abb. 1b

Abb. 1

Kleiner Löwe mit medianer Gaumenspalte (Beobachtung Prof. Dr. Dr. *Rosenthal*). In Abb. 1 b sieht man deutlich die Spaltung des Gaumens, die bis in die Nähe des Alveolarfortsatzes reicht. Eine Lippenspalte liegt nicht vor.

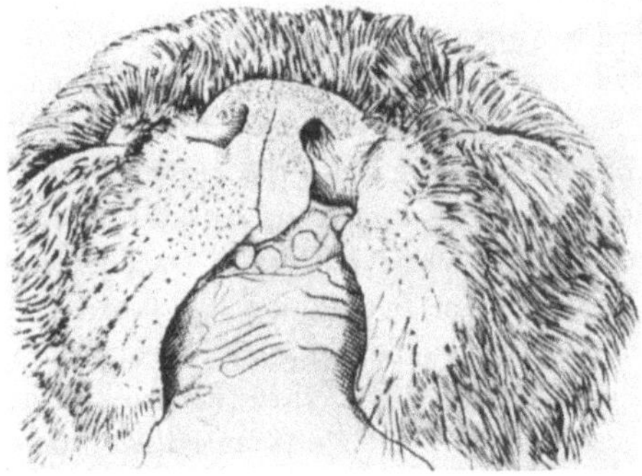

Abb. 2

Bulldogge im Alter von 14 Monaten mit einer linksseitigen Hasenscharte (nach *Veau*).

Entstehung des Menschen die Spaltbildungen schon vorhanden waren und damit die Fragestellung nach ihrem Ursprung.

In der frühgeschichtlichen Zeit wurde die Frage nach dem Woher meistens von ethischen Werten, also vom Guten und Bösen an sich, abgeleitet, bis die in manchen Fällen doch immer wieder auftretende Erblichkeit als entscheidender ursächlicher Faktor anerkannt wurde. Die in der Aufklärungszeit erblühende Wissenschaft befaßte sich in erster Linie mit der anatomischen Begründung der Mißbildungen und ihrer Behandlung. Die therapeutischen Maßnahmen standen bis vor kurzer Zeit im Vordergrund, während sich nunmehr durch grundlegende Erkenntnisse der Entstehungsmöglichkeiten der Weg zur Verhütung der Mißbildungen anbahnt.

Die folgende kurze, schematische Aufstellung gibt einen Überblick über die Möglichkeiten der Mißbildungsentstehungen:

1. Innere Faktoren und hier besonders

a) Erbfaktoren
b) Zellplasmatische Veränderungen (weitgehend ungeklärt)
c) die Primitiventwicklung beeinflussende Gene (selten)
d) Letalfaktoren (selten)

2. Äußere Einflüsse, so speziell durch	im Bereich der ersten
a) Sauerstoffmangel	3 Schwangerschaftsmonate
b) Virus- und andere Infektionskrankheiten	3 Schwangerschaftsmonate
c) Mangelernährung	3 Schwangerschaftsmonate
d) Strahlenschäden	3 Schwangerschaftsmonate
e) mechanische Faktoren	3 Schwangerschaftsmonate
f) psychische Traumen	3 Schwangerschaftsmonate
g) andere seltene Schäden	

Entsprechend dieser Aufstellung wollen wir die einzelnen Entstehungsmöglichkeiten der Hasenscharten und Wolfsrachen gesondert besprechen.

1. Innere Faktoren

a) Erbfaktoren

Speziell die Lippen-Kiefer-Gaumenspalten wie auch andere Mißbildungen, z. B. der Klumpfuß, gelten auch heute in der Wissenschaft noch als erbliche Mißbildungen. In den meisten Fachbüchern und wissenschaftlichen Abhandlungen findet man immer wieder die Bezeichnung „erbliche Hasenscharte". Demgegenüber bestätigt das Befragen der Eltern nur in seltenen Fällen das Vorliegen von gleichen oder anderen Mißbildungen in der Verwandtschaft. Darüber hinaus ergaben prozentuale Aufschlüsselungen der erblichen Beteiligung an diesen Abnormitäten durchaus nicht die Berechtigung der genannten Bezeichnung. Wenn heute auch die Bedeutung der Erbforschung hinsichtlich der Entstehung vieler Erkrankungen und Formfehler allgemein anerkannt ist — es also eine Vielzahl von Fällen von erblicher Hasenscharte oder erblichem Wolfsrachen gibt —, so müssen wir uns doch davor hüten, einzelne Erklärungsversuche zu überschätzen. Das Auftreten eines Leidens, Gebrechens oder einer Mißbildung muß in der Mehrzahl als ein komplexer Vorgang betrachtet werden, in dem sehr oft innere und äußere Ursachen eingeschlossen sind. So klar einerseits die Notwendigkeit einer erbbiologischen Konstitutionsanalyse ist, so schwierig ist andererseits die Lösung dieser Aufgabe.

Wir wissen, daß die Persönlichkeit eines Menschen weitgehend von seiner Konstitution bestimmt wird, die aber als eine Summe körperlicher und psychischer Eigenarten keinesfalls auf eine einfache erbbiologische Formel gebracht werden kann. Ein bekannter Konstitutionsforscher sagte einmal: „Der Einzelmensch ist, genetisch (entwicklungsmäßig) gesehen, das Ergebnis komplizierter Bastardierung." *(Curtius)*

Die Konstitution des Einzelmenschen kann also nur Schritt für Schritt durch sorgfältiges Bearbeiten der Einzelmerkmale in ihre erblichen Komponenten zerlegt werden.

Diese Aufgabe kann jedoch nicht als eine einfache Addition einzelner vererbbarer Eigenschaften angesehen werden, vielmehr sollte man sich um das Ziel der erb- und entwicklungsbiologischen Aufklärung bemühen. Wie außerordentlich schwierig ein solches Vorgehen ist, zeigt sich darin, daß es bis zum heutigen Tage noch nicht gelungen ist, einen allgemein gültigen Erbgang für die menschliche Hasenscharte und Gaumenspalte zu finden. Es konnte nur festgestellt werden, daß einmal eine rezessive Vererbung (also ein überspringender Erbgang, beispielsweise vom Urgroßvater auf die Mutter) oder auch eine dominante Vererbung vorlag (direkter Erbgang vom Vater auf den Sohn). Insbesondere in unserem Lande wurde die Erbforschung noch dadurch erschwert, daß während der letzten 50 Jahre weitgehende Bevölkerungsbewegungen stattfanden und bei vielen Familien eine exakte Sippenforschung unmöglich geworden ist.

Wenn wir dennoch den Versuch unternehmen, die Frage der Erblichkeit von Hasenscharten und Wolfsrachen zu erörtern, so geschieht dies im Hinblick auf zwei wichtige Tatsachen. Einmal auf Grund der von *Reed* und *Steiniger* entdeckten erblichen Hasenscharte der Maus, deren Erbgang weitgehend mit dem des Menschen übereinstimmen soll, zum anderen aber auf Grund des großen Spaltträger-Krankengutes Rosenthals, Axhausens und Wassmunds und seiner Mitarbeiter sowie der eigenen Fälle, das uns einen bedeutenden Einblick in die Frage der erblichen Belastung bei Gesichtsspaltenträgern gestattete.

Zurückblickend kann man feststellen, daß schon *Meckel* 1812 in seinem „Handbuch der Pathologischen Anatomie" vereinzelte Beiträge über das erbliche Auftreten von Hasenscharten und Wolfsrachen wie andere Mißbildungen zitierte. Er gelangte daher zu dem Standpunkt, daß die Erblichkeit der entscheidende Faktor für die Entstehung der Kiefer- und Gesichtsspalten sei. Diese Ansicht wurde durch verschiedene Autoren bestätigt, bis die ersten exakten Berichte Ende des vorigen Jahrhunderts erschienen, die ein mehr oder minder großes Krankengut berücksichtigten. Interessant ist hierbei, daß fast alle diese Berichte in etwa die gleichen Ergebnisse zeitigten, wie wir sie heute an einem ungleich höheren Krankenmaterial feststellen. Wäre eine fortschreitende Erblichkeit vorhanden, müßten wir im Laufe der Zeit letztlich immer höhere Prozentzahlen an sicher erblichen Mißbildungen erwarten. Dem ist aber nicht so, zeigt doch der umfassendste Bericht der damaligen Zeit — er stammt aus der Chirurgischen Universitätsklinik Tübingen *(Haugk)* — 555 Fälle, von denen nur 66 Personen, also nur 12 %, eine erbliche Belastung aufwiesen.

Demgegenüber finden sich bei anderen Berichten etwa 20 % familiäre Mißbildungsdispositionen. Wenn bis dahin nähere Angaben über den Erbgang der Hasenscharte fehlen, so beginnt mit der Birkenfeldschen Arbeit aus dem Jahre 1926 die moderne Erbforschung zum Lippen-Kiefer-Gaumenspalt-Problem. *Birkenfeld* berichtete aus der Chirurgischen Universitätsklink Berlin über 204 Untersuchte, von denen 42 direkte Erblichkeitsbeziehungen aufwiesen (20 %). Von diesen zeigten vier Fünftel einen rezessiven Erbgang.

Auch *Schröder* veröffentlichte kurze Zeit später ähnliche Ergebnisse und schloß sich einer allgemein diskutierten Hypothese an, nach der die leichten Formen der Mißbildungen einen dominanten, die schweren Deformierungen dagegen einen rezessiven

Erbgang besäßen. Bei der Vielzahl der Erscheinungsformen der menschlichen Gesichtsspalten ist eine solche Behauptung außerordentlich fragwürdig, insbesondere da die leichten Fälle relativ selten eine erbliche Belastung aufweisen. Der eben zitierte Autor machte aber auf eine andere sehr wichtige Tatsache aufmerksam, die man durchaus des öfteren findet und die behandlungsmäßig auch eine gewisse Bedeutung besitzt. *Schröder* wies nämlich auf die Anomalien der Zahnentwicklung bei Spaltträgerverwandten hin und bezeichnete diese rudimentären Mißbildungen als Mikroformen menschlicher Gesichtsspalten. Diese Tatsache ist insofern wichtig, da bei wirklicher erblicher Belastung es durchaus verständlich erscheint, daß das embryonale Mundepithel mit seinen Zahnentwicklungsanlagen erblich geschädigt werden kann, auch wenn eine Mißbildung nicht zum Durchbruch kommt.

1934 berichtete *Sanders* über 392 Spaltpatienten, bei denen er eine Disposition in 175 Fällen, also sogar in 44,6 % fand. So hohe Prozentzahlen sind nie wieder gefunden worden und sind wahrscheinlich dadurch zu erklären, daß *Sanders* Patienten mit einem im 17. Grad entfernten verwandten Spaltträger in seine Erblichkeitsstatistik mit einbezogen hat. 17 Verwandtschaftsgrade erfordern aber 128 direkte Vorfahren, von denen — wenn man pro Familie nur zwei Kinder rechnet — in absteigender Linie über 32 000 Personen Verwandte 17. Grades wären. Diese Tatsache gestattet im Hinblick auf die von *Sanders* angegebene Frequenz der Spaltbildungen von 1 : 902 den kuriosen Schluß, daß jeder Mensch, ob mit oder ohne Spaltbildungen, 35 Verwandte 17. Grades mit einer Hasenscharte oder einem Wolfsrachen besitzen müßte. So erklärt sich also der selten hohe Prozentsatz erblicher Disposition bei *Sanders*, dem man keine Allgemeingültigkeit zusprechen kann. In der Folge erschienen noch verschiedene theoretische Arbeiten, die aber im Hinblick auf die ideal-germanische (!) Gesetzgebung — zur Verhütung erbkranken Nachwuchses (Nürnberger Gesetze) — heute weitgehend an Bedeutung verloren haben.

Auch die „erbliche Hasenscharte und Wolfsrachen“ wurden in diese „Gesetze“ aufgenommen. Der *Gütt-Rudin-Ruttke*sche Kommentar bestimmte sogar:

> „Nicht der Funktionszustand, der durch ärztliche Kunst geschaffen wurde, sondern der ererbte und immer wieder vererbbare Zustand der mangelhaften Anpassung an das Leben, der Naturzustand (!) gewissermaßen, wie er bestehen würde, wenn ärztliche Kunst nicht eingegriffen hätte, ist für die Unfruchtbarmachung maßgebend.“

Die psychische Lage und die Auswirkung jener Gesetzgebung ist vielerorts noch heute bemerkbar, wurde doch die für den Arzt unentbehrliche Vertrauensbasis zerstört. Die Betroffenen durften damals dem Arzt nicht die Wahrheit sagen, ohne befürchten zu müssen, den Gesetzesapparat in Gang zu bringen und damit einen persönlichkeitsentwertenden Eingriff über sich ergehen lassen zu müssen. Jenes damals zustandegekommene Mißtrauen — leider gab es auch Wissenschaftler, die einem dominanten Erbgang der menschlichen Hasenscharte das Wort redeten — ist auch heute bei den verschiedenen Sippenuntersuchungen manchmal noch spürbar.

Die Arbeiten der Vertreter des dominanten Erbganges der Hasenscharte stießen jedoch auf entsprechenden Widerspruch und wurden von fach-chirurgischer Seite, so von

Axhausen, Rosenthal u. a. in bewundernswerter Offenheit kritisiert. Diesen Wissenschaftlern, die die Behandlung der foetalen Gesichtsspaltenträger in Deutschland erst auf das heutige Niveau brachten, ist es zu danken, daß viele Spaltträger damals vor der Sterilisation bewahrt blieben.

Ohne Zweifel spielt die Erblichkeit bei der Entstehung von Lippen-Kiefer-Gaumen-Spalten eine große Rolle, insbesondere wenn die Elternpaare beide erblich belastet sind. Wir erinnern uns diesbezüglich eines Falles, der außerordentlich instruktiv ist: *Eine Spaltträgerin war in erster Ehe mit einem erb- und erscheinungsbildlich normalen Mann verheiratet und brachte — was nach den Mendelschen Gesetzen ohne weiteres verständlich ist — zunächst erscheinungsbildlich normale Kinder zur Welt. Die verwitwete Patientin kam zur Korrekturoperation in die Thallwitzer Klinik und lernte dort einen Spaltträger kennen, mit dem sie dann eine zweite Ehe einging. Diesem Bunde entstammen bisher zwei Kinder mit doppelseitigen Lippen-Kiefer-Gaumenspalten.*

Im Gegensatz zu unseren deutschen Verhältnissen konnte in Dänemark durch die relative Neutralität in beiden Kriegen eine exakte Sippenforschung durchgeführt werden. *Paul Fogh-Andersen* aus Kopenhagen berichtet über 703 Selbstbeobachtungen, an Hand derer er über viele strittige Fragen der Spaltträger-Erblichkeit Auskunft zu geben bemüht ist. Interessanterweise teilt der Autor, der seine Studien in einem Werk zusammengestellt hat, die foetalen Gesichtsspalten in zwei verschiedene Mißbildungsformen ein, die er als solche völlig getrennt abhandelt. Er glaubt hinsichtlich der Entstehung eine grundsätzliche Verschiedenheit der Hasenscharte und des Wolfsrachens gegenüber den isolierten Gaumenspalten feststellen zu können, da einerseits eine größere Beteiligung des männlichen Geschlechts bei der Lippen-Kiefer-Gaumenspalte und andererseits des weiblichen Geschlechts bei der isolierten medianen Spaltenbildung des Gaumens, vor allem des Gaumensegels, besteht. Ein familiär gemischtes Auftreten dieser Grundtypen könne es seiner Meinung nach nicht geben. Fogh-Andersen findet in der Mehrzahl der Lippen-Kiefer-Gaumenspalten eine erbliche Disposition, wohingegen die isolierte Spaltbildung des Gaumens nur in einem verschwindend geringen Prozentsatz erblich ist und in einem meist einfachen dominanten Erbgang mit fehlender Manifestation beim weiblichen Geschlecht abläuft. Eine genaue Prozentzahl der erblichen Dispositionen gibt Fogh-Andersen jedoch nicht an. Nach persönlicher Mitteilung rechnet er unter Berücksichtigung aller Mikroformen mit etwa 30 %.

Überblickt man die Literatur, so sieht man, daß trotz aller Einzelheiten die Frage der Erblichkeit bisher nicht klar beantwortet werden konnte. Das liegt offenbar daran, daß die Erbanlage des Menschen nicht aus einer Summe isolierter Faktoren besteht, sondern ein oft verschiedenartig reagierendes Ganzes ist. Hier helfen uns die umfangreichen tierexperimentellen Arbeiten von *Reed* und *Steiniger* erheblich weiter, deren Ergebnisse man bis zu einem gewissen Grad auf menschliche Verhältnisse übertragen kann, wie unsere Überprüfung an einem großen Krankengut zeigte.

Dabei fanden wir insgesamt nur 15 % einwandfrei erbliche Beziehungen, ein Prozentsatz, der uns im Hinblick auf die anderen Entstehungsmöglichkeiten sehr gering erscheint, so daß wir ihn als „Index der bewußten Erblichkeit" ansprechen. Die

Überprüfung unseres Krankengutes aus den Kliniken Rosenthal, Axhausen, Wassmund und Harnisch umfaßt 2073 Patienten, bei denen wir genaue anamnestische Erhebungen durchführen konnten. Wenn wir diese Fälle nach Fogh-Andersen aufteilen, entfallen 1718 auf Lippen-Kiefer-Gaumenspalten und ihre Nebenformen und nur 355 auf isolierte Gaumenspalten. Bei der Auswertung der Geschlechtsgebundenheit können wir uns der Auffassung Fogh-Andersens anschließen, d. h. wir erhalten bei den Lippen-Kiefer-Gaumenspalten eine Bevorzugung des männlichen Geschlechts von etwa 60 : 40 und bei den isolierten Gaumen-Velumspalten einen umgekehrten Prozentsatz. Wir konnten also feststellen, daß Frauen häufiger von isolierten Spaltbildungen des Gaumens befallen sind und daß die Disposition zur Erblichkeit bei dieser Form geringer ist. Sie beträgt bei diesen Fällen 10,9 %, und das erscheint uns, gegenüber dem Prozentsatz von 15,3 % bei den Lippen-Kiefer-Gaumenspalten, nicht entscheidend. Die Tatsache, daß wir zusätzlich elf Fälle von familiären Mischformen fanden, d. h. im Gegensatz zu *Fogh-Andersen* den Nachweis führten, daß innerhalb einer Familie isolierte Spalten des Gaumens mit Lippen-Kiefer-Gaumenspalten bzw. einfachen Lippenspalten wechseln, läßt den Schluß zu, daß die von *Fogh-Andersen* empfohlene Aufteilung des Gesichtsspaltenkomplexes nicht möglich ist, insbesondere bezüglich der Erblichkeit, die sich ungefähr auf gleicher prozentualer Höhe bewegt. Die Gesamtverteilung ähnelt weitgehend früheren Berichten, so daß wir bei allen Spaltarten bei beiden Geschlechtern das Verhältnis von 70 % recessiver Vererbung zu 30 % dominanten Erbgang finden.

Unsere Untersuchungen bestätigen also das tierexperimentell gefundene Bild: Bei den foetalen Gesichts- und Kieferspalten handelt es sich um einen recessiven Erbgang mit unvollständiger Penetranz (Durchschlagskraft); das bedeutet, daß selbst zwei erblich belastete Tiere durchaus ein mißbildungsfreies Junges werfen können; auf den Menschen jedoch übertragen — wie aus dem obigen Beispiel schon zu ersehen war — daß jede Fortpflanzung doppelt disponierter Spalterblichkeit ein großes Risiko darstellt. Wenn also schon in einer Familie irgendwo oder irgendwann einmal eine Spaltbildung der früheren Generation bestand, ist nach Möglichkeit darauf zu achten, daß spaltnegative und völlig gesunde Menschen geheiratet werden, so daß das Risiko möglichst klein gehalten wird.

b)—d) Zellplasmatische Veränderungen

Bekanntlich ist die Zelle der kleinste Baustein des menschlichen Körpers. Er setzt sich aus drei Grundsubstanzen zusammen, aus der Zellmembran, aus dem die Zellen erfüllenden Plasma und dem in diesem Plasma ruhenden Zellkern. Das diesen Baustein ausfüllende Zellplasma besitzt nun nach den neuesten wissenschaftlichen Erkenntnissen weitgehenden Einfluß auf die Entwicklung, so daß durch Schädigungen des Plasmas Mißbildungen zustandekommen können. So zählt schon die Überreife eines zur Befruchtung gelangenden Eies zu den schädigenden Faktoren, die das Zellplasma erheblich verändern können. An Tierversuchen hat man beispielsweise aus überreifen Amphibien Verdoppelungen und andere Strukturveränderungen, ja sogar Geschwulstgewebe erhalten können. Und so werden wahrscheinlich auch die des öfteren beschriebenen Verschiedenheiten eineiiger Zwillinge auf Plasmadifferenzen zurückzuführen sein. Wenn die zellplasmatischen Strukturstörungen auch noch weitgehend ungeklärt sind, so scheinen doch die primären Schäden des befruchteten Eies von sehr großer Bedeutung zu sein.

Wie wir schon sahen, muß der Einfluß der Erblichkeit auf die Entstehung von Mißbildungen anders gewertet werden. Zwar sind einzelne Erbanlagen in den Fortpflanzungszellen beschrieben worden, die allein schon die primitive Entwicklung bei Säugetieren durch Zwillings- oder Vielfachbildungen beeinflussen. Dadurch wurde offenbar, daß der Wirbeltierkeim vom Stadium des befruchteten Eies in seltenen Fällen auch einmal vom Stadium der befruchteten Eizelle bis kurz vor Beginn einer bestimmten Entwicklungsphase in Teile zerlegt werden kann, die der Ganzbildung fähig sind. Das ist ein Weg, der noch weitgehend im Unklaren liegt, jedoch für verschiedene Tiere, z. B. Forelle, Huhn und sogar für die Ratte bewiesen ist. Diese Erscheinungen sind selten, und es ist deshalb wahrscheinlich, daß die Frühphase der Primitiventwicklung von den obengenannten plasmatischen Faktoren bestimmt wird. Ein bekannter Entwicklungsforscher *(Lehmann)* meint sogar, daß das Zellplasma der befruchteten Eizelle bereits die wichtigsten Funktionssysteme enthält, die für den Ablauf der ersten Entwicklungsvorgänge erforderlich sind. Je weiter die gestaltliche Formbildung des Individuums fortschreitet, um so stärker sollen dann die einzelnen Erbfaktoren in die Entwicklung eingreifen.

Der Ausfall ganzer Organe, beispielsweise bei schwersten Defekten, wird wahrscheinlich auf in der Erbanlage liegende zelltote Herde (Letalfaktoren, I, d) in bestimmten Bereichen zurückzuführen sein. Solche Letalfaktoren sind im Tierreich sehr verbreitet und dürften auch beim Menschen eine Rolle spielen. Hier sind sie aber sehr schwer nachweisbar.

Dagegen muß man zu den inneren Einflüssen auf die Entstehung von Mißbildungen noch jene dysplasmatischen Momente zählen, die in der körperlichen Beschaffenheit der Mutter, also letztlich in der reifen Eizelle liegen. Hier spielen verschiedene Zustände eine Rolle, von denen nur einige wichtige in der folgenden Tabelle 2 herausgearbeitet sind. Ein vom funktionsuntüchtigen Eierstock abgegebenes Ei kann ohne Zweifel abwegige Anlagen enthalten, die ebenso bei Schwangerschaften in den Wechseljahren auftreten können. Daß die Zwillingsschwangerschaft in diese Gruppe gehört, ist nach den obigen Ausführungen über krankhafte Verdoppelungen im Tierversuch verständlich.

Die Besprechung der inneren Faktoren abschließend muß aber prinzipiell festgestellt werden, daß zur *normalen Entwicklung* der Frucht eine *normale Umgebung* des sich entwickelnden Eies nötig ist. So muß selbstverständlich die Gebärmutter in der Lage sein, das Ei aufzunehmen und der mütterliche Körper so gesund sein, daß eine normale Schwangerschaft abläuft. Auf die Entwicklungsrichtung selbst hat die Beschaffenheit der Gebärmutter keinen Einfluß, aber gerade die krankhaften Verhältnisse des Eies zeigen uns, wie notwendig eine normale Umgebung für die Entwicklung ist. Später sondert sich das Ei in Embryo und Eihäute, man wird daher auch Schädlichkeiten unterscheiden können, welche den Embryo treffen und solche, die nur die Eihäute in Mitleidenschaft ziehen. Die letzteren sollen uns nur im Zusammenhang mit der Schädigung der Frucht, meist als mechanisches Moment sich auswirkend, interessieren (Abb. 3).

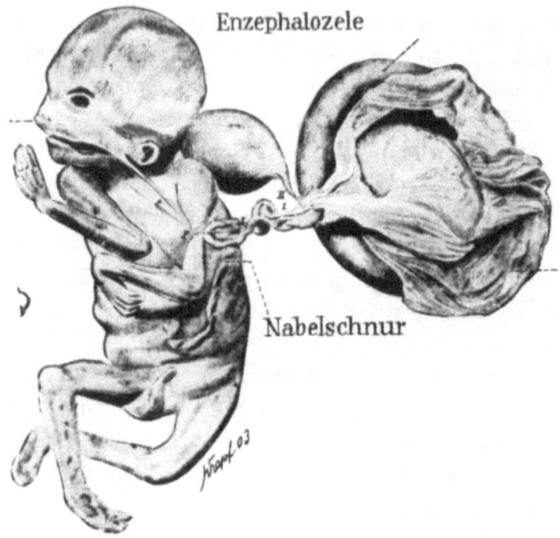

Abb. 3

Umfangreiche amniogene (durch die Eihäute) bedingte Mißbildungen (nach *von Winkel).* Ein amniotischer Faden (I), der am linken Mundwinkel ansetzt, so daß eine quere Wangenspalte zustandegekommen ist, schlingt sich um die Mitte des linken Oberarms. Dadurch hat er Weichteile und Knochen des Armes weitgehend mißbildet. Ein zweiter amniotischer Faden (II) hat eine typische Mißbildung des Zentralnervensystems hervorgerufen.

Diesen Eihautsträngen hat man früher sehr große Bedeutung beigemessen — als mechanische Faktoren bewirken sie jedoch nur selten solche umfangreichen Mißbildungen.

Bei der Allgemeinbetrachtung dieses Problems stoßen jedoch die obengenannten beherrschenden Gruppen — die inneren und die äußeren Faktoren, die imstande sind eine Mißbildung zu setzen — immer wieder zusammen. Es ist außerordentlich schwierig festzustellen, ob für bestimmte Formveränderungen, also Hasenscharten und Klumpfüße, innere oder äußere Einflüsse maßgebend sind oder ob eine bestimmte Mißbildung durch eine plötzliche, sprunghafte Veränderung in der Erbanlage oder durch irgendeinen äußeren Schaden, wie Sauerstoffmangel u. ä. zustandekommt.

Es scheinen für bestimmte Fälle beide Möglichkeiten zuzutreffen, von denen heute die äußeren Einflüsse, insbesondere bedingt durch die exakte Forschung nach den Kriegs- und Atombombenkatastrophen, einen sehr großen Raum einnehmen. Man darf darüber jedoch nicht vergessen, daß das Erforschen der inneren Einflüsse, also insbesondere der Erblichkeit, sehr viel schwerer und mühevoller ist und daß wir bei dem Nachweis eines erbbedingten Einflusses allein auf den Menschen, auf die Sippen- und Zwillingsforschung *(Idelberger)* angewiesen sind und Tierversuche hier viel schwerer zu verwerten sind. Ein Überschätzen der äußeren Einflüsse ist daher trotz ihrer Wichtigkeit nicht im Platze. Dennoch müssen wir darauf hinweisen, daß bei umfangreicher Auswertung eines über 2400 Fälle umfassenden Krankengutes nur eine bewußte Erblichkeit von 15 % zustandegekommen ist. Wenn wir dieser Zahl noch den prozentual-statistischen „Index unbewußter Erblichkeit“ (also Fälle von erblicher Belastung, die infolge des recessiven Erbganges den Trägern und Eltern unbekannt geblieben ist) von 11 % hinzufügen, kommen wir auf eine Prozentzahl von nun 26 %, eine Zahl, die mit dem oben mitgeteilten Prozentsatz von Fogh-Andersen von 30 % nur um weniges differiert.

Bei Kenntnis dieser Lage wird man mit Recht fragen, wie sind die anderen 74 % zu erklären? Da neben der Erblichkeit die anderen inneren Faktoren eine weitgehend untergeordnete Rolle spielen, müssen zur Klärung dieser Frage die *äußeren Schadensmöglichkeiten* herangezogen werden.

2. Äußere Faktoren

Mit der Einführung experimenteller Untersuchungen zur wissenschaftlichen Klärung des Zustandekommens von Mißbildungen begann ein neues Kapitel der Teratologie. Zwar hatte schon *Réaumur* im Jahre 1751 — er beschäftigte sich damals gerade mit künstlichen Brutversuchen — den Einfluß physikalischer Agentien auf das Hühnerei untersucht. Da er jedoch nach einer vervollkommneten Brutmethode suchte, interessierte er sich leider nicht für die Entstehung der dabei zu beobachtenden Mißbildungen. So war es erst 100 Jahre später *Panum*, der zum ersten Male systematisch die Entwicklung der Mißbildungen am Hühnerein studierte. Er hatte bemerkt, daß sich in den bei der Bebrütung nicht entwickelten, also in Fäulnis übergehenden Eiern, sehr oft Mißbildungen fanden. Dadurch war es ihm später möglich, das Zustandekommen verschiedener Doppelbildungen und Variationen zu beschreiben, deren Entstehung er hauptsächlich auf Temperaturschwankungen zurückführte.

Wenn das Interesse verschiedener Forscher sich nun auch diesem Gebiet zuwandte, so waren bis zu Beginn dieses Jahrhunderts jedoch noch relativ wenig experimentell erzeugte Mißbildungen erzielt worden. Es spricht aber außerordentlich für dieses junge Fach, wenn *Schwalbe* schon 1906 eine erhebliche Anzahl von Autoren aufzählt, die den Einfluß äußerer Bedingungen auf die organische Entwicklung des Embryonallebens verschiedener Lebewesen untersucht haben. So berichtet er von dem Einfluß der umgebenden Temperatur auf das keimende Leben, wobei sich ganz allgemein herausstellte, daß die Organismen gegen erhöhte Temperatur viel empfindlicher seien als gegen Kälte, wobei sich plötzliche Temperaturschwankungen am verhängnisvollsten auswirkten *(Mitrophanow)*. Weiter zählt Schwalbe den Einfluß der geänderten Zusammensetzung der umgebenden Luft auf (Sauerstoffüberfluß und Sauerstoffmangel), wobei er folgendes wörtlich feststellte: „Daß Sauerstoffmangel oder Sauerstoffüberfluß eine Rolle bei der Entwicklung menschlicher Mißbildungen spielt, ist wohl kaum anzunehmen. Man könnte höchstens an Sauerstoffmangel in den Fällen denken, in welchen die Mutter eine schwere Cyanose während der Gravidität aufwies. Daß in solchen Fällen ein Absterben der Frucht eventuell auf Sauerstoffmangel zurückgeführt werden kann, ist möglich; daß Mißbildungen häufiger in solchen Fällen beobachtet werden, dafür fehlen die Anhaltspunkte.“ Dieser Ausspruch wirft ein besonderes Licht auf den erheblichen Fortschritt der letzten 50 Jahre, der gerade in der Klärung des Einflusses der äußeren Ursachen zur Erzeugung von Mißbildungen zum Ausdruck gekommen ist.

Schwalbe führt dann weiterhin noch den Einfluß geänderter chemischer und osmo tischer Bedingungen der Umwelt, den Einfluß des Lichtes, der Schwerkraft und einige andere äußere Faktoren an. Heute wissen wir, daß die embryonale Entwicklung von sehr vielen Faktoren abhängig ist, und jene von Schwalbe zitierten Versuche der Anfang einer bedeutenden Reihe war, die uns dem Wesen der menschlichen und tierischen Keimentfaltung nähergebracht haben.

Einen ausgesprochen entwicklungsphysiologischen Charakter nahmen dann die experimentellen Erzeugungen von Modifikationen an, die *Dareste* 1899 und *Stockhard* 1907 bei Wirbeltieren durchführten. Hier wurden nun die Parallelen zum Menschen offensichtlich. Obwohl in der damaligen Teratologie fast nur die endogenen Faktoren als deformitätserzeugend galten und es doch unmöglich schien, nachweisen zu können, daß durch reine Milieuvariationen Mißbildungen entstehen, die man nur als hereditätsgebunden kannte, wurde mit diesen ersten, die Entwicklungsphysiologie stark befruchtenden Versuchen die Möglichkeit gegeben, sich Vorstellungen von der Genese dieser Formveränderungen zu machen. Es wurden in der Folge Tierexperimente durchgeführt, die noch heute als Standardmethoden gelten — insbesondere taten sich hier die Zoologen hervor, die versuchten, Formabweichungen bei den verschiedenen Tierarten zu produzieren.

Hier müssen vor allem *Standfuß* und *Tower* genannt werden. Die Versuche des ersteren — er befaßte sich mit experimentellen Untersuchungen bei den Lepidopteren — besprach später 1920 *Goldschmidt* ausführlich. Er kam dabei zu dem Schluß, daß der Temperaturreiz in bestimmter Weise in genbedingte Entwicklungsabläufe eingreifen und sie so verschieben kann, wie sonst ein mutiertes Gen den gleichen Ablauf verschiebt. Die Beobachtung, daß bestimmte Modifikationen phänotyptisch mit bestimmten Mutationen übereinstimmen können, fand sich dann wiederholt in verschiedenem Zusammenhang in der Literatur, so bei *Timoféeff-Ressovski* (1926), *Guyenot* (1929) und *Goldschmidt* (1929). Als erster hat dann der *letztgenannte Autor* durch die systematischen Untersuchungen an der Drosophila versucht, diesem Problem auf den Grund zu gehen. In einer ausführlichen zusammenfassenden Arbeit *bezeichnete* er 1935 *Modifikationen, die bestimmte Mutationen phänotypisch kopieren, als Phänokopie der betreffenden Mutanten.* Der Begriff der Phänokopie hat sich seither eingebürgert und wird auch in der Wirbeltiergenetik verwandt.

Diese bei Wirbeltieren erzeugten Phänokopien, die man in Analogie zum Menschen setzen könnte, wurden für die allgemeine Teratologie von sehr großer Bedeutung. Die Frage nach den letzten Ursachen menschlicher Entwicklungsstörungen besonders schwerer und letaler Mißbildungen konnte nun schon durch verschiedene Hypothesen beantwortet und irrige Deutungen richtiggestellt werden. Beispielsweise fand das sog. „Versehen in der Schwangerschaft" *(Stokvis)* als ältester ätiologischer Erklärungsversuch, den auch Schwalbe noch ignorierte, als Stress seine naturwissenschaftliche Erklärung. (Psychischer Schock nach *Stieve* und Gedrosselte kindliche Blutzufuhr bei Schreck und seelischer Erregung nach *A. Mayer).* Dementsprechend konnten auch Anschauungen, die sich zu ausgeprägten Mißbildungstheorien entwickelt hatten, wieder korrigiert werden (Amnionstrangbildungen, angeborene Syphilis, Störungen der embryonalen Aufrollung nach *Jansen* u. a.).

a) Sauerstoffmangel

Wenn auch Anfang des Jahrhunderts von berufener Seite festgestellt wurde, daß stärkere Schwankungen der Sauerstoffzufuhr bei menschlichen Mißbildungen als Ursache ebensowenig in Betracht kommen sollten wie Temperaturschwankungen, so weiß man seit etwa 10 Jahren, daß gerade der Stauerstoffmangel auf die sich entwickelnde Frucht außerordentlich schädigend wirkt. Freiburger Wissenschaftler (*Büchner* u. Mitarb.) untersuchten die Entwicklung von Kalt- und Warmblütlern bei einem gezielten, d. h. genau bestimmbaren Sauerstoffmangel, den sie entweder durch ein verschieden prozentuales Sauerstoff-Stickstoff-Gemisch oder durch einen Aufenthalt der Versuchstiere in einer Unterdruckkammer erreichten. Gegenüber den normalen Kontrollgruppen ließ sich durch diese Behandlung eine allgemeine Entwicklungsverlangsamung nachweisen. Unter einem stärker gesteuerten Sauerstoffmangel traten dann aber charakteristische Entwicklungsstörungen auf, die teils zum Absterben der Früchte führten, teils Anlaß zu schweren Mißbildungen des Gehirns und der Kopfsinnesorgane wurden.

Über den Einfluß des Sauerstoffmangels auf die Säugetierentwicklung liegen weitere Experimente von verschiedenen Amerikanern vor. Besonders interessant ist hier, daß einige von ihnen gewissermaßen eine Stufenreihe von kleinsten Mutterkuchenresten über ausgesprochene Letaldefekte und Mißbildungen bis zu normal erscheinenden Würfen beobachteten. Unter anderem konnten 9 Jungmäuse mit Gaumenspalten beobachtet werden, deren Muttertiere am 14. Tage in der Schwangerschaft unter einem Sauerstoffmangel, der einem Luftdruck von 260 mm Quecksilber entspricht, standen (*Ingalls*). In diesem Zusammenhang ist bemerkenswert, daß in den Versuchen anderer Amerikaner — sie setzten trächtige Mäuse in dieser kritischen Schwangerschaftsperiode unter Vitaminmangel — ebenfalls Gaumenspalten bei den Jungtieren gefunden wurden, ein Zeichen, daß sowohl Sauerstoff- wie auch Vitaminmangel unter der Voraussetzung gleichgerichteter Einwirkung denselben Einfluß besitzen können (*Warkany*).

Diese verschiedenen Sauerstoffmangel-Versuche weisen in der Gesamtheit sehr ausdrücklich auf die große Bedeutung der Sauerstoffversorgung in der Frühentwicklung hin und legen es nahe, anzunehmen, daß auch beim Menschen dieser Sauerstoffmangel je nach Stärke und Zeitpunkt des Einwirkens zu Fehlgeburt, Mißbildung oder verzögerter Entwicklung führen kann. Hier ist besonders an Durchblutungsstörungen der Gebärmutterschleimhaut beim Eieinnistungsvorgang zu denken, ebenso wie Fälle von gewohnheitsmäßigen Fehlgeburten hierzu rechnen. Daß die gestörte Eieinlagerung, also beispielsweise Eileiterschwangerschaften, unter einem bestimmten Sauerstoffmangel stehen, ist bekannt. Hier in der Regel auftretende Fehlgeburten zeigten sogar bis zu 84 % Fehlentwicklungen (*Mall*).

b) Virus- und andere Infektionskrankheiten während der Schwangerschaft

Neben dem bereits erwähnten Sauerstoffmangel, der durch lang anhaltende Regelblutungen während der Schwangerschaft gekennzeichnet sein kann, oder durch sogenannte unbedeutende Fehlgeburten, also plötzliche Blutungen im 3. oder 4. Monat ohne Abgang der Frucht, spielen mütterliche Infektionskrankheiten während der Schwangerschaft eine große Rolle.

Das trifft besonders für die Viruskrankheiten zu. Bekannt wurde diese Tatsache jedoch erst durch die 1941 in Australien gemachte Beobachtung über den Einfluß der Röteln auf die Schwangerschaft *(Gregg)*. Nach einer Röteln-Epidemie in einem Ort, in dem besonders die geschlechtsreifen Frauen befallen wurden, zeigte sich nach entsprechender Zeit eine auffallend hohe Fehlgeburten- und Mißgeburtenzunahme. Damit konnten erstmalig der Zusammenhang zwischen Virusinfektion und Mißgeburt geklärt und aus dem zeitlichen Auftreten der Infektion drei Stadien abgeleitet werden. Bekommt eine Frau in den ersten drei Wochen der Schwangerschaft heftige Röteln, kann eine Fehlgeburt eintreten. Erfolgt die Infektion in der vierten bis zehnten Woche, so sind Mißbildungen dieser Entwicklungsperiode zu erwarten. Spielt sich die Erkrankung gegen Ende der Schwangerschaft ab, so werden meistens angeborene Röteln die Folge sein. Diese Infektion ist nicht die einzige mißbildungsauslösende Krankheit. Masern, Mumps, Windpocken und andere Infektionskrankheiten können die gleiche Wirkung haben.

Zur Gruppe der äußeren Faktoren gehören auch unsere Untersuchungen, die sich mit der Frage beschäftigen, ob die Toxoplasmose imstande ist, primär Mißbildungen zu erzeugen. Die Toxoplasmose ist in der Veterinärmedizin schon lange bekannt. Sie hat malariaähnliche Erreger und wird bei den verschiedensten Tieren gefunden. Erst in den zwanziger und dreißiger Jahren wurden diese Krankheitserreger bei menschlichen Mißbildungen nachgewiesen und erst seit 1939 ist die Krankheit näher erforscht worden. Man unterscheidet eine akute und eine schleichende Form der Erkrankung. Während die erstere relativ selten ist und meist durch blutige Durchfälle, vielgestaltige Lungenentzündungen und Blutarmut gekennzeichnet ist, zeigt die schleichende Form, auch inaktive Form genannt, eine erheblich größere Häufigkeit. Die durchschnittlichen Angaben der normalen Bevölkerungs-Durchseuchung dieser schleichenden Infektionsform, die keinerlei besondere Schädigungen setzt, schwankt zwischen 5 und 60 %.

Die latente Toxoplasmose-Form ist aber von entschieden größerer Bedeutung, da die Erkrankung unbemerkt erfolgt und bei geschlechtsreifen Frauen erhebliche Auswirkungen haben kann. Man weiß heute sicher, daß die Mütter während der Schwangerschaft ihre Kinder infizieren können. Die Foeten machen dann, ebenso wie bei den Viruserkrankungen, eine Gehirnentzündung durch, so daß entweder der Fruchttod oder eine Fehlgeburt eintritt oder später ein mißgestaltetes Kind geboren wird. Die für die Toxoplasmose typischen Mißbildungen sind neben anderen Formfehlern, Wasserköpfe, Augenmißbildungen mit den typischen Verkalkungen des infizierten Bereiches im Gehirn. Durch eine Blutentnahme, wobei das Serum einem komplizierten Testverfahren unterworfen wird, kann man feststellen, ob der Betreffende durch diese Krankheit infiziert wurde. Bei der diesbezüglichen Untersuchung einer großen Anzahl von Spaltträgern, ihrer Mütter und Väter konnten wir feststellen, daß ein erheblich höherer Prozentsatz bei den spaltpositiven Personen gegenüber den Kontrollgruppen nachweisbar war.

Wenn diese Werte auch keineswegs für den ursächlichen Charakter dieser Erkrankung beweisend sind, so kann im Hinblick auf die vom Verfasser durchgeführten Tier-

Tabelle 1

Übersicht eigener Untersuchungen zur Feststellung Toxoplasmose-seropositiver Spaltträger und ihrer Eltern

	Fallzahl	Sabin-Feldman sero-positiv
Spaltträger (vorwiegend Kinder)	1308	45,1 %
Kontrollkinder	504	21,6 %
Spaltträger Mütter	1054	59,1 %
Spaltträger Väter	513	52,2 %
Kontroll-Erwachsene	1002	35 %

experimente gesagt werden: Auch die Toxoplasmose ist einer der äußeren Faktoren zur Mißbildungsentstehung.

Ausgehend von den obigen Werten versuchten wir, das klinische Merkmal nachzuahmen, indem geschlechtsreife Mäuse und Ratten, Männchen und Weibchen, mit den Infektionserregern, also den Toxoplasmen, infiziert wurden. Nach Angehen der In-

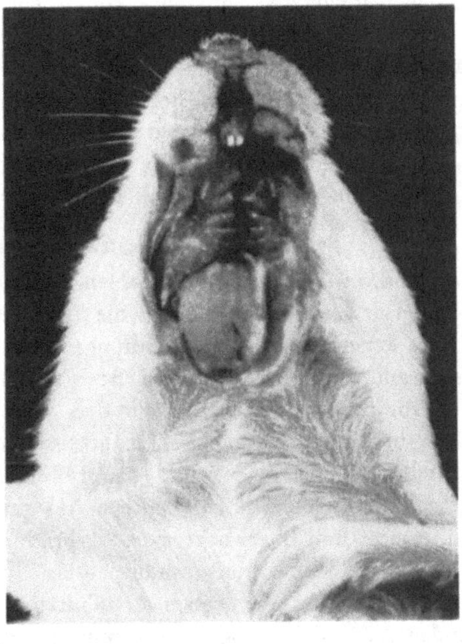

Abb. 4
Mediane Gaumenspalte bei einer Maus. Diese Mißbildung wurde künstlich durch Infektion der Elterntiere mit Toxoplasmen hervorgerufen.

fektion wurden die Tiere zum Erzeugen kontrollierbarer Schwangerschaften zusammengesetzt. Die klinisch völlig gesunden Mäuse- und Rattenweibchen — sie waren latent an Toxoplasmose erkrankt — warfen in einem bestimmten Prozentsatz mißbildete Junge, wobei ebenfalls Lippen- und Gaumenspalten beobachtet werden konnten (Abb. 4).

Gestützt auf die Ergebnisse unserer Untersuchungen, die den gefährlichen Charakter der latenten Toxoplasmose veranschaulichen, *empfehlen wir das Einführen von entsprechenden Testverfahren in den Schwangerschaftsberatungsstellen,* um die subjektiv beschwerdefreien Mütter zu erfassen und der Verhütung zuzuführen.

c) Mangelernährung

Seit langem ist bekannt, daß das Kind im Mutterleib erhebliche Energien beansprucht, die die Mutter nur durch die Aufnahme ausreichender Nahrungsmittel aufzubringen in der Lage ist. Nicht umsonst hat man die wachsende Frucht oft als den rücksichtslosen Räuber an der Gesundheit der Mutter bezeichnet. Es ist ein Naturvorgang, daß das wachsende Kind die entsprechenden Körperbausteine dem mütterlichen Organismus entnimmt. Daher kann die Schwangerschaft (in vielen Fällen) ein für die Mutter schwächender und gesundheitsgefährdender Zustand sein.

Eine Mangelernährung, insbesondere eine einseitige, vitaminarme Kost, begünstigt das Entstehen von mißbildeten Kindern. Umfangreiche Untersuchungen an KZ-Insassinnen nach dem Kriege haben wichtige Aufschlüsse gegeben. Durch Tierversuche war zwar schon in den dreißiger Jahren der Nachweis erbracht worden, daß ein Vitamin-A-Mangel zu Hasenscharten und Wolfsrachen führt, doch erst im Zusammenhang mit den großen KZ-Untersuchungen an schwangeren Frauen und späteren tierexperimentellen Versuchsreihen im letzten Jahrzehnt konnte einwandfrei geklärt werden, daß die verschiedensten Vitaminmangelerscheinungen teilweise zu Sterilität, Fehlgeburt oder Frühgeburt bzw. zu mißbildeten Kindern führte. Die kritische Phase bei den Rattenversuchen (Warkany) war ebenfalls wie bei den Sauerstoffmangelerscheinungen der 13. und 14. Tag, was dem 2. bis 4. Monat der menschlichen Schwangerschaft entspricht. Es zeigt sich also immer wieder, daß für die exogenen äußeren Schadensmöglichkeiten eine bestimmte Einwirkungszeit erforderlich ist.

d) Strahlenschäden

Daß Keimschäden durch Röntgenstrahlen, insbesondere jedoch durch radioaktive Substanzen möglich sind, ist uns durch die Atombomben-Auswirkung, ebenso wie durch viele andere experimentelle Untersuchungen bekannt geworden. Die Analogie zwischen Tierversuchsanordnungen und ihren Beziehungen zum Menschen konnte hier jedoch erstmalig erbracht werden. Lange vor den Atomexplosionen fanden verschiedene Wissenschaftler bei Anwendungen von Röntgenstrahlen während des 9. bis 11. Tages der Rattenschwangerschaft augen- und kiefermißbildete Junge und verschiedene Formen von Hirnmißbildungen. Die gefährlichen Auswirkungen der Atombombenexplosion, die genau untersucht und überwacht wurden, brachten eine erhebliche Steigerung der Mißgeburten mit sich. Die Untersuchungen, über die ein Hebammenkongreß in Nagasaki berichtete, zeigten ein dem oben erwähnten Tierversuch entsprechendes Bild. Auch hier standen die Schädel- und Gesichtsmißbildungen einschließlich der abwegigen Zahnentwicklung im Vordergrund. Sie bewiesen, daß die Strahlenempfindlichkeit der Geschlechtszellen so hoch ist, daß bei Einwirkung radioaktiver Strahlen Mißbildungen entstehen können.

Demgegenüber sind in letzter Zeit auch von Ärzten beunruhigende Berichte über den Zusammenhang von Mißbildungen und Atom- bzw. Wasserstoffbombenversuchen in der Tages- und Illustriertenpresse erschienen. Zweifellos hat die medizinische Auswertung der Atombombengeschädigten in Hiroshima und Nagasaki fürchterliche Ergebnisse gezeitigt — so fanden sich unter 30 150 neugeborenen Kindern in den ersten 9 Jahren nach dem Bombenabwurf neben 471 Totgeburten und 181 vorzeitig unterbrochenen Schwangerschaften 3630 Mißgeburten. Eine so hohe Prozentzahl ist bisher noch nie gefunden worden und bedeutet eine Steigerung der Mißgeburtenrate von etwa 2 % auf 10 bis 12 %. Doch aus dieser Tatsache lassen sich nicht ohne weiteres Analogien ableiten, besonders dann nicht, wenn Untersuchungen an einem großen Patientenmaterial fehlen. Auf Grund einer „auffallenden Häufung von Mißbildungen bei menschlichen Neugeborenen in Oberfranken in der Zeit zwischen 1. April bis 15. November 1957" und dem Versuch einer Konstruktion zwischen A- oder H-Bombenversuchsexplosionen und den Konzeptionsterminen der Mütter mißbildeter Kinder darf man keineswegs medizinisch-wissenschaftlich fundierte Mutmaßungen aussprechen. Sie wirken beunruhigend auf die Gesamtbevölkerung, die natürlich nicht weiß, daß dieser Mitteilung nur die Mißgeburtenerhöhung von 12 Fällen auf 29 Fällen in *einer* Klinik zugrundegelegt wurde.

Dennoch darf man die Tatsache der Schadensmöglichkeit als Früh- oder Spätfolge von Strahlenenergie nicht unterschätzen. Das heißt für uns: Vorsicht bei Röntgenbestrahlungen und -aufnahmen unter der Schwangerschaft!

e) Mechanische Faktoren

Noch vor 50 Jahren wurden als mechanische Momente Eihaut-Abschnürungen, d. h. jene durch die pathologisch bedingten Einstülpungen und Abschnürungen des Fruchtsackes zustandegekommenen Mißbildungen, an erster Stelle genannt. Heute weiß man, daß sie jedoch relativ selten Mißbildungen erzeugen.

Im Mittelalter wurden die Entstehungsmomente im unvorschriftsmäßigen Verhalten der Frau gesucht, z. B. schlechte Haltung, Tragen von zu engen Kleidungsstücken — diese Ansichten gehören aber wie die Begründung durch eine einfache Lageveränderung der Gebärmutter weitgehend der Medizingeschichte an. Dagegen können krankhafte Gebärmutterveränderungen, wie z. B. eine doppelte oder zu kleine Anlage Verformungen des Kindes hervorrufen.

f) Psychische Traumen

Mit diesem Kapitel wenden wir uns einem der umstrittensten Themen der Medizin zu. Die Schulmeinungen wiesen im Laufe der Zeit erhebliche Schwankungen auf. Wenn auch der Mediziner ein „Versehen" der Mutter als Mißbildungsursache ablehnt, so weiß der Volksmund immer wieder über die Folgen von Schreckmomenten in der Schwangerschaft zu berichten. Ob das die Hasenscharte oder das Feuermal sind, der Glaube an psychogene Schreckmomente in der Schwangerschaft und an ihre Mißbildungsursache blieb bestehen. Als 1940 ein Holländer *(Stokvis)* ein umfangreiches Buch über das Versehen in der Schwangerschaft schrieb, wurde dieses Werk umstritten aufgenommen. Wer jedoch mit Eltern von deformierten Kindern zu tun hatte, wird sich nicht des Eindrucks erwehren können, daß hinter diesen Schreckmomenten und der jeweiligen Mißbildung ein vielleicht scheinbarer Zusammenhang besteht. Wie aus Tab. 2 zu ersehen ist, sind wir bei unseren Untersuchungen dieser Frage besonders nachgegangen.

Es gibt sehr viele Mütter, die die jeweiligen Schreckmomente — „plötzlich schoß ein Hase auf mich", „ein Kaninchen erschrak mich so, daß ich die Hand vor den Mund schlug", „ich beugte mich über den Kinderwagen und sah erschrocken ein Hasenscharten-Kind" — in den 7., 8. und 9. Schwangerschaftsmonat verlegen. Hier wird man dem Kausalitätsbedürfnis des Menschen Rechnung tragen müssen, denn in dieser Zeit ist das werdende Kind schon so weit ausgereift, daß durch wirkliche Schreckmomente nur Fehl- oder Frühgeburten zustandekommen, jedoch keine Mißbildungen auftreten können. Wenn dagegen beispielsweise eine Mutter angibt, sie wäre 1945 mit dem damaligen KdF-Dampfer „Wilhelm Gustloff" aus Danzig geflohen, habe den bekannten Bombenangriff und die Schiffshavarie durchgemacht, und sei erst nach 36 Stunden von einem treibenden Floß auf der Ostsee gerettet worden, so kann ein solches Trauma, welches in der 6. Schwangerschaftswoche eingewirkt hat, durchaus als auslösendes Moment für eine Mißbildung (in diesem Fall eine totale Lippen-Kiefer-Gaumenspalte) angesehen werden. Hier haben wir eine echte Parallele zu dem „Versehen", zu jenen wirklichen Schreckmomenten, die Mütter im Beginn der Schwangerschaft überfallen und von denen wir heute wissen, daß sie in Zusammenhang mit Mißbildungen stehen.

Erst vor kurzer Zeit wurde von amerikanischer Seite ein Problem gelöst, welches von einem großen deutschen Anatomen *(Stieve)* während des letzten Krieges berührt wurde. An den Geschlechtsorganen und den Nebennieren hingerichteter Frauen fanden sich ganz bestimmte Veränderungen, die besagen konnten, daß ein Schreckmoment eine Hormonausschüttung bewirkt, die ihrerseits zu verschiedenen Störungen Anlaß geben kann. Da hierbei der Nebennierenrinde und ihrem Hormon, dem Cortison, eine große Rolle zukommt, haben verschiedene Amerikaner tierexperimentelle Untersuchungen durchgeführt, die zeigten, daß dem Hormon — es wird beim Schreck im Übermaß produziert — eine mißbildende Tendenz zukommt. Da das Cortison besonders eine bindegewebshemmende Wirkung besitzt, injizierten *Fraser* und *Fainstat* dieses Hormon verschiedenen Tieren in der kritischen Zeit, in der sich der primitve Gaumen verschließt. Sie verabfolgten Kaninchen, deren Gaumen sich am 19. bis 20. Schwangerschaftstag schließt, vom 14. Tage der Schwangerschaft eine bestimmte Dosis Cortison und konnten unter 35 Jungen 17 Gaumenspalten nachweisen.

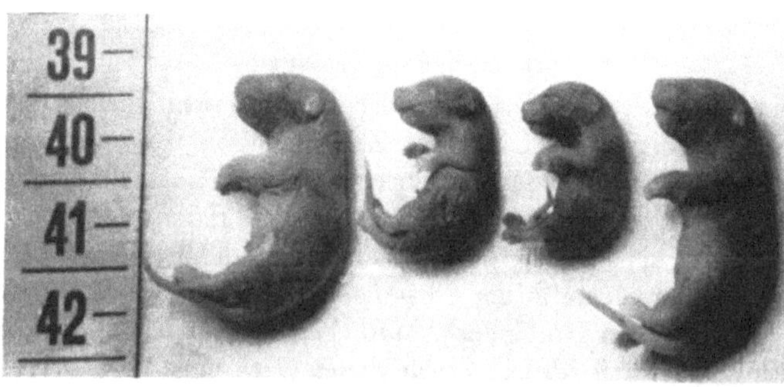

Abb. 5

Zwerg- und Kümmerwuchs bei neugeborenen Ratten, deren Elterntiere mit dem Hormon der Nebennierenrinde (Cortison) behandelt wurden. Die Kontrolltiere geben den erheblichen Größenunterschied zur Zeit des Wurfes wieder.

Der Verfasser hat mit *Chryssikopulos* diese Versuchsbedingungen erweitert und feststellen können, daß bei der Nachkommenschaft von Mäusen bis zu 15,8 % Fehlbildungen auftreten, wenn die Hormonzufuhr um den Zeitpunkt der Empfängnis erfolgt (Abb. 5). Es entstanden sogar noch 4,4 % Mißbildungen, wenn vor der Schwangerschaft eine größere Hormongabe verabfolgt worden war. Auf Grund dieser experimentellen Untersuchungen und der bekannten Tatsache, daß bei Schreck- oder Schockmomenten eine Anpassung des Körpers durch bestimmte Hormonregulierungen eintritt, können heute die verschiedenen Anschauungen erklärt werden, die zwischen der Fehlbildungsentstehung und der Schockwirkung innerhalb der ersten vier Schwangerschaftsmonate bestehen.

g) Seltene Schäden

Unter der Rubrik der äußeren Schadensmöglichkeiten sind die verschiedensten Phänokopien zusammengefaßt, also jene Faktoren, die in einem geringen Prozentsatz zu Fehlbildungen führen. Wenn man den Berufsgasen als Schadensmoment im Hinblick auf die moderne Arbeitsschutzgesetzgebung nur noch geringe Rechnung tragen muß, so kommen beispielsweise den chemischen und mechanischen Abtreibungsversuchen, ebenso der Verwendung verschiedener antikonzeptioneller Mittel größere Bedeutung zu. Während die ersteren Momente verständlicherweise eine hohe Quote an Fehlformen mit sich bringen, sind die empfängnisverhütenden Mittel im allgemeinen weniger gefährlich. Hier spielen individuelle chemische Schwankungsbreiten eine gewisse Rolle, die in seltenen Fällen jedoch auch Reaktionen im Sinne einer Schadensmöglichkeit auf die Frucht ausüben können.

Wie in der Tabelle 2 niedergelegt ist, haben wir nun auf Grund unseres großen Krankenmaterials versucht, die verschiedensten Schadensmöglichkeiten zu erfassen, die zur Entstehung der Hasenscharten und Wolfsrachen geführt haben mögen. Entsprechend dem oben angegebenen Schema unterteilen wir wieder in

1. Innere Faktoren

a) Erblichkeit

b) dysplasmatische Momente

2. Äußere Faktoren

a) Phänokopien

b) psychische Traumen

3. Ohne Anhalt für Entstehungsursache

Tabelle 2*)

I. Innere Faktoren

a) Erblichkeit		15,1 %
b) dysplasmatische Momente		
	1. Eierstocksveränderungen	1,0 %
	2. Entbindungsalter über 40 Jahre	6,7 %
	3. Schwangerschaft in den Wechseljahren	0,5 %
	4. Zwillingsschwangerschaften	1,3 %
	5. Gewohnheitsmäßige Fehlgeburten	1,9 %
	6. Rh.-Faktor und Sonstiges (schwere Lageveränderungen der Gebärmutter)	0,4 %

II. Äußere Faktoren

a) Phänokopien		
	1. Berufsgase	0,4 %
	2. Sauerstoffmangel (akuter)	2,7 %
	3. Regelblutungen inter grav.	5,1 %
	4. Abortus imminens	1,7 %
	5. Traumen	3,7 %
	6. Abtreibungsversuche a) mechanisch	1,2 %
	b) chemisch	1,8 %
	7. Chemische Antikonz.	1,6 %
	8. Strahlenschäden	0,25 %
	9. Hormone	1,2 %
	10. Virusinfektionen im Beginn der Schwangerschaft	3,4 %
	11. Toxoplasmose (positive Sero-Farbteste)	6,7 %
	12. Mangelernährung im Beginn der Schwangerschaft (teilweise Kriegszeit)	2,7 %
	13. Familiärer Diabetes	0,25 %
b) Psychische Traumen		
	1. Zur richtigen Zeit mit entsprechendem Grund	4,5 %
	2. Allgemeiner Schreck (fraglich)	10,9 %
	3. Bombenangriffe	1,8 %

III. Ohne Anhalt für Entstehungsursache .... 23,2 %

Wir sind uns selbstverständlich darüber im klaren, daß diese Angaben nur als *Schadensmöglichkeiten* zu werten sind, die eine Mißbildung erzeugen können. Dennoch gibt uns die Statistik, wie die vorstehenden Ausführungen zeigten, einen Überblick der anamnestischen Erhebungen. Auch die tierexperimentellen Untersuchungen und ihre Ergebnisse geben einen gewissen Anhalt und erweitern unseren Blick über die Entstehung der Mißbildungen.

*) Diese Übersicht bezieht sich auf Untersuchungen bis zum 30. 6. 1960. Bis zu diesem Datum sind die anamnestischen Erhebungen von insgesamt 2474 Spaltträgern ausgewertet worden.

III. Kausale Genese (Entstehungsmechanismus)

Nachdem die verschiedenen Gründe aufgeführt worden sind, die zu einer Mißbildungsentstehung führen können, soll eine kurze Abhandlung über die anatomische Entstehungsmöglichkeit von Hasenscharten und Wolfsrachen orientieren.

Es gibt eine Vielzahl von Formen dieser Mißbildungen, doch geht ihr Entstehungsmechanismus immer wieder auf dieselben Prinzipien zurück. Das Zustandekommen von Lippen- und Gaumenspalten ebenso wie alle übrigen Gesichtsspalten ist abhängig von der Gesichtsentwicklung des menschlichen Embryo. Diese fällt bereits in die ersten Lebenswochen und ist Ende des ersten Monats bereits deutlich wahrnehmbar. Mit der achten Woche, in manchen Fällen auch schon früher, ist die Entwicklung des Gesichts abgeschlossen. Daher wird als kritische Zeit für die Entstehung der Gesichtsspalten die vierte bis achte Entwicklungswoche angenommen. Das ist von besonderer Bedeutung, da Eltern oftmals einen Schreck oder ein anderes seelisches Trauma im fünften oder sechsten Schwangerschaftsmonat für die Entstehung der Mißbildung ihres Kindes verantwortlich machen. Zu dieser Zeit ist die Gesichtsbildung völlig abgeschlossen; deshalb können zu diesem Termin keinesfalls Hasenscharten oder Wolfsrachen entstehen. Dagegen ist die Zeit der frühen Schwangerschaft besonders gefährdet, da während der komplizierten Furchungsvorgänge zur Bildung des Gesichts infolge verschiedener Schadensmöglichkeiten Störungen des Entwicklungsablaufs eintreten können. Die neue Forschung hat gezeigt, daß hier sehr minutiöse Vorgänge ablaufen, deren Fehlentwicklung meistens infolge eines gestörten Gleichgewichts zwischen Epithel und Bindegewebe zustandekommen.

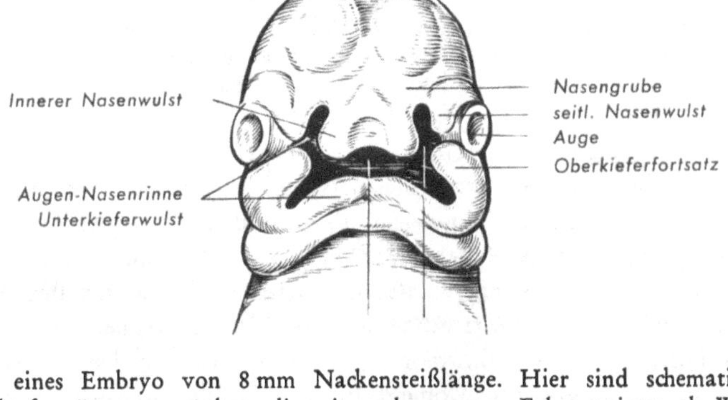

Abb. 6 Kopf eines Embryo von 8 mm Nackensteißlänge. Hier sind schematisch die sogenannten Gesichtsfortsätzen angegeben, die wir nach neuesten Erkenntnissen als Wülste bezeichnen (nach *His)*.

Die klassische Theorie zur Entstehung von Gesichtsspalten *(His)* ist dagegen einfacher. Sie geht davon aus, daß zur Bildung des Gesichtes sich verschiedene Fortsätze entwickeln, die sich aneinanderlagern und sich im Laufe der Entwicklung verschließen. Entweder ein äußerer oder innerer Schaden soll den Verschluß einer solchen primär angelegten Spalte zwischen den verschiedenen Gesichtsfortsätzen verhindern und so eine Mißbildung bewirken (Abb. 6).

An Hand einer Abbildung soll dies verständlich gemacht werden. Auf dem nebenstehenden Schema können wir die verschiedenen Nasen-, Oberkiefer- und Unterkieferwülste sowie Mundbucht und Nasenrinne unterscheiden. Man glaubte früher, daß der normale Verschluß dieser primär angelegten Spalten ausbleibt. So sollte beispielsweise die zwischen dem Oberkieferwulst und dem medialen Nasenwulst während der Entwicklung vorhandene Spalte durch eine „Entwicklungshemmung" nicht verschlossen werden, so daß im seitlichen Oberlippenanteil eine Lippenspalte, also eine Hasenscharte, entsteht.

Heute wissen wir, daß diese Fortsätze lediglich Gesichtswülste darstellen, die an ihrer Oberfläche infolge der Auflösung der Epithelmauern miteinander verschmelzen *(Töndury)*. Kommt es aber durch einen der genannten Schäden (Sauerstoffmangel, Schockzustände usw.) zu einer Bindegewebsschwäche, dann bleiben die Epithelmauern erhalten, und es resultiert eine foetale Gesichtsspalte *(Fleischmann, Hochstetter, Veau)* (Abb. 7).

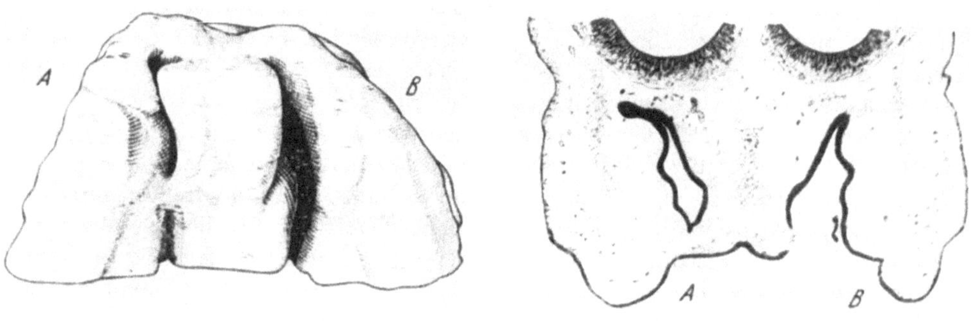

Abb. 7a Abb. 7b

Abb. 7

Hundekeimlinge von 14 mm. Abb. 7a zeigt das Modell des primären Gaumens, während 7b den Querschnitt des primären Gaumens aufzeigt. Hier deutet sich die Entwicklung einer vollständigen Hasenscharte an (nach *Veau)*.

So komplizierte Vorgänge bestimmen also schon im frühesten Stadium der Schwangerschaft die Entwicklung, daher kann beispielsweise ein hormonales Übergewicht im mütterlichen Organismus das Gleichgewicht stören und damit zu Mißbildungen führen. So berichteten kürzlich einige Amerikaner über den Zusammenhang von Hormoninjektionen in der frühen Schwangerschaft und späterer Mißbildung. Beispielsweise wies das Kind einer Frau einen Wolfsrachen auf, die in der frühen Schwangerschaft in hohen Dosen Nebennierenrindenhormone (Cortison) erhalten hatte. Da wir wissen, daß das Cortison das auslösende Moment für eine Bindegewebsschwäche darstellt, ist diese Mißgeburt nach Nebennierenrindenhormon-Injektionen verständlich. Gleichzeitig beweist es, ebenso wie die tierexperimentellen Ergebnisse von *Fraiser*, *Fainstat*, *Chryssokopulos* und *Gabka*, daß die neue Anschauung über den Entstehungsmechanismus der Hasenscharten zu Recht besteht und die jahrhundertelange ätiologische Komponente des Versehens ebenfalls seine Erklärung gefunden hat.

Ohne auf die komplizierten Vorgänge im einzelnen einzugehen, kann man also zusammenfassend mit den Worten *Wolfgang Rosenthals* sagen: „Es ist klar, daß sich aus der mangelhaften Entwicklung oder aus dem Ausbleiben der Verschmelzung der verschiedenen Bildungselemente das Zustandekommen der mannigfachen Spaltbildungen erklären läßt; bleibt die Vereinigung des mittleren Nasenfortsatzes (-wulstes) und des Oberkieferfortsatzes (-wulstes) aus, und beschränkt sich die bindegewebige Hemmung auf den Lippenteil, so ergibt sich eine Hasenscharte; kommt die Verlötung des in drei Teilen angelegten Mundbogens nicht zustande, so entsteht eine Kieferrandspalte; finden sich die Oberkieferfortsätze (-wülste) gegenseitig und die Nasenscheidewände nicht, so entwickelt sich ein Wolfsrachen. Störungen in der Vereinigung des seitlichen Nasenfortsatzes (-wulstes) mit dem Oberkieferfortsatz (-wulst) im Bereiche der Augennasenrinne lassen das Zustandekommen der schrägen Gesichts- und Wangenspalte, mangelhafter Verschluß zwischen den Oberlippenteilen des Oberkieferfortsatzes (-wulstes) und den Unterkieferfortsätzen (-wülsten) das der queren verständlich werden."

IV. Häufigkeit

Wenn auch in letzter Zeit der Eindruck entsteht, daß die Häufigkeit der Spaltbildungen in den letzten Jahrzehnten, insbesondere nach den Hungerjahren der beiden Weltkriege, zugenommen hat, ist nach den bisher vorliegenden großen Statistiken eine ungefähr gleich große Häufigkeit bei Hasenscharten und Wolfsrachen nachzuweisen. Der Anschein der größeren Frequenz dieser Spaltbildungen wird wahrscheinlich auf die bessere Organisation des Gesundheitswesens zurückzuführen sein. Um das besser zu veranschaulichen, folgen einige Vergleichswerte:

Tabelle 3

Häufigkeitsangaben über das Auftreten von Gesichtsspalten

Rußland *(Frobelius)*	118 : 180 000	1 : 1525	(1867)
England *(Rischbieth)*	39 : 67 945	1 : 1742	(1908)
Amerika *(Warren-Davis)*	24 : 28 085	1 : 915	(1924)
Frankreich *(Peron-Veau)*	106 : 100 889	1 : 942	(1929)
Deutschland *(Schröder)*	28 : 34 000	1 : 1214	(1931)
Deutschland *(Günther-Rosenthal)*	102 : 102 834	1 : 1000	(1931)
Holland *(Sanders)*	16 : 15 270	1 : 954	(1934)
Schweden *(Edberg)*	28 : 27 000	1 : 960	(1939)
Dänemark *(Fogh-Andersen)*	193 : 128 306	1 : 665	(1939)
Deutschland *(Haym)*	107 : 100 000	1 : 935	(1950)

Wir sehen also, daß die Statistiken der letzten 100 Jahre ungefähr gleich hohe Zahlen aufweisen. Auf rund 1000 Geburten kommt je eine Spaltbildung, und zwar handelt es sich hier um die typische Hasenscharte bzw. Wolfsrachen. Das gleiche trifft auch für den Klumpfuß zu.

Die immer wieder auftretenden Berichte in der letzten Zeit über eine Zunahme der Mißbildungen veranlassen uns, kurz diese Frage zu streifen. Die ersten exakten Berichte über das Ansteigen der Mißgeburten nach dem zweiten Weltkrieg brachten *Aresin, Gesenius, Klebanow, Nowak* u. a. Übereinstimmend berichten diese Autoren über eine Zunahme der schweren Hirnschädelmißbildungen und des Zentralnervensystems. Die anderen Mißbildungen — so auch Hasenscharte und Wolfsrachen — sollen durch die Kriegs- und Nachkriegseinwirkungen unbeeinflußt geblieben sein. Eine sehr umfangreiche Statistik, deren Werte allgemeine Beachtung verdienen, wurde auf Veranlassung von *Gesenius* für Berlin und Umgebung errechnet *(Eichmann)*. Insgesamt wurden dabei 474 950 Geburten verwertet. Die dabei gefundene Anzahl von 3160 Mißgeburten bestätigt nur die Zunahme der Mißbildungen des Zentralnervensystems. Interessant ist, daß diese Zusammenstellung wahrscheinlich macht, daß gerade solche Mütter Mißgeburten des Nervensystems hatten, die in gewissen Zeiten durch eine Eierstockstörung zusammen mit den sonstigen Belastungen der Kriegs- und Nachkriegsperiode zu Menstruationsstörungen neigten. Die in dieser Arbeit unterteilten weiteren Mißbildungen, wie Hasenscharte, Wolfsrachen, Klumpfüße usw. zeigten gegenüber den Angaben der Weltliteratur keine wesentlichen Veränderungen, so daß man die oben angegebenen Zahlen berücksichtigen muß. Wenn auch in letzter Zeit gerade über die Tagespresse Nachrichten kommen, die einen Zusammenhang zwischen Mißbildungen und Atombombenversuchen zu konstruieren versuchen, so müssen wir wegen ungenügend fundierter Untersuchungen jede Spekulation zurückweisen, die eine eventuelle Erhöhung der Hasenscharten- und Wolfsrachengeburten propagiert.

Da jedoch die Spaltung des weichen Gaumens relativ häufig übersehen wird, kann man die Verhältniszahl des Auftretens einer Hasenscharte oder eines Wolfsrachens zur Normalbevölkerung mit ungefähr 1:900 festlegen.

Eine wichtige Tatsache bezüglich der Häufigkeit von Gesichtsmißbildungen darf auch nicht übersehen werden: Nämlich die in den letzten 10 Jahren erfolgten Fortschritte auf dem Gebiet „Lippenspaltenchirurgie". Sie führen unmittelbar zu kosmetisch weitgehend besseren Resultaten, damit zu einer leichteren Anpassungsfähigkeit an die Gesellschaft und münden nicht zuletzt in einer Ehe. Die hereditär belasteten Elternteile vergrößern somit allmählich den Prozentsatz der Gesamtspaltträger, wenn Lebensalter und -dauer berücksichtigt werden.

V. Geistige und körperliche Beurteilung der Spaltträger

Bei der geistigen Beurteilung der Hasenscharten- und Wolfsrachenträger muß man sich zuerst immer von den traditionsgebundenen Überlieferungen lösen. Zweifellos steht auch heute im modernen Zeitalter jeder Mensch unter einer seelischen Belastung, wenn ihm ein schwer mißbildeter Mensch entgegentritt. Nicht nur die körperliche, oft ästhetische Störung ist es, die viele Menschen abschreckt, vielmehr ist es das überlieferte Gefühl einer Minderwertigkeit, das manchen Mißbildungen anhängt. Die Anschauungen über die verschiedenen Krankheitsarten sind im Menschen sehr fest verwurzelt. So wird eine Kriegsverletzung oder ein Unfallschaden oft als ehrenhaft betrachtet. Eine akute Lungenentzündung wird Besorgnis auslösen, eine Geschlechtskrankheit dagegen als unehrenhaft lieber verschwiegen. Ganz anders ist es bei den angeborenen Mißbildungen.

Selbst bei hochgebildeten Menschen werden sie oftmals noch jenes Gefühl der Minderbewertung auslösen, das höchstens durch ein gewisses Mitleid ausgeglichen wird. Daß man hierbei auf mittelalterlichen Grundsätzen basiert, empfindet auch der heutige Mensch nicht. Denken wir nur an moderne Autoren, wie *Graham Greene* u. a., bei denen Hasenschartenträger zu kriminellen Elementen werden. Anders geht es denjenigen, die sich laufend mit den Mißbildeten beschäftigen. Gerade die Ärzte, Fürsorgerinnen, Schwestern, Lehrer und nicht zuletzt die Eltern bemerken ganz objektiv, daß das mißbildete Kind zwar bestimmte körperliche Abwegigkeiten aufweist, sonst aber absolut gesund ist und fast immer einer normalen Körperentwicklung entgegengeht.

Demgegenüber wurde oft aber von einer Minderbewertung der Spaltbehafteten gesprochen. Die Wissenschaft hat sich daher schon lange darum bemüht, eine Klärung in dieser Hinsicht zu erreichen. So sind auch verschiedene Arbeiten zur Frage der Vergesellschaftung der Spaltbildungen des Gesichts und der Kiefer mit anderen körperlichen und geistigen Fehlbildungen erschienen.

Tabelle 4

Übersicht zur Frage der Vergesellschaftung von Gesichtsspaltbildungen mit anderen körperlichen und geistigen Fehlbildungen

Autor	Fallzahl	Weitere Mißbildungen	Prozentzahl
Haugk	555	20	3,6 %
Rosenthal	414	30	7 %
Lange	283	40	14 %
Birkenfeld	204	65	31,8 %
Gerke	503	199	37,6 %
Haym	413	8	2 %

„So wurden oftmals — wir zitieren hier *Gerke* — als begleitende Mißbildungen fast alle geläufigen und auch selten auftretenden Mißbildungen bezeichnet, die teilweise in keinerlei erkennbaren Beziehungen zueinander standen. Andererseits war aber auch eine Häufung genetisch ähnlicher Mißbildungen, wie z. B. ein gehäuftes Auftreten von Spaltbildungen gerade im Gesichts-Kieferbereich an ein und demselben Mißbildeten ebenso wie in dessen Sippe bekannt und bereits beschrieben.

In neuerer Zeit haben verschiedene Autoren über die Vergesellschaftung der Lippen-Kiefer-Gaumenspaltenträger mit Extremitätenmißbildungen berichtet. Gelegentlich werden auch kurze Angaben über gleichzeitiges Vorliegen von geistigen Störungen gemacht. *Schröder* fand Geisteskrankheiten erheblich seltener als körperliche Anomalien und stets bei Personen mit hochgradigen Spaltbildungen. *Pagnamenta* spricht von einer gewissen psychischen Debilität der Lippen-Kiefer-Gaumenspalten in 25 % des Krankengutes von *Monnier,* während *Veau* und *Borel-Maysonny* 1 % Idioten, 5 % Schwachsinnige und 60 % geistig Zurückgebliebene unter den von Veau operierten Patienten beobachteten.

Vornehmlich *Krebs* — offensichtlich sehr stark tendenziös gefärbt — gibt in seinen Sippschaftstafeln neben gleichzeitigen anderweitigen Mißbildungen und Anomalien auch Geisteskrankheiten an und fand, daß in *30 % aller Fälle* der Proband ein oder mehrere Male *sitzengeblieben oder Hilfsschüler* war. Eine sehr ausführliche Studie über den Lebenslauf und das Schicksal des Kranken in der Vorschulzeit und in der Schulzeit, in Lehre und Beruf, über soziale Stellung und Fortkommen im späteren Leben ist von *Häntschel* herausgebracht. Er gibt u. a. an, daß 11,7 % aller Lippen-Kiefer-Gaumenspaltträger mit geistigen Fehlern behaftet waren, daß ferner ein Fünftel seiner Fälle in ihrer Verwandtschaft durch von der Mißbildung abhängige, überwiegend erbliche Komplikationen belastet sind, 43,2 % der Lippen-Kiefer-Gaumenspaltenträger waren unterdurchschnittlich begabt, 26,5 % Sitzenbleiber und meist schwachsinnige Hilfsschüler, 75,8 % der Fälle waren in ihrem Fortkommen behindert und mehr als die Hälfte der verheirateten Spaltträger mit ausgesprochen minderwertigen Ehepartnern verbunden."

Gerke hat nun ähnlich den *Häntschel*schen Erhebungen umfangreiche Untersuchungen durchgeführt und neben den Spaltträgern selbst die Eltern der Mißbildeten untersucht und weiteren Einblick in die Familienverhältnisse gewonnen. Dabei stellte er fest, daß bei den 503 untersuchten Spaltträgern noch 199 weitere Anomalien oder erhebliche Erkrankungen gefunden wurden (37,6 %). Ferner wiesen 48 Patienten geistige Defekte mehr oder weniger schweren Ausmaßes auf (9,5 %) und 35 Kinder besuchten die Hilfsschule (6,95 %).

Obwohl diese Zahlen auf Grund unserer Erfahrungen sehr hoch liegen, muß man die umfangreiche Arbeit *Gerkes* bewundern, da er über 13 000 Personen begutachtet hat. Er hat dementsprechend auch alle Abnormitäten, aber auch alle noch im Normbereich vorkommenden Anomalien bei seiner Aufstellung mitgezählt (Zangengeburt, Geburt durch Kaiserschnitt, Nabelschnur verwickelt, Epilepsie, Hodenbruch, eingezogene Brustwarzen, Facialislähmung, Progenie usw.; bei der Mutter sind sogar die Fehl- und Frühgeburten mitgerechnet worden und beim Vater die Tuberkulose und bösartige Tumoren). Es ist daher kein Wunder, wenn Gerke so hohe Zahlen erzielt. Wenn *Krebs* aber die Zahl von 30 % geistiger Schäden bei Fällen von Hasenscharten und Wolfsrachen angibt, ist das auf Grund unserer großen Erfahrungen völlig unverständlich.

Bis vor kurzer Zeit stand man also einer Situation gegenüber, die dadurch gekennzeichnet war, daß man die traditionsgebundene Minderbewertung innerhalb der Spaltträger wissenschaftlich fundierte. Da auch *Gerke* als bekannter Fachmann weitgehend dieser These, zumindest im Hinblick auf die Vergesellschaftung körperlicher Schäden, zustimmte, hat sich die *Rosenthalsche Schule* mit diesem Thema eingehend befaßt. So haben vor allem *Haym* und der Verfasser dieses Problem aufgegriffen und verschiedene Untersuchungen durchgeführt.

Haym bemerkt sehr richtig, daß bei allen Arbeiten, die sich bisher mit der Beurteilung der Spaltträger befaßten, leider eine Frage stets unbeantwortet geblieben ist: Wie kommt es, daß die Spaltträger ihre Schule häufig nicht normal durchlaufen? Wie kommt es, daß sie manchmal in mißlichen sozialen Verhältnissen leben? Mit dieser Frage rühren wir an das Grundproblem der Spaltträgerversorgung schlechthin. In einem besonderen Kapitel werden wir uns noch mit den Auswirkungen der Mißbildung auf die Psyche, also mit den seelischen Belastungen, beschäftigen; doch wir können schon hier einwandfrei feststellen, daß die Hasenscharten- und Wolfsrachenkinder in der Schule benachteiligt sind. Auf der einen Seite werden sie von ihren Mitschülern gehänselt und auf Grund ihrer oft unverständlichen Sprechweise verspottet. Auf der anderen Seite bringen auch die Lehrkräfte, zum Teil infolge ihrer Überlastung, nicht das rechte Verständnis für die vom Schicksal benachteiligten Kinder auf. So kann u. E. eine objektive geistige und körperliche Beurteilung erst in einem Alter stattfinden, in dem sich die Persönlichkeit des Individuums zu entfalten beginnt oder bereits entwickelt hat.

Dementsprechend hat *Haym* auch seine ersten Untersuchungen durchgeführt; er erfaßte also nur Merkmalsträger, die das 15. Lebensjahr überschritten hatten, und untersuchte sie im Hinblick auf die folgenden Fragen:

1. Welchen gesundheitlichen Untersuchungszustand wiesen die untersuchten Spaltträger auf?
2. Mit welcher Schulbildung treten sie ins Leben?
3. Welchen Beruf ergriffen oder ergreifen sie?
4. Haben sie geheiratet, hatten sie Kinder?
5. Ist das Einkommen der ehemaligen Spaltträger gut bis ausreichend; wieviel von ihnen fallen dem Staat infolge Berufsunfähigkeit zur Last?

Von den 413 untersuchten Spaltträgern waren 187 männliche und 226 weibliche Probanden, die in der Mehrzahl im 3. Lebensjahrzehnt standen. Der körperliche Allgemeinzustand war bei 352 Patienten als gut zu bezeichnen; nur bei 8 Patienten (2 %) wurde ein schlechter Allgemeinbefund erhoben.

An Vergesellschaftung körperlicher Defekte fanden sich:

Angeborene Hüftgelenkluxation	1
Klumpfüße	2
Kein Sprechvermögen	1
Syndaktylie	2
Iriskolobome	2
(Angeborene Leistenhernien	9)

Wenn man die hierbei mit einbezogenen Leistenhernien nicht mitrechnet — sie können keinesfalls als echte Begleit*mißbildung* gelten — finden wir nun in 8 Fällen eine Gesellschaftung körperlicher Defekte. Diese Zahl von 2 % entspricht einem im Weltschrifttum oft anzutreffenden statistischen Ergebnis für körperliche Kombinationsmißbildungen. Wir selbst konnten in Ergänzung zu diesen Untersuchungen an weiteren

570 Spaltkindern jenseits des 12. Lebensjahres folgende Zusammenstellung des körperlichen Gesamteindrucks ermitteln:

Sehr gut	106	= 20 %
gut	370	= 65 %
befriedigend	70	= 12 %
ausreichend bis schlecht (gerade noch arbeitsfähig)	20	= 3,5 %
Invaliden	4	= 0,7 %

Man sieht also, daß die überwiegende Anzahl der Patienten sich in guter körperlicher Verfassung befand. Besondere Krankheitsdispositionen — abgesehen von den bekannten Reizungen des Pharynx und Larynx sowie den Mittelohr-Komplikationen — waren nicht nachweisbar. Auf die einzelnen Krankheitsdispositionen wird in einem späteren Kapitel gesondert eingegangen.

Interessant ist die *Haym*sche Zusammenstellung des Schulerfolges bei den Spaltträgern. Obwohl, wie bereits schon vorn klargestellt, die Schulbildung der Spaltbehafteten auf Grund ihrer seelischen Hemmungen nicht absolut objektiv zu beurteilen ist, soll hier eine kurze Übersicht der 413 untersuchten Spaltträger erfolgen:

Tabelle 5

Schulerfolg bei Spaltträgern

	männliche	weibliche
Höhere Schule	25	16
Mittelschule	16	17
Grundschule	142	190
Berufsschule	66	40
Fachschule	8	11
Universität	9	4
Hilfsschule	2	2
Taubstummen-Anstalt	1	—
keine Schule	1	1

Außer einem Schüler, der in der Mittelschule eine Klasse wiederholte, gab es Sitzenbleiber nur in der Grundschule.

sitzengeblieben	männliche	weibliche
1 mal	10	13
2 mal	8	5
3 mal	—	1
4 mal	2	—
5 mal	1	1
6 mal	1	—
7 mal	—	1

Im ganzen sind also von 413 Patienten 43 ein oder mehrere Male in der gleichen Schulklasse verblieben, 2 Spaltträger waren schulunfähig.

Um einen ungefähren Vergleich zu Normalkindern zu erhalten, hat *Haym* Erhebungen in mehreren Dorfschulen angestellt. Er stellte fest, daß von diesem Untersuchungsmaterial, das 1023 Schüler umfaßte, 77 nicht in die nächsthöhere Klasse versetzt worden waren, 16 Schüler hätten in einer Hilfsschule untergebracht werden müssen und 4 waren idiotisch. Bei Einbeziehung der Spaltkinder, die 4 und mehrere Male sitzengeblieben waren, in die Gruppe der Hilfsschüler ergibt sich bei einer Gegenüberstellung der beiden Gruppen kein wesentlicher Unterschied.

	Spaltträger	Schulkinder ohne Hasenscharte oder Wolfsrachen
Sitzenbleiber	10 %	7 %
Hilfsschüler	2,5 %	2 %
	12,5 %	9 %

Eine entscheidende Frage, die für die soziale Gestaltung des Lebens von großer Bedeutung ist, ist die Berufswahl. Es ist natürlich nicht möglich, alle Berufsgruppen im einzelnen aufzuführen, doch werden die beiden folgenden Tabellen von *Haym* und *Gabka* Auskunft darüber geben, daß es keinesfalls stimmt, daß die Spaltträger beruflich unter dem Durchschnittsniveau arbeiten.

Tabelle 6

Berufswahl bei Spaltträgern

413 Fälle (Haym)	männlich	weiblich
Akademiker	4	2
Angestellte	26	49
Facharbeiter	103	35
Landwirte	14	—
Arbeiter	30	69
Hausgehilfen	—	30
Hausfrauen	—	22
Arbeitslose	2	9
Invaliden	1	1
Ohne Beruf	1	1
Studenten	4	3
Schüler	2	5

570 Fälle (Gabka)	
Akademiker	8
Angestellte in höherer Position	26
Angestellte	42
Freie Berufe	10
Facharbeiter	80
Facharbeiter-Lehrlinge	96
Landarbeiter	24
Arbeiter	33
Hilfsarbeiter	18
Hausgehilfen	10
Hausfrauen	6
Studenten	8
Oberschüler	57
Schüler im Altersdurchschnitt	92
Schüler unter Altersdurchschnitt	33
Hilfsschüler	7
nicht schulfähig	3
Sprachheil-Oberschüler	3
Sprachheil-Schüler	10
Arbeitslose	4

An diesen beinahe 1000 Fällen kann ein gesenktes soziales Niveau gegenüber der Normalbevölkerung nicht festgestellt werden. Ein geordnetes Berufsleben oder eine dementsprechende Ausbildung ist fast bei allen gegeben. Interessant ist die erhebliche Häufung in Berufen mit intellektueller und praktischer Betätigung. In beinahe der Hälfte der Fälle ist ein gehobenes Berufsniveau oder der realisierbare Wunsch danach feststellbar. Die Hilfsschüler oder nicht schulfähigen Patienten sowie die geringe Zahl der Invaliden sind durchweg infolge primärer Störungen des Zentralen Nervensystems oder anderer Mißbildungen in ihrem Fortkommen behindert.

Im Hinblick auf die vierte Frage von *Haym,* ob die Spaltträger geheiratet haben bzw. ob sie Kinder haben, wird festgestellt, daß von 413 Patienten 83 verheiratet waren. In keinem Falle hat ein Merkmalsträger einen ebenso Behafteten geheiratet. Von den 37 Ehen mit männlichen Spalttägern kamen in 28 Ehen Kinder. Geboren wurden 44 Kinder, wovon 4 Kinder mit einer Spalte behaftet waren. Ein normales Enkelkind gehört in diese Gruppe. Den 29 Ehen, bei denen die Ehefrau Spaltträgerin ist, entsprossen ebenfalls 44 Kinder, von denen erstaunlicherweise auch 4 Hasenscharten aufwiesen, 4 weitere Enkelkinder dieser Gruppe waren ohne Spaltbildungen. Von allen untersuchten Patienten waren in 57 Fällen, also in 12,4 %, erbliche Beziehungen zur Hasenscharte und zum Wolfsrachen festzustellen, eine Zahl, die, wie wir bereits in dem vorigen Kapitel gesehen haben, sich weitgehend mit der eigenen deckt.

Die letzte Frage *Hayms* betrifft das Einkommen bzw. die Berufsunfähigkeit, wodurch sie dem Staat zur Last fallen.

Wir zitieren *Haym,* wenn er sagt, „es ist sicher falsch, die Lebensverhältnisse der Spaltträger von ihrem Einkommen abzuleiten. Es würde voraussetzen, daß man Wohnung, Elternhaus, Familienleben und Umgang der Spaltträger studiert, wollte man sie in soziale Schichten eingruppieren. Ich habe mich darauf beschränkt, nach dem angegebenen Verdienst der einzelnen zu unterscheiden, welcher Proband ein geordnetes Leben mit seinem Einkommen zu führen imstande ist, wer ungenügend verdient und deshalb unsozial leben muß und als drittes, welcher Spaltträger nicht verdient und damit, weshalb er dem Staat zur Last fällt. Von allen männlichen Patienten war ein einziger kriminell veranlagt, mehrfach vorbestraft und befindet sich z. Z. wieder in einem Zuchthaus. 5 Spaltträger verdienen so gering, daß ihre Lebensverhältnisse als unsozial bezeichnet werden müssen. Durch den letzten Krieg wurde ein Spaltträger arbeitsunfähig und erhält Rente. Ein Behafteter wird durch Sozialfürsorge unterhalten. Bei den weiblichen Lippen-Kiefer-Gaumenspalten-Trägern haben 15 ein ungenügendes Einkommen. Vor allem sind es Hausgehilfinnen oder landwirtschaftliche Hilfskräfte, Berufe, bei denen körperliche Fehler leicht zum Ausnutzen verleiten mögen. Zwei Behaftete erhalten Waisenrente, eine ältere Patientin wegen chronischem Magenulcus und Kardialasthma Invalidenrente."

Man kann also zusammenfassend sagen, daß die Spaltträger trotz ihrer persönlichen, inneren Hemmungen und der oft zutagetretenden äußeren Lebensumstände, in den meisten Fällen ein geordnetes Leben zu führen imstande sind. Bei den Versagern handelt es sich — wie bereits betont — meistens um primär-geistige Defekte, die mit Spaltbildungen behaftet sind. Solche primären Geistesdefekte, besonders Schwachsinn und Idiotie, kommen relativ häufig vor, so daß man diese Ansicht, Spaltträger ständen geistig erheblich unter dem Durchschnittsniveau, endlich fallen lassen sollte.

Um aber ganz sicher zu gehen, haben *Haym* und der Verfasser noch weitere Untersuchungen über die geistige Beurteilung der Spaltträger durchgeführt. Wenn wir hierbei auch ungewöhnliche Wege gegangen sind, so glauben wir doch gerade mit dem Ergebnis dieser Untersuchungsreihe endgültig bewiesen zu haben, daß der Spaltträger als ein völlig gleichberechtigter Mensch zu betrachten ist. Wie oben ausgeführt, wurde bisher meistens behauptet, daß sich eine Vergesellschaftung von Spaltbildungen des Gesichts und der Kiefer im erhöhten Maße mit anderen körperlichen, und besonders geistigen Fehlbildungen fände. Wenn nun diese Ansicht, es handele sich bei den Spaltbehafteten um Menschen, deren geistige Fähigkeiten nicht nur fragwürdig, sondern praktisch immer herabgesetzt seien, zu recht bestände, so müßten zwangsläufig auch unter den Schwachsinnigen Spaltträger in erhöhtem Maße vertreten sein. Aus diesem Grunde haben wir mehrere große Heilanstalten aufgesucht und sämtliche dort untergebrachten Kranken mit angeborenem Schwachsinn untersucht und die Aufnahmebefunde verschiedener Schwierigkeitsgrade durchgesehen. Von 25 293 Schwachsinnigen wurden jedoch nur 18 Spaltträger ermittelt, wobei es sich um folgende Arten handelte:

5 Lippenspalten
3 Lippen-Kiefer-Gaumenspalten
3 mediale Gaumenspalten
4 Velumspalten
1 Uvulaspalte
1 quere Gesichtsspalte
1 Nasenspalte.

Während wir, wie oben schon erwähnt, die Häufigkeit von Hasenscharten und Wolfsrachen mit 1 : 900 angeben müssen, sind Spaltbehaftete unter angeborenen Schwachsinnigen nur in einem Verhältnis von 1 : 1401 nachweisbar. Das bedeutet also, daß bei geistig defekten Menschen foetale Gesichtsspalten seltener vorkommen als bei normalen. Unter der gleichen Anzahl Schwachsinniger fanden wir 211 andere echte Mißbildungen, was einem Prozentsatz von 0,83 % entspricht.

Abschließend darf man also feststellen, daß die geistige und körperliche Beurteilung der mit Hasenscharten und Wolfsrachen behafteten Patienten keine entscheidenden Differenzen zur Normalbevölkerung aufweisen. Die bisherigen negativen Ergebnisse lassen sich einmal durch die auch unter der Normalbevölkerung auftretenden primären geistigen Defekte erklären, zum anderen aber aus der infolge der Mißbildung entstandenen seelischen Hemmungen und den damit oft verbundenen schlechteren Umweltverhältnissen.

VI. Statistische Auswertung der Spaltbildungsformen*)

Bevor wir im einzelnen an Hand von Abbildungen zeigen, wie groß der Formenreichtum der Hasenscharte und des Wolfsrachens ist, möchten wir auf der Grundlage eines großen Krankenmaterials eine statistische Auswertung der einzelnen Formen vorausschicken. Den folgenden Zahlen liegt das große Krankengut *Wolfgang Rosenthals* zugrunde, der über 5000 Spaltträger operiert hat.

Die Zahl 5000 hört sich relativ gering an. Wenn man sich jedoch der Häufigkeit dieser Hemmungsbildung erinnert, die in der ganzen Welt mit 1 : 900 bis 1 : 1000 angegeben wird, bedeuten diese 5000 operierten Patienten eine Gesamtgeburtenzahl von 4,5 bis 5 Millionen Neugeborenen. Es ist also eine Lebensarbeit notwendig, um so vielen Menschen zu helfen, besonders da die Behandlung der Spaltträger in den seltensten Fällen mit *einer* Operation abgeschlossen ist. Oft werden drei und mehr Eingriffe neben der kieferorthopädischen und Sprechbehandlung notwendig, um diese Menschen funktionell und kosmetisch so weit herzustellen, daß sie völlig unauffällig und konkurrenzfähig im Verhältnis zu ihren Mitmenschen wirken.

Leider ging ein Teil der Rosenthalschen Unterlagen durch die Wirren des Krieges, insbesondere durch Bombenangriffe verloren, so daß eine genaue *statistische Auswertung von nur 3137 Fällen* gegeben werden kann. Da die bisherigen Statistiken sich auf die Auswertung von höchstens 500 bis 700 Fällen beschränken, versucht unsere Statistik auf Grund der großen Patientenzahl endgültige Ergebnisse anzugeben. Dabei ist aber interessant, daß die Erfahrungen der kleinen Statistiken weitgehend bestätigt werden.

Die klinisch bekannte Tatsache eines häufigeren Befalls der Hasenscharte und des Wolfsrachens am männlichen Krankengut wurde auch von uns festgestellt.

58,05 % männliche Spaltträger standen 41,95 % weibliche Patienten gegenüber

Diese Zahlen decken sich weitgehend mit den in der Weltliteratur bekannten Werten. So liegen die Zahlen bei *Grothkopp* und *Sanders* bezüglich des männlichen Geschlechts zwischen 57,3 % und 63,8 %, beim weiblichen Geschlecht dementsprechend zwischen 42,7 % und 36,2 %. *Lange*, der lediglich 285 Spaltbildungen der Bonner Chirurgischen Klinik untersucht hat, fand dieselben Zahlen wie wir, nämlich 58 % zu 42 %. Aus diesem Grunde wird man das *Verhältnis der männlichen* Hasenscharten- und Wolfsrachenträger *zu den weiblichen* mit der Zahl *60 : 40* angeben.

---

*) Dem Ordinarius für Statistische Medizin an der Freien Universität Berlin, Herrn Prof. Dr. *Freudenberg*, sage ich für seine wohlwollende Beratung meinen herzlichen Dank.

Eine Aufteilung des gesamten Hasenscharten- und Wolfsrachenkreises in isolierte Gaumenspalten und kombinierte Formen, also Lippen-Kiefer-Gaumenspalten, ergibt eine Verteilung in:

	Isolierte Gaumenspalten	*kombinierte Formen*
Veau	33 %	67 %
Gabka	30,3 %	69,7 %

Interessant ist, daß bei den isolierten Spalten des Gaumens im Gegensatz zu allen anderen Formen das weibliche Geschlecht überwiegt. Auf diese Tatsache hat besonders *Fogh-Andersen* hingewiesen, der eine der wenigen umfassenden Monographien über die Ätiologie und das Vorkommen der Spaltbildungen geschrieben hat. In unserem Krankengut standen sich bei den isolierten Spalten

18,4 % weibliche und 11,9 % männliche

Probanden gegenüber. Das entspricht auf 100 berechnet bei den

	Isolierte Gaumenspalten	
	männlich	weiblich
Fogh-Andersen	33,9 %	66,1 %
Gabka	39,3 %	60,7 %

Diese Tatsache nimmt *Fogh-Andersen* zum Anlaß, den Hasenscharten- und Wolfsrachenkomplex in zwei verschiedene Mißbildungsformen aufzuteilen. Er glaubt hinsichtlich der Entstehung eine grundsätzliche Verschiedenheit der Hasenscharte und des Wolfsrachens gegenüber der isolierten Gaumenspalte feststellen zu können. Wie eben statistisch dargelegt, weist er auf die häufige Beteiligung des männlichen Geschlechts an der Lippen-Kiefer-Gaumenspalte einerseits und des weiblichen Geschlechts an der isolierten medianen Spaltbildung des Gaumens andererseits hin. Ein familiär gemischtes Auftreten dieser Grundtypen — also eine Vererbung isolierter Gaumenspalten zu Hasenscharten isolierten (Lippenspalten) — könne es nach seiner Meinung gar nicht geben. So glaubt auch *Fogh-Andersen,* daß in der Mehrzahl der Lippen-Kiefer-Gaumenspalten eine erbliche Disposition vorliegt, wohingegen die isolierte Spaltbildung des Gaumens nur in einem verschwindend geringen Prozentsatz erblich sein soll.

Wir haben diese Frage in einer speziellen Arbeit überprüft und konnten durch persönliche anamnestische Erhebungen, die zum größten Teil vom Verfasser durchgeführt wurden, über 2073 Patienten berichten. Wenn wir diese Fälle nach Fogh-Andersen aufteilen, so entfallen 1718 auf Lippen-Kiefer-Gaumenspalten und ihre Nebenformen und nur 355 auf isolierte Velum- und Gaumenspalten. Zur Geschlechtsgebundenheit konnten wir auch in diesem Material die oben schon durchgeführte Feststellung bestätigen. Wir erhielten also bei den Lippen-Kiefer-Gaumenspalten eine Bevorzugung des männlichen Geschlechts von etwa 60 : 40 und bei den isolierten Gaumen- und Velumspalten einen umgekehrten Prozentsatz. Wir halten also fest, daß Frauen häfiger von isolierten Spaltbildungen des Gaumens befallen werden. Hinsichtlich der *Erblichkeit* fanden wir bei den Lippen-Kiefer-Gaumenspalten

15,3 % erbliche Beziehungen

bei den isolierten Gaumenspaltbildungen.

10,9 % erbliche Beziehungen

Die Disposition zur Erblichkeit ist also nur in diesen Fällen, wie auch *Fogh-Andersen* betont, geringer, doch läßt die geringe nicht signifikante Differenz von 4,4 % und die Tatsache, daß wir elf Fälle von familiären Mischformen fanden (d. h. den Nachweis erbrachten, daß innerhalb einer Familie isolierte Spalten des Gaumens mit Lippen-Kiefer-Gaumenspalten bzw. einfachen Hasenscharten wechseln), den Schluß zu, daß die von *Fogh-Andersen* durchgeführte generelle Aufteilung des Gesichtsspalten-Komplexes nicht möglich ist.

Wenn *Günther* im Hinblick auf die Seitenlokalisation der Hasenscharten 1931 zu dem Ergebnis kam, die einseitigen Spalten fänden sich doppelt so oft wie die bilateralen, was von Seiten *Tiedemanns* 1950 bestätigt wird, so erscheint uns das von *Rosenthal* 1935 mitgeteilte Verhältnis von 3 : 1 wahrscheinlicher. Wir konnten nach Abzug der isolierten Gaumen- und Velumspalten entsprechend der unten aufgeführten genauen Tabelle

54,2 % einseitige Spalten
15,0 % doppelseitige Spalten

nachweisen.

Entgegen den Angaben *Tiedemanns* läßt sich die Bevorzugung einer Seite sowohl klinisch als auch statistisch nachweisen. Die Tatsache des allgemein häufigeren Befalls einer Spaltbildung auf der linken Seite gegenüber der rechten Seite konnte auch von uns bestätigt werden. Wenn wir für die

linksseitigen Spalten 35,8 % und für die
rechtsseitigen Spalten 18,4 % fanden,

die einem Verhältnis von 2 : 1 nahekommen, so glauben wir die allgemein gültige Feststellung fundiert zu haben. Mit einer Wahrscheinlichkeit von 99,7 % läßt sich auf ein beliebiges großes Material schließen, daß der Anteil der linksseitigen Spaltbildungen zwischen 62,7 % und 69,5 % liegt.

Im einzelnen zeigen die 3137 Fälle die nachfolgende Aufteilung:

Tabelle 7

Häufigkeit und Verteilung der einzelnen Lippen- und Gaumenspaltenformen

Spaltformen	männlich		weiblich		zusammen	
	Fallzahl	%	Fallzahl	%	Fallzahl	%
Linkss. LKG	473	15,08	310	9,88	783	24,96
Rechtss. LKG	266	8,48	136	4,34	402	12,82
Doppels. LKG	267	8,51	125	3,98	392	12,49
Linkss. Lippensp.	226	7,21	102	3,25	328	10,46
Rechtss. Lippensp.	109	3,47	67	2,14	176	5,61
Doppels. Lippensp.	58	1,85	27	0,86	85	2,71
Isol. Velumspalten	199	6,34	225	7,17	424	13,51
Isol. Gaumensp.	206	6,57	324	10,33	530	16,90
Med. Oberlippen-, quere und schräge Gesichtsspalte	10	0,32	7	0,22	17	0,54
Zusammen	1814	57,83	1323	42,17	3137	100,00

Bei einer weiteren statistischen Auswertung vor allem des *Wassmund*schen Krankengutes (*Gabka, Held*), bei der 1457 Fälle von Hasenscharten und Wolfsrachen im Hinblick auf die Familienverhältnisse untersucht wurden, fanden wir ebenfalls nur in 245 Fällen — also in 16,81 % — erbliche Belastungen. Die oben dargelegten Ausführungen über die Erblichkeit finden also auch in dieser Auswertung wieder ihre Bestätigung.

Viele Wissenschaftler glaubten einen Zusammenhang zwischen dem Entbindungsalter der Mutter und der Mißbildung feststellen zu können. Die wertvollen *Reed*schen und *Steiniger*schen Mäuseversuche ergaben nämlich, daß zwischen dem Alter des Muttertieres und der Häufigkeit der Spaltträger in einzelnen Würfen eine Beziehung bestand. Es zeigte sich, daß jüngere Muttertiere verhältnismäßg mehr Spaltträger in ihren Würfen aufwiesen als ältere. *Tiedemann* nahm das zum Anlaß, ähnliche Untersuchungen beim Menschen durchzuführen und kam zu dem in Tabelle 8 festgehaltenen Ergebnis. Er glaubte aus dem signifikanten Unterschied der ersten Gruppe ebenfalls derartige Schlüsse ziehen zu können. Wie wir bereits in dem Kapitel über die Entstehung der Mißbildungen gesagt haben, hat höchstens das höhere Entbindungsalter durch dysplasmatische Veränderungen eine Beziehung zur Spaltbildung — und auch das nur bedingt. Jedenfalls zeigen unsere an einem viel größeren Krankengut gewonnenen Zahlen Verhältniswerte, die unsere vorn aufgezeigten Gedankengänge bestätigen und es nicht wahrscheinlich erscheinen lassen, daß jüngere Frauen eher zu Hasenscharten-Geburten neigen als ältere.

Tabelle 8

Entbindungsalter und Mißbildung

	Tiedemann		Unsere Werte	
Altersgruppen	Mütter mit Spaltkindern	Mütter mit normalen Kindern (1932 in Bayern geb.)	Mütter mit Spaltkindern	Mütter mit normalen Kindern (1955 in Berlin geb.)
17—26	39,62 %	29,39 %	46,87 %	49,08 %
27—36	45,17 %	55,57 %	43,15 %	44,73 %
37—46	15,21 %	15,04 %	9,98 %	6,18 %

Um die einzelnen Werte aber noch besser erfassen zu können und zu sehen, ob gerade im höheren Alter mehr Spaltträger geboren wurden, haben wir die Altersguppen noch mehr aufgeteilt:

Tabelle 9

Entbindungsalter und Mißbildung

Altersgruppen	Mütter mit Spaltträgern		Mütter mit normalen Kindern (1955 in Berlin geboren)	
—19	6,18 %		6,19 %	
20—24	28,14 %		30,15 %	
25—29	29,92 %		31,49 %	
30—34	21,00 %		21,30 %	
35—39	11,32 %	14,75 %	7,83 %	10,86 %
40—44	3,02 %		2,78 %	
45—50	0,41 %		0,25 %	

Wir sehen also ganz deutlich, daß sich ein größerer Prozentsatz an Müttern mit Normalkindern bis zum 35. Lebensjahre findet, als bei den Müttern mit Spaltkindern. Demgegenüber ist bei den Müttern von Spaltträgern der Anteil derer zwischen 35 und 50 Jahren um 3,9 % höher als im Vergleichsmaterial. Der mittlere Fehler dieser Differenz beträgt nur 0,9 %, es besteht also Signifikanz.

Zur Frage der Geburtenordnung — d. h. das wievielte Kind mit einer Spaltbildung behaftet war — kann man besonders interessante Ergebnisse hinsichtlich der Kontrollpersonen feststellen. Während *Tiedemann* an Erstlingskindern in Bayern 1932 nur 33 % konstatiert, finden sich in Berlin 1955 schon 52,5 % — ein Zeichen des großstädtischen Geburtenrückganges. Für die Spaltträger haben sich die Verhältnisse kaum geändert.

Tabelle 10

Geburtenordnung bei Familien mit Spaltbehafteten und Normalkindern

	Tiedemann		Unsere Werte	
	Familien mit Spaltbehafteten	Familien mit Normalkindern (Bayern 1932)	Familien mit Spaltbehafteten	Familien mit Normalkindern (Berlin 1955)
Erstgeborene	40,98 %	33,0 %	42,28 %	52,5 %
Zweitgeborene	21,74 %	23,5 %	30,82 %	28,6 %
Drittgeborene	17,16 %	15,4 %	14,34 %	11,8 %
Viertgeborene	8,14 %	9,9 %	6,11 %	4,9 %
Fünftgeborene	4,73 %	6,2 %	3,02 %	2,0 %
Sechstgeborene und höher	7,25 %	12,0 %	3,43 %	2,1 %

Demgegenüber zeigen sich doch recht unterschiedliche Werte bei der Familiengröße unter der Normalbevölkerung und den Familien mit Spaltkindern. Interessant ist die Tatsache, daß die Spaltfamilien größer sind als die Normalfamilien.

Tabelle 11

Familiengröße bei Familien mit Spaltbehafteten und Normalkindern

Familien mit	Familien mit Spaltkindern Unsere Werte	Familien mit Normalkindern (Berlin 1950)
1 Kind	26,22 %	46,68 %
2 Kindern	32,12 %	31,24 %
3 Kindern	19,97 %	11,87 %
4 Kindern	9,68 %	4,63 %
5 Kindern	5,42 %	1,81 %
6 Kindern	6,59 %	1,76 %

Obwohl diese Tatsache auch durch die verschiedenen Jahrgänge der erfaßten Spaltträger gegenüber *einem* Jahrgang (an *einem* Ort) beeinflußt wird, ist doch die Feststellung der relativ hohen Kinderzahl unter den Familien mit Spaltbehafteten bedeutungsvoll und zeigt den Willen zu geordnetem Familienleben.

VII. Formen der Spaltbildungen und Diskussion der Operationstermine

1. Die einfachen Hasenscharten

a) Die einseitig-unvollständige Lippenspalte

Abgesehen von den unter der Entwicklung „verheilten Lippenspalten" (Abb. 8), wobei oft nur eine angedeutete Narbe auf die durchgemachte Entwicklungsstörung aufmerksam macht, ist die einfachste Mißbildung unter den Hasenscharten der in Abbildung 9 dargestellte Lippenkniff. Hier ist lediglich das Lippenrot gespalten, während sich das Oberlippenweiß, ebenso wie Kiefer und Gaumen normal entwickelt haben. Eine Beteiligung der Nase findet sich selten.

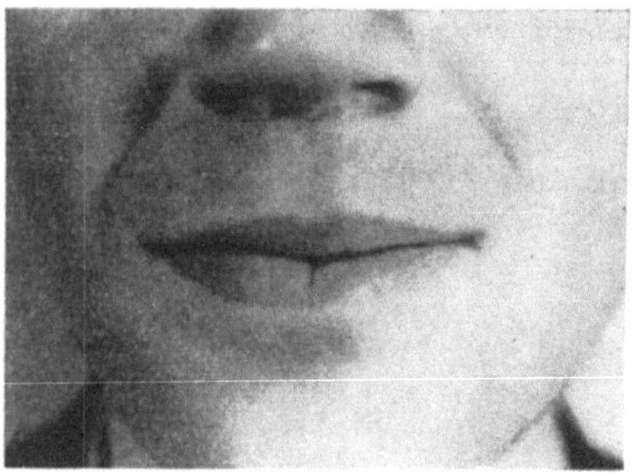

Abb. 8

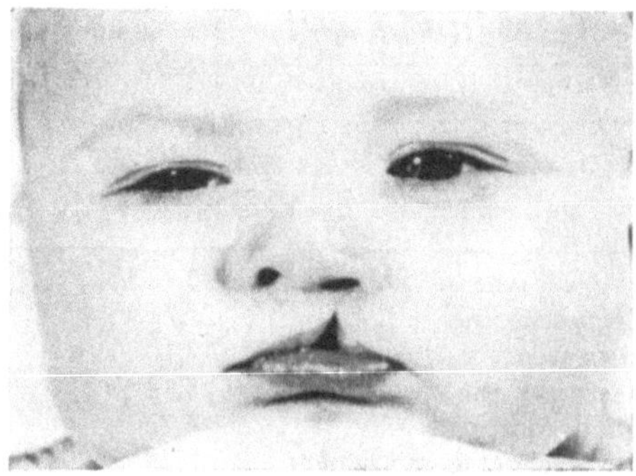

Abb. 9

Abb. 8 Geringster Grad einer Lippenspalte: Sogenannte intrauterin verheilte Lippenspalte, hier als Einkerbung in der Mitte der Unterlippe deutlich sichtbar.

Abb. 9 Linksseitiger Lippenkniff.

Demgegenüber verstehen wir unter den einseitig-unvollständigen Lippenspalten (Abb. 10) mehr oder weniger größere Einkerbungen auch des Lippenweißes. In den

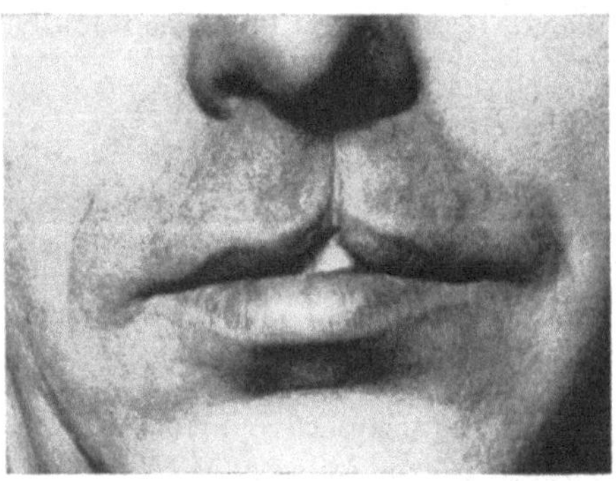

Abb. 10
Einseitige unvollständige Lippenspalte.

meisten Fällen reicht die Spaltung bis in die Mitte des Lippenweißes, oft sogar bis in die Nähe der Nasenloches. Es kann daher vorkommen, daß auch bei dieser einfachen Spaltart der Nasenflügel bereits so verzogen ist, daß bei späteren Operationen gleichzeitig eine Korrektur der Nasenveränderung vorgenommen werden muß. Bei diesen unvollständigen Lippenspalten kann man auch manchmal eine angedeutete Kieferspaltung beobachten, die als Kieferrandkerbe bezeichnet wird. Bei einem isolierten Vorkommen dieser Kieferrandkerben zählt man sie zu den sogenannten Mikroformen. (Nicht selten kommen auch Kombinationen solcher weiter unten abzuhandelnden unvollständigen Lippenspalten mit isolierten Spalten des weichen Gaumens vor.)

Hinsichtlich des *Operationstermines* dieser beiden Spaltformen muß man sich von vornherein darüber im klaren sein, daß es bei diesen leichten Spaltformen (hier ist also nur ein Teil der Oberlippe gespalten und Kiefer und Gaumen intakt) selten zu späteren Wachstumshemmungen kommt. Im Gegensatz zur totalen Hasenscharte, die wir im nächsten Abschnitt näher beschreiben, ist hier ein spezieller Operationstermin nicht erforderlich. Bei einer Operation im 3. bis 4. Lebensmonat, wie sie von vielen empfohlen wird — das Kind muß natürlich mindestens 4500 g wiegen —, sind keine Operations-Spätfolgen im Sinne einer Oberkieferwachstumshemmung zu befürchten. Da aber das Lippenrot- und Lippenweißgewebe im Alter von 3 bis 4 Monaten noch relativ unansehnlich ist, befürworten wir aus kosmetischen Gründen eine Lippenplastik im Alter von 6 bis 12 Monaten. Gerade bei diesen Spaltformen kann man zweifellos mit *einer* Operation auskommen. Deshalb sollte man sich einen Termin aussuchen, der das bestmögliche Resultat verspricht.

b) Die einseitig-vollständige Lippenspalte

Bei einer einseitig-vollständigen Lippenspalte (Abb. 11) ist die gesamte Oberlippe — also Lippenrot und Lippenweiß — gespalten. Wir finden also die Ausläufer des Lippenrotansatzes im Bereich der Nasenhöhle, die dann bogenförmig in das seitliche Oberlippengewebe einstrahlen. In jedem Falle ist bei dieser Spaltart die Vereinigung des Nasenflügelansatzes mit dem Nasenseptum unterblieben, so daß immer der vor-

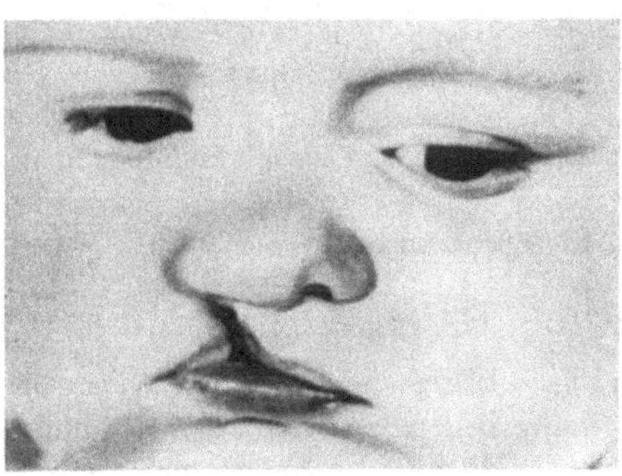

Abb. 11

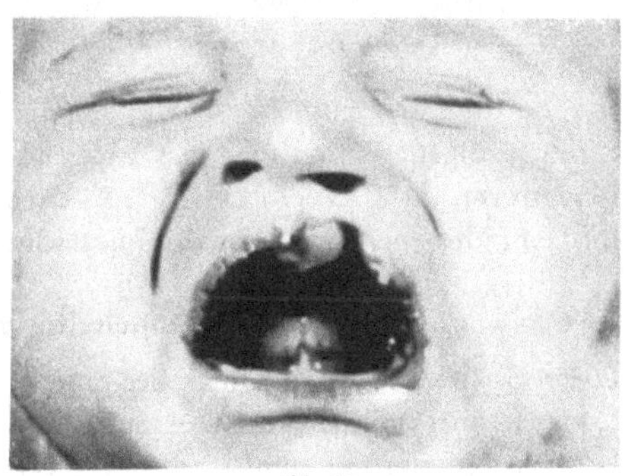

Abb. 12

Abb. 11 Einseitig vollständige Lippenspalte.

Abb. 12 Einseitig vollständige Lippen-Kieferspalte mit umfangreicher Hautbrücke, die den Eindruck einer einseitig umvollständigen Spaltung erweckt.

dere Teil des Nasenboden fehlt. Diese Tatsache entscheidet schlechthin, ob es sich um eine vollständige Lippenspalte oder nur um eine unvollständige Spaltung handelt. Wie Abbildung 12 zeigt, kommen auch vollständige Lippenspalten vor, die auf Grund einer mehr oder weniger breiten Hautbrücke den Eindruck erwecken, als seien sie nur unvollständig. Eine genaue Kontrolle ergibt jedoch, daß der vordere Anteil des Nasenbodens fehlt, so daß bei einer Operation diese Hautbrückenanteile durchschnitten werden müssen.

In der Mehrzahl der Fälle sind diese vollständigen Lippenspalten mit Kiefer-Gaumenspalten kombiniert. Wir wollen aber in diesem Abschnitt lediglich die *einfachen* Lippenspalten betrachten, bei denen der Kiefer und der harte Gaumenanteil intakt sind.

Auf Grund dieser Tatsache ist bei einer *Operation* auch hier nicht mit Wachstumshemmungen zu rechnen, so daß wir empfehlen, ebenso wie bei der unvollständigen Hasenscharte, die Operation im Alter von 6 bis 12 Monaten durchzuführen.

c) Die doppelseitig-unvollständige Lippenspalte

Bei den relativ seltenen doppelseitigen unvollständigen Lippenspalten finden wir die gleichen Bilder wie sie bei der einseitig-unvollständigen Lippenspalte auftreten. Die Oberlippe ist hier durch die doppelte Spaltung in drei Teile geteilt, von denen der mittlere dem Zwischenkieferanteil entspricht (Abb. 13). Auf Grund der — wenn auch

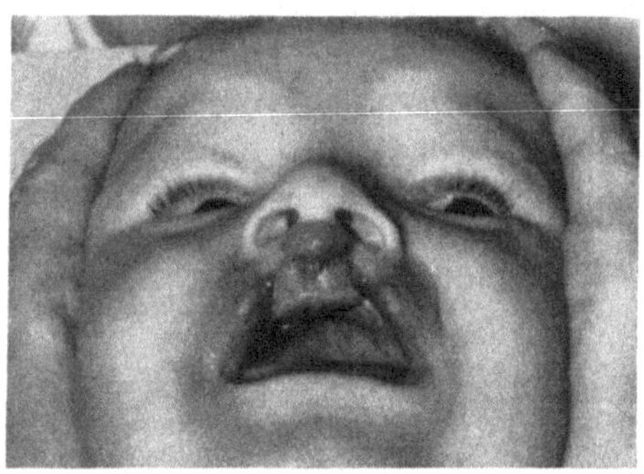

Abb. 13
Doppelseitig unvollständige Lippenspalte.

geringgradigen — Spaltung des Lippenweißes kommt es häufig zu Veränderungen der Nasenform. Der *Operationstermin* entspricht dem der vollständigen doppelseitigen Lippenspalte; er wird deshalb im nächsten Abschnitt besprochen.

d) Die doppelseitig-vollständige Lippenspalte

Diese Spaltart, bei der lediglich die Lippe doppelseitig gespalten ist, Kiefer und Gaumen aber völlig normal entwickelt sind, findet sich sehr selten. Hier ist, ähnlich wie bei der einseitig vollständigen Lippenspalte, beiderseits die Vereinigung zwischen Nasenflügel und Nasenseptum ausgeblieben, so daß auf beiden Seiten der vordere Nasenbodenanteil fehlt. Dadurch kommt es zu einem nicht vorstehenden, lediglich aus Weichteilen bestehenden, isolierten Mittelteil der Oberlippe, der meistens eine rundliche Form aufweist und durch Lippenrot begrenzt wird. Die beiden seitlichen Lippenteile strahlen mit ihrem Lippenrotanteil in die Nähe der Nasenflügel ein.

Da die beiden letzten Formen bei einer *operativen Versorgung* in der Mehrzahl der Fälle ein zweizeitiges Vorgehen beanspruchen, wird von den meisten Spaltchirurgenschulen die erste Plastik im Alter von 3 bis 4 Monaten durchgeführt, und nach Abheilung, etwa 8 Wochen später, der zweite Eingriff angeschlossen. Da — wie bei allen einfachen Oberlippenspalten — keine späteren Wachstumshemmungen zu befürchten sind, können diese Spalten zweifellos recht früh versorgt werden. Der intakte Gaumen und normal entwickelte Kiefer verhindern operative Spätschäden, doch ist zu bedenken, daß auch hier ein hinausgeschobener Operationstermin ein kosmetisch weit besseres Resultat erzielt. Gerade bei diesen zweizeitigen Eingriffen steht bei älteren Säuglingen erheblich mehr plastisches Material zur Verfügung und erleichtert jede Plastik.

2. Die komplizierten Hasenscharten

a) Die einseitig-vollständige Lippen-Kieferspalte

Weil diese Spaltart relativ selten auftritt, wird sie im allgemeinen zu den Lippen-Kiefer-Gaumenspalten gerechnet. Trotz der erheblichen Kieferspaltung und des dementsprechenden Fehlens eines vorderen Nasenbodenanteils ist aber noch ein großer Unterschied zwischen beiden Formen vorhanden: der Gaumen ist intakt und hat damit einen großen Teil seiner Funktionseinheit erhalten. Es muß daher unser Bestreben sein, diese Stabilität zu erhalten. Das äußere Bild der Spaltart gleicht in vielem der einseitig vollständigen Lippenspalte. Durch die weiterreichende Spalte, die den Kiefer oft in typischer Weise getrennt hat (Abb. 14), ist die Nasenform stark verändert.

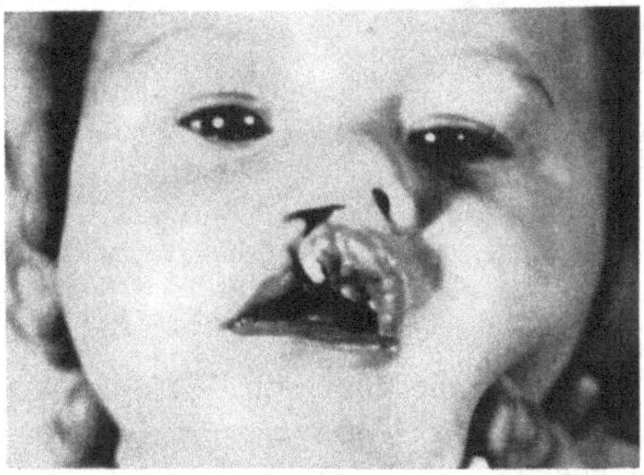

Abb. 14
Einseitig vollständige Lippen-Kieferspalte.

Der mittlere, größere Teil des Kiefers ragt meistens nach vorn, wodurch das Nasenseptum nach der gesunden Seite hin verzogen ist. Diese Tatsache bewirkt wiederum eine weitere Abflachung des Nasenflügels der Spaltseite, wie wir es ganz deutlich bei den totalen Lippen-Kiefer-Gaumenspalten sehen werden.

Nach unseren Erfahrungen kann trotz des intakten Gaumens schon bei vollständigen Lippen-Kieferspalten eine Wachstumshemmung des Oberkiefers eintreten, so daß wir diese Spaltart ebenso wie die Lippen-Kiefer-Gaumenspalten behandeln. Näheres unter c).

b) Die doppelseitig-vollständige Lippen-Kieferspalte

Auch dieses Krankheitsbild kommt nicht häufig vor. Hierbei finden wir schon genau wie bei den doppelseitig totalen Lippen-Kiefer-Gaumenspalten einen völlig isolierten

Mittelteil, den sogenannten Zwischenkiefer, der lediglich am Nasenseptum und am Pflugscharbein (Vomer) fixiert ist. Das Krankheitsbild gleicht also der doppelseitig totalen Lippen-Kiefer-Gaumenspalte bis auf den normal entwickelten Gaumen (Abb. 15).

Der *Operationstermin* wird unter d) besprochen, doch muß gesagt werden, daß die Versorgung dieser Spaltform recht schwierig ist. Bei dem Versuch, mit zwei Eingriffen auszukommen, muß jedesmal neben der Lippenplastik und der Rekonstruktion des Nasenbodens der Defekt zwischen isoliertem Zwischenkiefer und Gaumen gedeckt werden. Es ist dementsprechend vorgeschlagen worden, diese Spaltart dreizeitig zu versorgen. Zuerst erfolgt dann das zweizeitige Durchführen der Lippenplastik; nach längerer Zeit (mindestens 1/2 Jahr) ist der dann meist nur noch spaltförmige Defekt zwischen Gaumen und Zwischenkiefer zu versorgen. Leider wird auf diese Anschlußoperation zwischen Gaumen und Zwischenkiefer nicht der Wert gelegt, der ihr zukommt, da auf Grund der doppelseitigen Lippenplastik es zu einem spaltförmigen

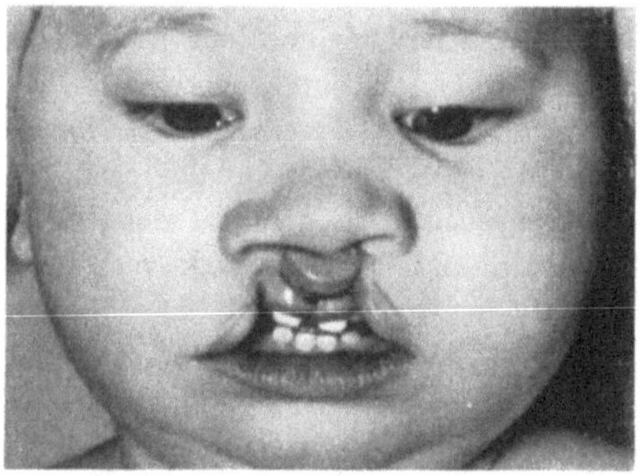

Abb. 15
Doppelseitig vollständige Lippen-Kieferspalte mit breiter Hautbrücke rechts.

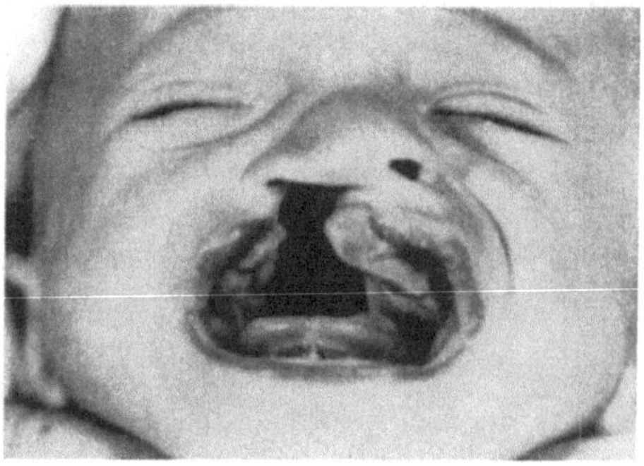

Abb. 16
Einseitig vollständige Lippen-Kiefer-Gaumenspalte.

Klaffen, ja beinahe zu einem Verschluß kommt. Deshalb sagt man sich oft: „der Eingriff ist ja nicht mehr notwendig." Wir sollten aber immer daran denken, daß in den meisten Fällen dann noch Mund- und Nasenhöhle verbunden sein können.

c) Die einseitig-vollständige Lippen-Kiefer-Gaumenspalte

Mit beinahe 40 % aller überhaupt vorkommenden Spaltformen ist die Lippen-Kiefer-Gaumenspalte (die typische „Hasenscharte") die häufigste Gesichtsmißbildung. Neben den schon beschriebenen Bildern einer vollständigen Lippenspalte, einem gespaltenen Kiefer — wobei der zur Mitte gelegene Spaltfortsatz oft weit nach vorn gedrängt ist — finden wir eine mehr oder weniger breite einseitige Gaumenspalte. Dieser Defekt liegt also im Bereich eines Nasenganges, so daß der gesamte knöcherne Nasenboden der einen Seite fehlt. Dadurch ist immer die Nasenscheidewand mit dem Pflugscharbein nach der gesunden Seite verdrängt, was sich — wie auf Abbildung 16 deutlich zu erkennen ist — äußerlich ausprägt. Die Gaumenspalte endet im Bereich des weichen Gaumens mit den beiderseits gespaltenen Zäpfchen. Diese Zäpfchen sind bei einer Betrachtung der Spalte so deutlich zu erkennen, daß man glauben könnte, das mißbildete Kind habe zwei Zäpfchen. Nach dem eben Gesagten ist es aber verständlich, daß es sich nur um die beiden Hälften des in der Mitte gespaltenen weichen Gaumens handelt.

Im Hinblick auf die *operative Versorgung* der einseitigen totalen Lippen-Kiefer-Gaumenspalte muß man sich immer darüber im klaren sein, daß zur Beseitigung dieser Mißbildung mindestens zwei operative Eingriffe notwendig sind. Diese beiden Eingriffe — die Lippenplastik und die Gaumenplastik — müssen immer im Zusammenhang betrachtet werden und sollten niemals einzeln abgehandelt werden. Wenn die Eingriffe auch zeitlich längere Zeit voneinander getrennt sind, so beeinflußt jede Operation — ob sie zuerst an der Lippe oder am weichen Gaumen durchgeführt wird — das gesamte Oberkieferwachstum.

Seitdem *Rosenthal* und *Ritter* auf die Kieferverkrüppelungen nach Lippen- und Gaumenspaltenoperationen hingewiesen haben, ist der Operationstermin beider Eingriffe heftig umstritten. Die eindeutige Tatsache der Operationsschäden — allein durch den Termin des Eingriffs — ist im allgemeinen anerkannt und wird von jedem bestätigt, der Gelegenheit hatte, umfangreiche Nachuntersuchungen durchzuführen. Inwieweit diese Veränderungen aber durch die Lippen- und Gaumenplastik bewirkt werden, war bis vor kurzer Zeit nicht geklärt. Nachdem das Problem des Zeitpunktes der Operation der Gaumenspalte diskutiert wurde *(Brückl, Herfert, Schuchardt)*, konnte vornehmlich die Wiener *(Ullik)* und Thallwitzer Schule *(Rosenthal, Haym, Herfert, Elsa* und *Joachim Gabka)* nachweisen, daß allein schon die Lippenplastik einen hemmenden Einfluß auf das Oberkieferwachstum besitzt.

Wenn auch die verschiedensten Operationsverfahren im Laufe der Jahre zur Anwendung kamen, so herrschte doch bis vor kurzer Zeit eine relative Übereinstimmung hinsichtlich des Operationstermins der Lippenplastik. Ganz allgemein galt der Grundsatz, daß der Verschluß der Lippenspalte so früh wie möglich vorgenommen werden sollte, d. h. wenn es der Allgemeinzustand des Kindes erlaubte. Auch hier gab es selbstverständlich Unterschiede. *Veau* operierte manchmal schon in den ersten Lebenstagen, manche Amerikaner bereits 24 Stunden nach der Geburt, während die Mehrzahl der Chirurgen den Standpunkt einnahm, ein Säugling sollte nicht vor dem 3. Lebensmonat operiert werden und ein Mindestgewicht von 4000 bis 5000 Gramm aufweisen.

Da bei manchen Operationsmethoden zum Verschluß der Hasenscharte gleichzeitig ein Teil des Gaumens — manchmal sogar der gesamte harte Gaumen — geschlossen wird, ist die Frage des Operationstermins der Lippenplastik und ihrer Folgezustände sehr eng mit dem Termin der Gaumenplastik verbunden. Da aber die letztere Operation als entschieden eingreifenderer Eingriff (zum Verschluß des gespaltenen Gaumens werden oft die gesamten Gaumenweichteile abgelöst) im Alter von 1 bis 2 Jahren durchgeführt wurde, galt sie als Hauptursache der Operationsspätfolgen, die sich oft in einer Mittelgesichtsenstellung kennzeichnen.

Genaue Untersuchungen *(Rosenthal, Brückl, Herfert)* konnten nachweisen, daß eine solche Kieferverkrüppelung fast immer fehlt, wenn der Patient erst nach seiner zweiten Zahnung, also etwa im 12. Lebensjahr operiert wurde. Demgegenüber konnte durch Nachuntersuchungen an frühzeitig operierten Spaltträgern gezeigt werden, daß hochgradige Verformungen und Verbildungen des gesamten Oberkiefers mit einem Rückstand der oberen Frontzähne zustandekommen (Abb. 17). Wir forderten daher, die Gaumenplastik nicht vor Vollendung des 5. Lebensjahres durchzuführen. Wie durch unsere laufenden Kontrollen jedoch bald herausgefunden wurde, konnte mit der Erfüllung dieser Forderung die Wachstumshemmung des Oberkiefers nicht verhindert werden. Es fielen uns Fälle von 5- bis 6jährigen Kindern mit einseitig durchgehenden

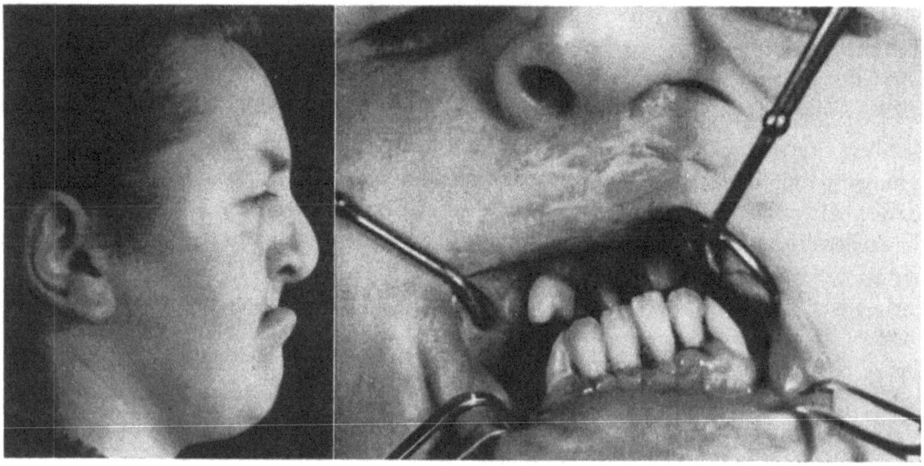

Abb. 17 a Abb. 17 b

Abb. 17 a+b
Mittelgesichtsentstellung durch hochgradige Wachstumshemmung des Oberkiefers mit Eng- und Rückstand der oberen Frontzähne. In der Profildarstellung ist die umfangreiche Pseudoprogeniebildung deutlich sichtbar.

Hasenscharten auf, deren Lippen mit etwa 3 Monaten operiert worden waren, und die nun vor der Gaumenplastik bereits eine umgekehrte Verzahnung, also eine falsche Bißlage aufwiesen. Hier mußte also schon die Lippenplastik einen Einfluß auf das Oberkieferwachstum bewirkt haben, was um so verständlicher wird, wenn man bedenkt, wie zart und relativ wenig ausmineralisiert das Gesichtsskelett eines 3 Monate alten Kindes ist.

Um das genau zu überprüfen, haben wir folgende Untersuchungen durchgeführt *(Elsa Gabka):* Wir operierten gruppenweise Säuglinge mit einseitig totalen Lippen-Kiefer-Gaumenspalten in einem steigenden Operationsalter von 3 bis zu 15 Monaten, d. h. 9 Säuglinge im 3. Lebensmonat, 8 Kinder im 4. Monat, 10 Kinder im 5. Monat usw. bis zu 15 Monate alten Kindern. Nach einer genauen Befunderhebung, Kieferabgüssen und Fotos vor der Operation kontrollierten wir den Einfluß der Lippenplastik auf das Kieferwachstum und auf die Kieferform in vierwöchentlichen bis vierteljährlichen Abständen. Hierdurch war es möglich, eine genaue Übersicht zu erhalten, ob bereits regelwidrige Verzahnungen nach einer frühzeitigen Lippenplastik auftreten, oder ob sie durch spätere Eingriffe mit etwa 8 bis 9 Monaten nach vollendetem Schneidezahndurchbruch verhindert werden können. Diese auf den

Operationstermin der Lippenplastik ausgerichteten Untersuchungen erstreckten sich auf 205 Spaltträger, von denen wir 146 einseitige und 59 doppelseitige Lippenplastiken überprüften. Die zweite Gruppe handeln wir weiter unten ab.

Die folgende Tabelle 12 gibt die Zahl der Patienten an, die wir in einem Operationsalter vom 3. bis 15. Monat primär plastisch versorgten und die Prozentzahl der Wachstumshemmungen bei der einseitigen totalen Hasenscharte (Abb. 18).

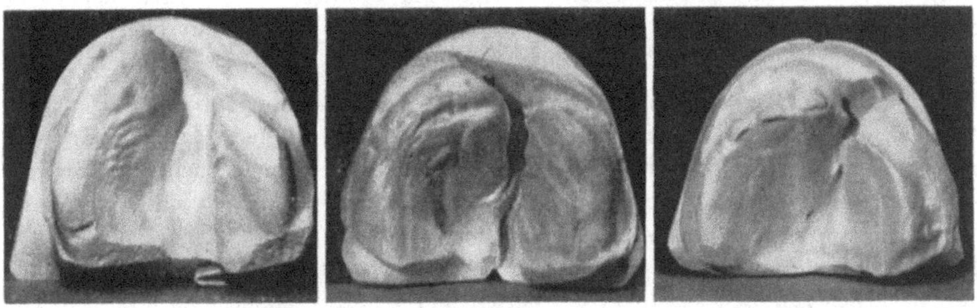

Abb. 18 a Abb. 18 b Abb. 18 c

Abb. 18 a—c

Modellserie einer linksseitigen vollständigen Lippen-Kiefer-Gaumenspalte vor und nach der Lippenplastik im Alter von 3 Monaten. Man erkennt, daß sich die Kieferspalte durch Verkürzung des mittleren weit vorstehenden Kieferfortsatzes verschlossen hat. Dadurch kann es bei so frühem Operationstermin zu progener Verzahnung (umgekehrtem Biß) kommen.

Tabelle 12

Op.-monat	3.	4.	5.	6.	7.	8.	9.	10.	11.	12. u. ält.
Fälle	16	14	16	13	16	15	23	11	9	13
eins. totale LKG	9	8	10	7	10	11	16	8	6	6
Deformierte	55 %	25 %	40 %	57 %	30 %	18 %	25 %	20 %	0 %	17 %
			41 %					16 %		

Hinsichtlich der Ergebnisse zeigt sich, daß fast in jedem Operationsalter Veränderungen auftreten können. Jedoch ist der Prozentsatz (wenn man hier überhaupt von Prozenten sprechen darf) ein äußerst unterschiedlicher. Während vom 3. bis 7. Monat eine Verformungsquote von 41 % zu verzeichnen ist, zeigen die jenseits des 8. Monats durchgeführten Lippenplastiken Veränderungen in einem Prozentsatz von 16 %.

Weshalb nun die bis zum 7. Monat operierten Kinder besonders gefährdet sind, ist an sich völlig offensichtlich. Die Elastizität der Knochen des Gesichtsschädels ist im ersten halben Jahr erheblich größer als im zweiten halben Jahr, während sich die Biegungsfestigkeit infolge der fortschreitenden Knochenmineralisation nach unseren Erfahrungen vom 8. Monat an ständig stabilisiert. Wir können also durch die Heraufsetzung des Operationsalters die Zahl der späten Wachstumshemmungen weitgehend herabsetzen; gänzlich ausschalten läßt sie sich jedoch nicht. So werden sich beispielsweise umgekehrte Verzahnungen bei Kiefer-Gaumenspalten über 10 mm Breite selten vermeiden lassen, falls nicht schon durch den nach vorne gedrängten mittleren Spaltfortsatz ein spürbarer Ausgleich möglich war.

Daß beträchtliche Wachstumshemmungen des Oberkiefers durch unsachgemäß durchgeführte Lippenplastiken bei eventuell völlig versäumter kieferorthopädischer Kontrolle möglich sind, liegt auf der Hand.

Die Terminsetzung der Lippenplastik bei einseitig totalen Lippen-Kiefer-Gaumenspalten hat also eine grundsätzliche Veränderung erfahren. Wir wissen jetzt also, daß ein Spaltträger, dessen Lippenplastik relativ spät erfolgte, günstigere Voraussetzungen zum Verschluß der Gaumenspalte bietet.

Der günstigste *Operationstermin der Gaumenplastik* hat die Wissenschaftler auch lange Zeit beschäftigt. Das ist verständlich, wenn man bedenkt, daß das Ergebnis einer Gaumenplastik in viel stärkerem Maße durch den funktionellen Erfolg gekennzeichnet ist als das der Lippenplastik. Die operierte Lippe muß anatomisch kosmetisch imponieren; das Ziel einer Gaumenplastik ist aber, bei normalen Mittelgesichtsmaßen das normale Sprechvermögen wiederherzustellen. Dieses Ziel ist jedoch nur durch den restlosen Verschluß des harten und weichen Gaumens zu erreichen. Der Spaltträger müßte bei einer späteren Nachuntersuchung eine normale Umgangssprache besitzen und richtige Bißverhältnisse — also normale Mittelgesichtsmaße — aufweisen. Mit der Gaumenplastik will man also sowohl anatomisch normal rekonstruieren (ohne irgendwelche Spätfolgen zu setzen!) als auch eine normale Umgangssprache erreichen. Diese beiden Forderungen schließen sich aber beinahe gegenseitig aus, da die Frühoperation zwar eine Normalsprache sichert, aber eine mögliche Mittelgesichtsentstellung hervorruft, während umgekehrt die Spätoperation normale Mittelgesichtsmaße schafft, aber ungenügendes Sprechvermögen verursacht.

Bei den von uns vorgenommenen Nachuntersuchungen erwachsener Spaltträger lassen sich die Ergebnisse der Gaumenplastik auf eine geringe Zahl von Erscheinungsformen zurückführen. Als extreme Pole dieser endgültigen Ergebnisse finden wir zwei Typen, die gleichzeitig zum Angelpunkt des Problems der Gaumenplastik werden. Einmal ist

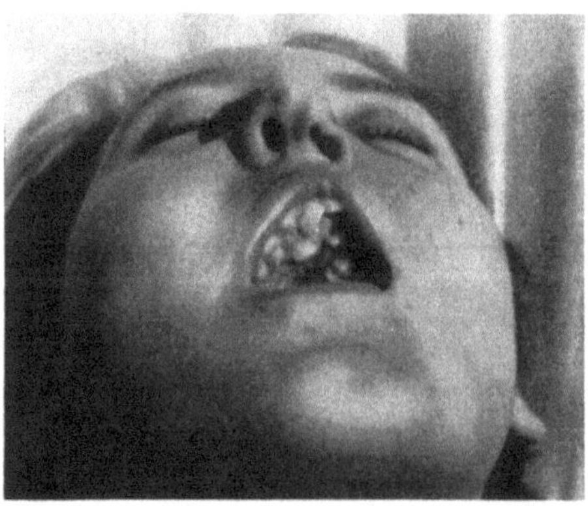

Abb. 19
Oberkieferwachstumshemmung durch frühzeitig durchgeführte Lippen- und Gaumenplastik mit abnormer und verengter Zahnstellung.

das der im Alter von 1 bis 1½ Jahren operierte Hasenschartenträger mit der typischen Oberkieferwachstumshemmung und sehr schlechten Zahnverhältnissen (Abb. 19), dessen Sprachtestung ein gutes Resultat ergibt.

Zum anderen finden wir als gegensätzlichen Pol den im Alter von 10 bis 12 Jahren operierten Patienten. Er besitzt ein normales Profil, normale Bißverhältnisse und erfreut sich oft einer völlig normalen Rekonstruktion der Gaumenanteile. Die hier durchgeführte Sprachbeurteilung zeitigt aber so schlechte Resultate, daß nur ein konsequent durchgeführter Sprechunterricht zu einer verkehrsfähigen Umgangssprache führt.

Der *richtige Operationstermin der Gaumenplastik* ist also der *goldene Mittelweg*, der als *Kompromiß* sowohl *kosmetisch befriedigt*, als auch imstande ist, die Ersatzlautsprache in eine *normale Umgangssprache überzuführen.*

Es ist verständlich, daß sich eine möglichst frühe plastische Versorgung der Gaumenspalte besser auf die Sprache auswirken muß. Die Beseitigung der Mißbildung erfolgt dann ja schon zu einem Zeitpunkt, der dem physiologischen Sprach- und Denkbeginn entspricht. Die Wiederherstellung des gespaltenen Gaumens bis zum dritten Lebensjahr wird also in der Mehrzahl der Fälle zur Normalsprache führen, während das nun einsetzende bewußte Denken bei späteren Operationen zwangsläufig ein längeres Erhalten der Gaumenspaltensprache bewirkte. Aus dieser Tatsache resultieren dann sehr oft Minderwertigkeitskomplexe. Andererseits ist es aber ebenfalls verständlich, daß so eingreifende Operationen, wie die Lippen- und Gaumenplastik, mit ihrer Weichteilmobilisation eine um so größere Wachstumshemmung des Oberkiefers hervorrufen müssen, je früher die Eingriffe vorgenommen werden.

Wie wir noch näher erörtern werden (S. 81), bevorzugen wir in letzter Zeit zur Deckung des Gaumens das zweizeitige Operationsverfahren nach *Schweckendiek.* Bei dieser Methodik wird im Alter von etwa 12 bis 16 Monaten bereits der weiche Gaumen operativ verschlossen, ohne wesentliche Entlastungsschnitte zu setzen. Der harte Gaumen wird hierbei nicht angegangen. Durch diesen Operationsakt erreichen wir eine Konstruktion des Velums in einem sehr frühen Lebensalter, ohne eine Oberkieferwachstumshemmung — die ja nur im Bereich des harten Gaumens auftreten kann — zu setzen. Beim normalen Sprechbeginn ist also schon das Velum funktionsfähig und ermöglicht einen weit besseren Sprechbeginn als bei einer noch vorhandenen Totalspalte. Als zweiter Akt folgt im Alter von 3 bis 4 Jahren der Verschluß des Defekts im harten Gaumen, der sich interessanterweise, wahrscheinlich infolge des funktionellen Reizes der Velummuskulatur, weitgehend verengt hat. Diese Methode hat sich uns in letzter Zeit bewährt, und wie wir an Kieferabgüssen und Fotos feststellen konnten, tritt hierbei nur in ganz seltenen Fällen eine Oberkieferwachstumsstörung auf.

Wenn wir also zu der Frage des Operationstermines der Gaumenplastik Stellung nehmen, so müssen wir zugeben, daß keine präzise Angabe zu machen ist. Unter der Berücksichtigung der spät durchgeführten Lippenplastik wird es uns aber in den meisten Fällen nach persönlicher Begutachtung gelingen, den Gaumen im 3. oder 4. Lebensjahr zu verschließen.

Voraussetzung zu dieser sprachlich günstigen Frühoperation ist einmal die bis dahin normale Oberkieferentwicklung mit richtigen Zahnverhältnissen, zum anderen aber die Gewißheit einer nach Operation einsetzenden Kontrolle mit evtl. notwendig werdenden kieferorthopädischen Maßnahmen.

d) Die doppelseitig-vollständige Lippen-Kiefer-Gaumenspalte (Der Wolfsrachen)

Diese Spaltart ist unter den häufigeren Formen die schwerste Gesichtsmißbildung. Bei ihr sind, ebenso wie bei der selten vorkommenden doppelseitigen, vollständigen Lippen-Kieferspalte, die rechte als auch die linke Seite der gesamten Oberlippe, der Kiefer sowie der Gaumen gespalten. Wie die Abbildung 20 zeigt, ist also auch

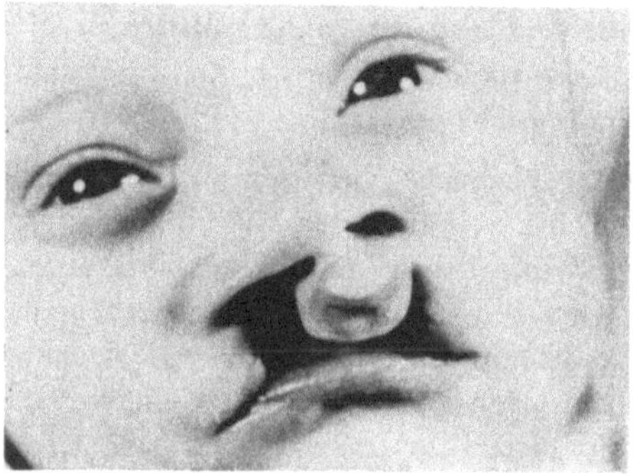

Abb. 20a

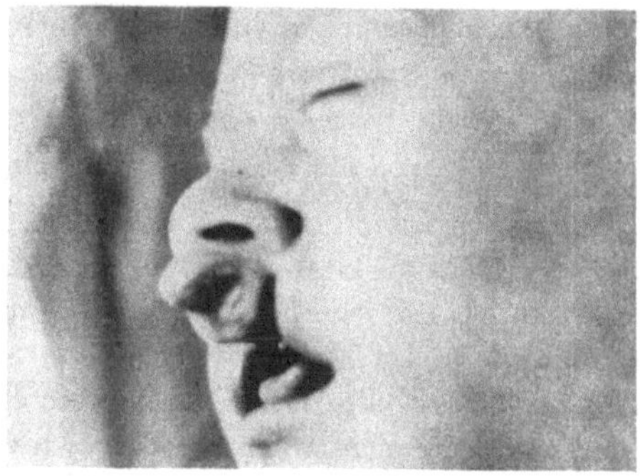

Abb. 20b

Abb. 20 a+b
Doppelseitig vollständige Lippen-Kiefer-Gaumennspalte vom Typ I.

hier der Zwischenkiefer völlig isoliert und hängt gewissermaßen — das ist aus der Profilaufnahme sehr gut zu entnehmen — nur noch an der Nase. Auch der Gaumen ist hier gespalten, so daß auf beiden Seiten der gesamte knöcherne Nasenboden fehlt. Bei einer Betrachtung des Oberkiefers vom Munde her fällt besonders das Pflugscharbein auf, das gemeinsam mit dem Nasenseptum den isolierten Zwischenkiefer trägt.

Bei einer Beurteilung des Wolfsrachens müssen wir immer von dem Verhalten des Zwischenkiefers ausgehen. Er ist es schließlich, der durch seine anatomische Lage die Schwere der Mißbildung bestimmt. Wie bei allen Grundtypen gibt es auch hier wieder einen sehr großen Formenreichtum. Aus diesem Grunde unterscheiden wir auch zwei Typen doppelseitiger Lippen-Kiefer-Gaumenspalten.

Beim *Typ I* handelt es sich um die in der Mehrzahl der Fälle vorkommenden Wolfsrachen, bei denen der isolierte Zwischenkieferanteil noch in der Nähe der beiden Kieferstümpfe steht. Der sehr *selten* auftretende *Typ II* umfaßt dagegen die doppelseitigen Lippen-Kiefer-Gaumenspalten, deren Bürzel (Zwischenkiefer) extrem weit vorsteht. Wir verstehen darunter alle die Fälle, bei denen der Zwischenkiefer über 15 mm vom gespaltenen Kieferrand entfernt ist (Abb. 21). Das Operationsverfahren dieser Spaltarten richtet sich nach diesen Typen; sie werden im nächsten Kapitel besprochen.

Der *Operationstermin* dieser schweren Erkrankung wird durch die die Mißbildung ausgelösten Funktionsstörungen bestimmt. Es kommt hier vor allen Dingen auf folgende Fragestellung an: Gelingt es durch irgendwelche Operationsmethoden, die sogenannte Funktionseinheit Kiefer—Gaumen wieder herzustellen oder nicht? Ist die

Einordnung dieses isolierten, an der Nase hängenden Teilgebildes in eine annähernd anatomisch normale Form durch bestimmte Verfahren zu erreichen? Ist ein normaler Durchbruch der zweiten Zähne möglich oder nicht? Zu erkennen ist dieses am Verhalten des Zwischenkiefers, der sich zumindest in den anatomischen Rahmen des Kieferbogens einfügen muß.

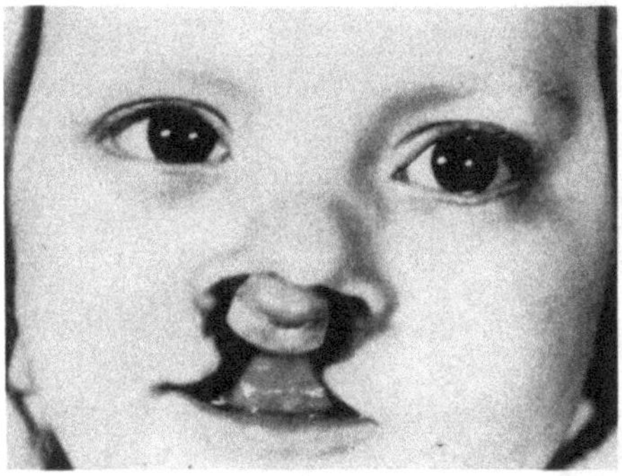

Abb. 21a

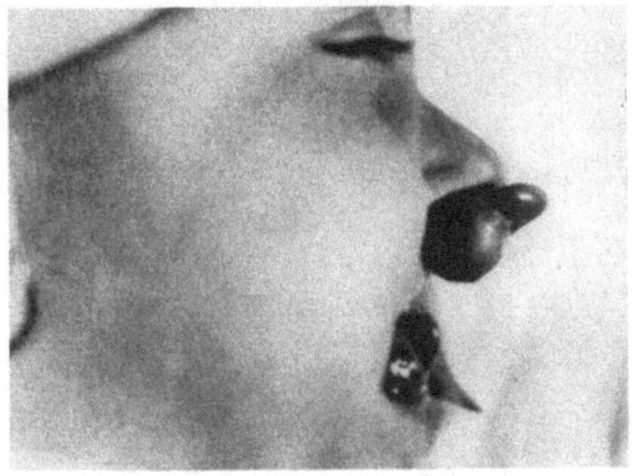

Abb. 21b

Abb. 21
Doppelseitig vollständige Lippen-Kiefer-Gaumenspalte vom Typ II mit extrem prominentem Bürzel.

Wir haben (in ähnlicher Weise wie bei den einseitigen Totalspalten) die Beziehungen zwischen Operationstermin und dem Verhalten des Bürzels zu den Kieferstümpfen und den anderen Formveränderungen durch genaues Modellstudium, Fotografie usw. nachgeprüft. Zu diesem Zweck wurden vier Altersgruppen aufgestellt, die jeweils ein Vierteljahr umfaßten, da in der Mehrzahl der Fälle die Lippen der Wolfsrachenträger zweizeitig operiert worden sind.

Von der Fragestellung ausgehend, zu welchem Zeitpunkt die Lippenplastiken vorgenommen werden müßten, um einen annähernd normalen Oberkieferbogen zu erhalten, operierten wir die in Gruppe A erfaßten Säuglinge vom 3. bis 6. Lebensmonat, die in Gruppe B erfaßten Kinder vom 6. bis 9. Monat, Gruppe C vom 9. bis 12. Monat, während die Gruppe D jene Wolfsrachenkinder umfaßte, die 12 Monate und älter waren.

Tabelle 13

	Gruppe			
	A	B	C	D
Operationsalter (Lebensmonat)	3—6	6—9	9—12	12 u. älter
Fallzahl	20	14	14	14
Doppelte totale LKG	15	12	13	8
Deformierte (nicht eingerückte Zwischenkiefer)	0	25—33 %	45—50 %	50 %

Die besten Ergebnisse zeigte die Gruppe A (Operationstermin 3. bis 6. Monat). In diesem Vierteljahr rückten alle Zwischenkiefer in den Kieferbogen ein, während bei späteren Operationen im steigenden Maße eine normale Eingliederung nicht erfolgte.

In solchen Fällen lag der Bürzel wie eine Schranke vor beiden Kieferfortsätzen (Abb. 22).

Diese Ergebnisse zeigen sehr deutlich, daß mit zunehmendem Alter das Operationsziel — der rekonstruierte Kieferbogen — nicht erreicht wird. Aus diesem Grunde sollte insbesondere die zweizeitige Operationstechnik nach Möglichkeit nur im

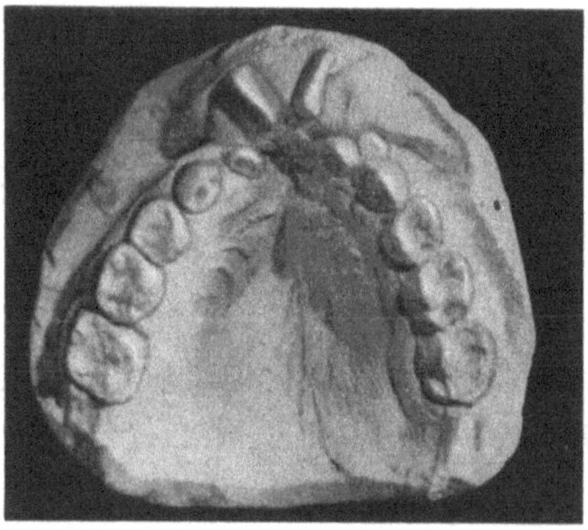

Abb. 22
Nicht eingerückter und abnorm gelagerter Zwischenkiefer, der wie eine Schranke vor beiden Kieferfortsätzen lagert.

1. Lebenshalbjahr durchgeführt werden. Die schon weitgehend verkalkten Knochen des Gesichtsschädels lassen den Erfolg — das Einrücken des Zwischenkiefers in den Kieferbogen — im späteren Alter nicht mehr erwarten.

Auch bei den neueren Operationsmethoden, die weiter unten behandelt werden, sollte der Operationstermin nicht über das erste Lebenshalbjahr hinausgeschoben werden .

Wie bei der einseitig totalen Lippen-Kiefer-Gaumenspalte wird auch beim Wolfsrachen die Gaumenplastik nach oben dargelegten Grundsätzen durchgeführt. Gerade weil bei der doppelseitigen Lippen-Kiefer-Gaumenspalte ein noch größerer Defekt zu überbrücken ist und beide Nasenböden rekonstruiert werden müssen, ist eine sorgfältige Überwachung zwischen den Terminen der Lippen- und Gaumenplastik erforderlich. Erst die laufenden Kontrollen mit Aufnahme des Bißbefundes geben Auskunft, wann frühestens die Gaumenplastik durchzuführen ist. Eine Operation vor dem 30. Lebensmonat müssen wir aber in diesen Fällen eben aus den unter c) genannten Gründen ablehnen.

3. Die isolierten Gaumenspalten

a) Die Velumspalte (Spalte des weichen Gaumens)

Bei der Velumspalte handelt es sich, wie wir bereits in der Statistik sahen, um eine Mißbildung, die das weibliche Geschlecht gehäuft befällt. Sie kann als relativ harmlose Fehlbildung angesehen werden, da sich bei ihr, wie die Abbildung 23 zeigt, der Defekt auf die Velummuskulatur beschränkt. Bei dieser Spaltbildung sehen wir das typische Bild des sogenannten „gespaltenen Zäpfchens“, und tatsächlich finden sich von kleinsten Einziehungen im Bereich des Zäpfchens über isolierte Zäpfchenfissuren Spalten des gesamten weichen Gaumens.

Zur Frage des *Operationstermins* ist hier zu sagen, daß schon durch eine geringfügige Spaltung des weichen Gaumens der Abschluß zwischen Mund- und Nasenhöhle gefährdet ist, daß wir also bei unversorgter oder spätversorgter Spaltbildung eine typische Gaumenspaltsprache hören. Aus diesem Grunde ist ein frühzeitiger Verschluß empfehlenswert. Er wird im allgemeinen bis zum 30. Lebensmonat vorgenommen. Da bei dieser Spaltung die knöcherne Kiefer-Gaumeneinheit nicht berührt ist, sind keine operativen Spätfolgen zu befürchten.

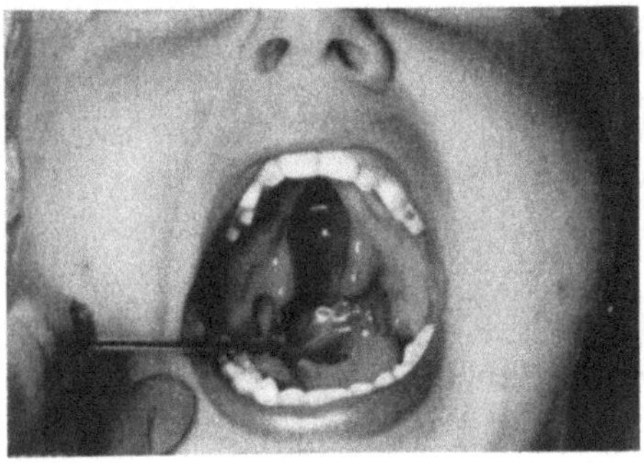

Abb. 23 Velumspalte
(Spalte des weichen Gaumens).

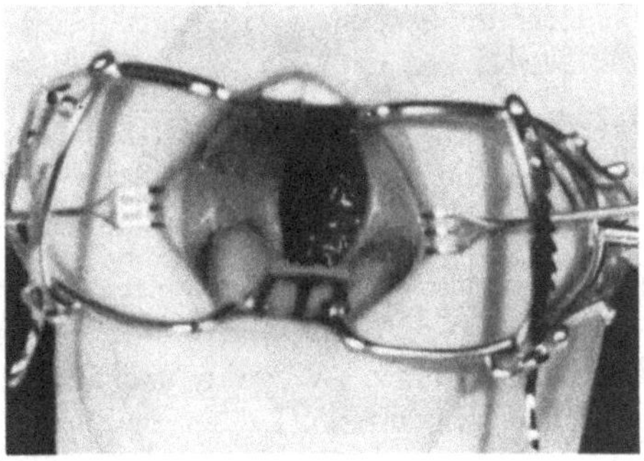

Abb. 24 Mediane Gaumenspalte.

b) Die mediane Gaumenspalte

Hier ist zumindest ein Teil des harten Gaumens gespalten, ja in vielen Fällen reicht die dabei immer auftretende mediane bzw. doppelseitige Gaumenspalte bis an den Kieferrand heran (Abb. 24). Wir finden also ähnliche Bilder wie bei den doppelseitigen Lippen-Kiefer-Gaumenspalten, nur mit dem prinzipiellen Unterschied, daß Lippe und Kiefer intakt sind.

Entsprechend diesen anatomischen Gegebenheiten — der Defekt ist also neben der Spalte im weichen Gaumen auch auf den knöchernen, harten Gaumen ausgedehnt — muß man trotz des erhaltenen Kieferbogens bei der operativen Versorgung immer daran denken, daß die Mobilisierung der Weichteile, insbesondere auch der Knochenhaut, zu späteren Wachstumshemmungen führen kann. (Wir machen in diesem Zusammenhang auf die Ausführungen aufmerksam, die unter dem Kapitel der einseitigen Lippen-Kiefer-Gaumenspalte (2 c) abgehandelt wurden). Auch bei dieser Spaltform ist also hinsichtlich des Operationstermins eine Kompromißlösung anzustreben. Wir gehen daher folgendermaßen vor:

Bei normalen Zahnverhältnissen, also einem bis dahin ungestörten Oberkieferwachstum, operieren wir die Kinder zwischen 35. und 40. Lebensmonat. Ist die Spalte des harten Gaumens sehr umfangreich, so wählen wir aus sprechtechnischen Gründen ein zweizeitiges Verfahren. In solchen Fällen operieren wir lediglich den weichen Gaumen bis zum 30. Lebensmonat, warten die weitere Entwicklung ab, da oft eine erhebliche

Verengerung der Spalte des harten Gaumens eintritt, und verschließen den Defekt im knöchernen Gaumen entsprechend den dann vorliegenden Verhältnissen (meist mit 3½ Jahren).

c) Die okkulte Gaumenspalte

Es finden sich manchmal auch anscheinend normale Gaumen, bei deren näherer Untersuchung man aber feststellt, daß der Mittelteil des harten und weichen Gaumens mit einer dünnen, membranartigen Haut überzogen ist. Die knöchernen Gaumenbeine sind hierbei gespalten.

Eine *operative Versorgung* dieser Fälle richtet sich nach dem Sprechvermögen des Patienten. Sie wird also nur durchgeführt, wenn die Sprachfunktion gestört ist. Der Operationstermin richtet sich nach den bereits geschilderten Gegebenheiten.

Eine besondere Form der okkulten Gaumenspalte ist eine angeborene Atrophie der Velummuskulatur. Wir finden hier also makroskopisch völlig normale Verhältnisse. Der harte Gaumen ist intakt, und auch der weiche Gaumen scheint völlig normal zu sein. Die von diesem Leiden befallenen Kinder sprechen aber stark nasal, haben bei einer klinischen Überprüfung ein offenes Näseln, und es läßt sich nachweisen, daß das Velum oftmals zwar beweglich, jedoch nicht funktionsstark genug ist. Wie Abbildung 25 zeigt, finden wir in solchem Velum, das weitgehend aus Schleimdrüsen

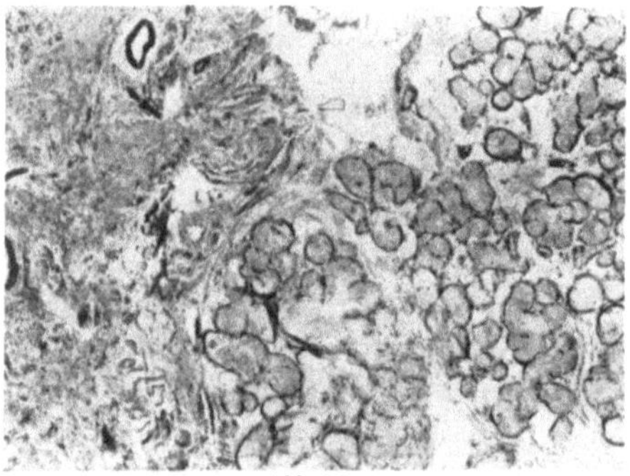

Abb. 25 a

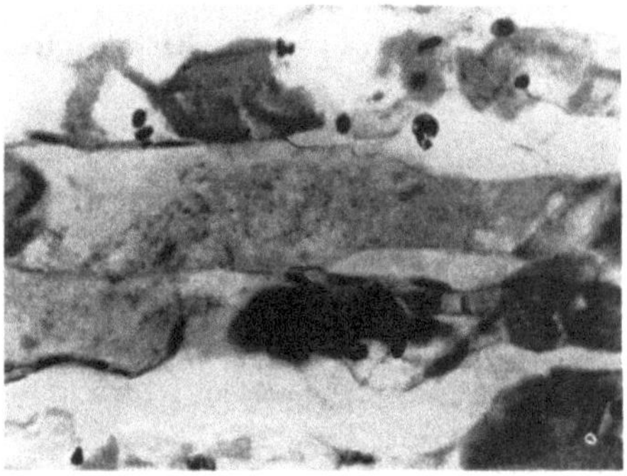

Abb. 25 b

Abb. 25
Mikroaufnahme aus dem Bereich eines weichen Gaumens, der eine hochgradige Degeneration der Myofibrillen und eine Ansammlung von Schleimdrüsen aufweist. Infolge dieser Muskelfehlentwicklung ist die Dysfunktion und dadurch das offene Näseln erklärbar.
(Histologie: Doz. Dr. *Buchaly*)

und aus atrophischer Muskulatur besteht, eine umfangreiche Degeneration der Myofibrillen.

Als Therapie kommt hier nur eine umfangreiche Pharyngoplastik in Betracht. Infolge der verschleppten Diagnostik werden die Kinder daher relativ spät operiert und müssen unbedingt einer Sprachtherapie zugeführt werden.

d) Mikroformen

Schon Ende des vorigen Jahrhunderts war aufgefallen, daß manche Verwandte von Spaltträgern Zahnanomalien bestimmter Art aufwiesen (Lucas). Erst *Schröder* konnte diese Tatsache deuten und bezeichnete diese typischen Fehlstellungen im Bereich des seitlichen Schneidezahns bzw. eine Nichtanlage der zweiten Schneidezähne als „Mikroformen". Sie sollen als Ausdruck einer Unterentwicklung des Gewebes gelten und im engen Zusammenhang mit den Lippen-Kiefer-Gaumenspalten stehen. In der Abbildung 26 ist eine Nichtanlage der seitlichen Schneidezähne wiedergegeben (Röntgenaufnahme).

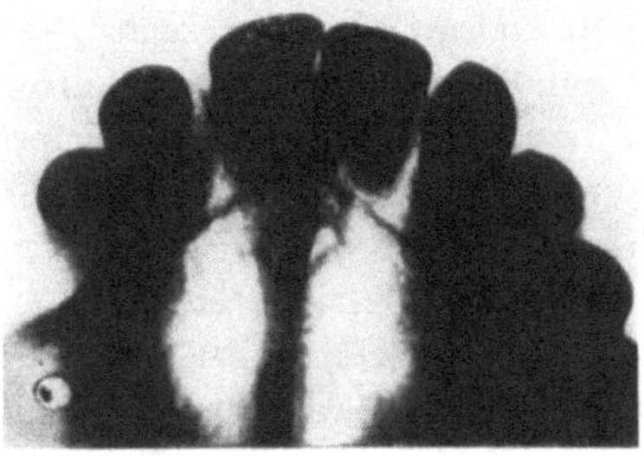

Abb. 26a

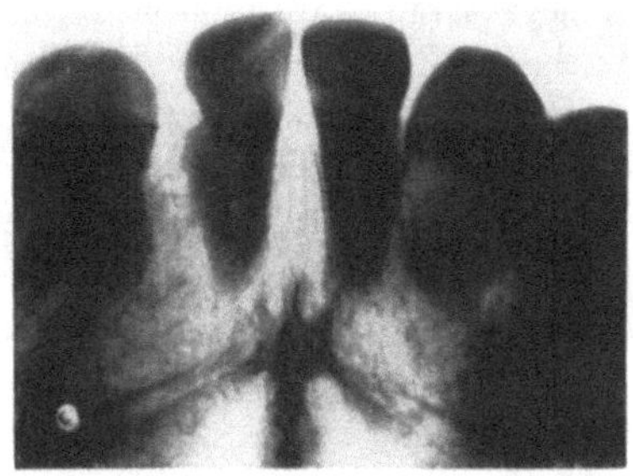

Abb. 26b

Abb. 26

Röntgenaufnahme des Frontzahnbereiches einer Spaltträgermutter. Die Nichtanlage der seitlichen oberen Schneidezähne ist deutlich zu erkennen. Man bezeichnet solche Zahnanomalien in der Spaltträgerverwandtschaft als sogenannte Mikroformen.

VIII. Seltene Formen

Daß die Angaben über die Häufigkeit seltener Gesichtsspalten außerordentlich schwanken, liegt daran, daß zumeist ein zu kleines Krankengut erfaßt werden kann. Auch wir sehen bei einem relativ hohen Durchgang von „normalen Spaltträgern" — wir verstehen darunter die eben geschilderten Fälle von Hasenscharten und Wolfsrachen und ihre Kombination miteinander — nicht oft diese seltenen Gesichtsspaltformen. Wenn wir mit folgenden Verhältniszahlen einen ungefähren Stand über das Auftreten seltener Gesichtsspalten geben wollen, so bestätigen wir die Angaben der wenigen Statistiken. Wir sehen die queren und schrägen Gesichtsspalten im Verhältnis 1 : 100 zu anderen Patienten (1 : 100 000), während wir mediane Oberlippen- und Unterkieferspalten nur einmal unter 1000 Spaltträgern finden. Das entspricht einem auf die normale Bevölkerung umgeschlagenen Häufigkeitswert von fast 1 : 1 000 000.

1. Die quere Gesichtsspalte

Diese Mißbildungsart kommt auch in verschiedenen Graden vor. Von einer einseitigen Mundwinkelerweiterung über Formen, wie sie Abbildung 27 a zeigt, finden wir schwere Mißbildungen, die von einem Mundwinkel bis zum Ohrläppchen ziehen. Bei dieser Spaltart treten häufig Kombinationen mit Ohrmißbildungen, besonders sogenannte Ohranhänge auf (Abb. 27 b). Es kann sogar dabei zu einem völligen Fehlen der Ohrmuschel kommen.

Die leichten und mittelschweren Formen sind noch mit gutem Erfolg operativ zu versorgen, wohingegen bei den schweren und schwersten Formen umfangreiche Eingriffe, die erst im späteren Alter durchgeführt werden können, erforderlich sind. Ebenso wie es hier einseitige Mißbildungen geben kann, sind — wenn auch sehr selten — doppelseitige schwere Gesichtsspalten beschrieben worden.

2. Die schräge Gesichtsspalte

Die schräge Gesichtsspalte ist dadurch gekennzeichnet, daß eine deutliche Spaltung von der Oberlippe zum inneren Augenwinkel zieht. Wie bei allen Spaltformen, kommen die verschiedenen Ausmaße vor. So sind Einziehungen im Bereich des inneren Augenwinkels mit nach außen rotierter Schleimhaut, narbenähnliche Stränge im Bereich des Nasenflügels und umfangreiche Totalspaltungen möglich. Abbildung 28 zeigt einen sehr schweren Fall, bei dem es sich um eine doppelseitige, schräge Gesichts- und Gaumenspalte handelt. Man sieht auf diesem Bild den doppelseitig gespaltenen Gaumen und die Spalten, die von der Oberlippe bis in die inneren Augenwinkel ziehen. Obwohl auch die Lippe durch diese Schrägspalten unterteilt ist, liegt hier

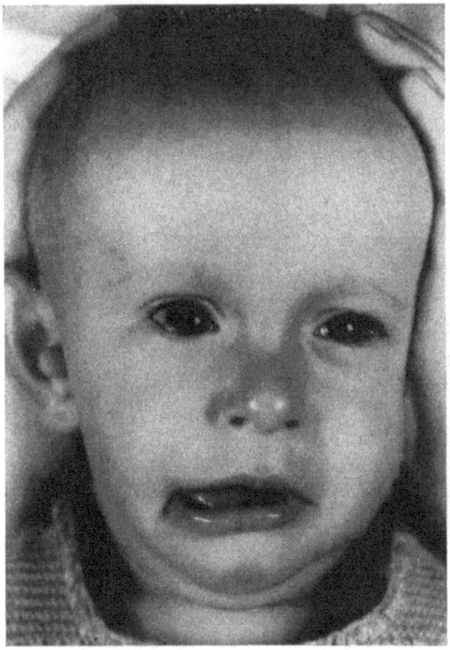

Abb. 27 a

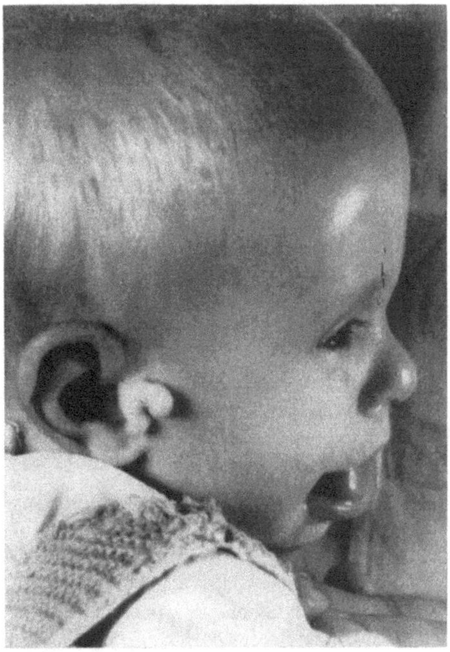

Abb. 27 b

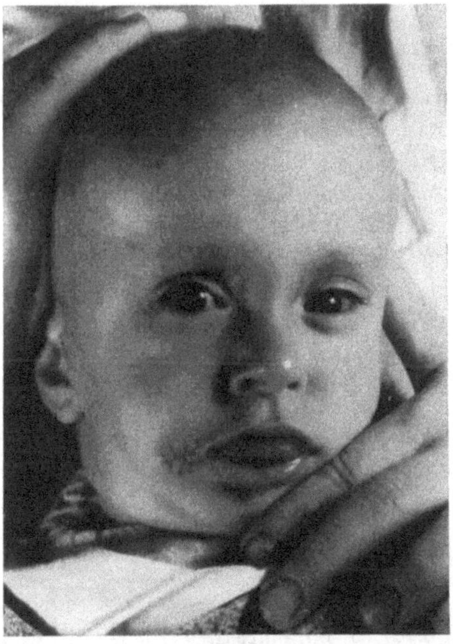

Abb. 27 c

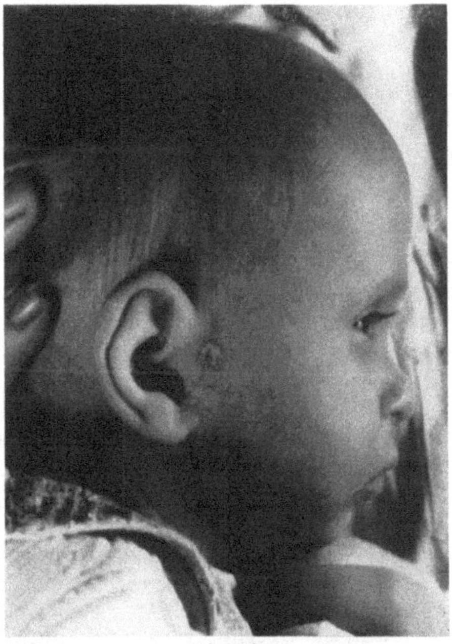

Abb. 27 d

Abb. 27 a—d
Quere Gesichtsspalte mit Ohranhängen vor und nach der Operation (Operateur: Prof. Dr. Dr. *Rosenthal*).

keine doppelseitige Lippenspalte vor. Die Naseneingänge sind völlig normal und weisen keine Lippenweiß- oder -rotveränderungen auf. Dagegen ist infolge der doppelseitigen Schrägspaltung die gesamte Nase aus dem normalen Niveau herausgehoben.

Die operativen Möglichkeiten sind bei den Schrägspalten oft noch günstiger als bei den schweren Querspalten, doch muß trotz häufiger Eingriffe mit einer gewissen Entstellung gerechnet werden.

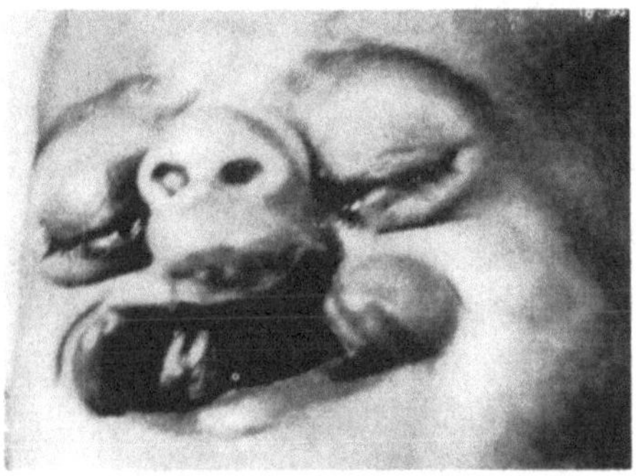

Abb. 28 Doppelseitige schräge Gesichts- und Gaumenspalte. (Beobachtung Prof. Dr. Dr. *Rosenthal*).

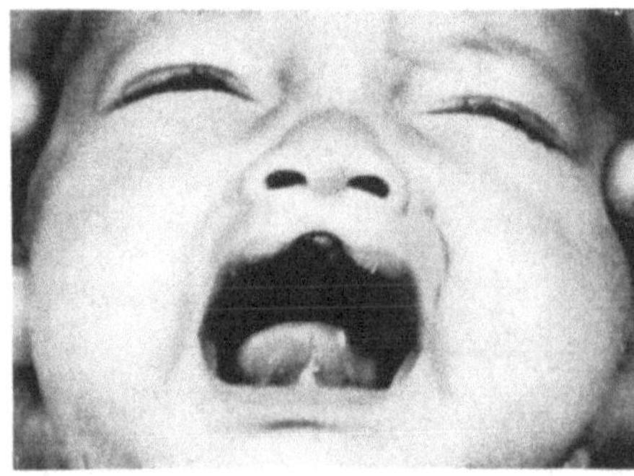

Abb. 29 Mediane Oberlippenspalte.

3. Die mediane Oberlippenspalte

Eine mediane Oberlippenspalte kommt normalerweise bei manchen Säugetieren, besonders bei den Nagern vor. Sie ist nach Ansicht einiger Wissenschaftler auch der Ursprung des Wortes „Hasenscharte". Bei Menschen gilt diese Spalte dagegen immer als Fehlentwicklung. Die Mißbildung findet sich sehr selten, kommt aber in den verschiedensten Variationen vor. Der leichteste Grad besteht in einer meist gar nicht beachteten medianen Einkerbung des Lippenrotes; schwerere Fällen zeigen einen deutlichen Substanzverlust des Lippenweiß und -rotes. Eine totale Medianspalte des Kiefers ist sehr selten, in der Mehrzahl der Fälle beschränkt sich diese Mißbildung auf die Lippenweichteile.

Die Abbildung 29 zeigt einen Fall mit einer medianen Oberlippenspalte. Das Lippenrot ist völlig gespalten, während der Lippenweißanteil nur bis zur Hälfte der Oberlippe betroffen ist. Der Kiefer und der Gaumen sind bis auf eine im Bereich des Zwischenkiefers liegende Anomalie intakt.

Die Doppelanlage des Lippenbändchens fällt hierbei auf, die ihrerseits direkt in die steil gestellten Kieferfortsätze einmünden.

Die medianen Oberlippenspalten können aber auch so umfangreich werden, daß nicht nur der mittlere Oberlippenanteil, sondern auch das Nasenseptum und das Pflugscharbein fehlen; auch Kombinationen mit einer Nichtanlage des Riechhirns sind beschrieben worden.

Diese schweren Fälle treten sehr selten auf, die befallenen Kinder sind meist nicht lebensfähig. Die leichteren Fälle lassen sich jedoch sehr gut operativ verschließen, doch sollte man bei der Ansetzung des Operationstermines auch immer an die besprochenen Spätfolgen denken. Der im Bild dargestellte Fall entspricht einer einfachen unvollständigen Lippenspalte und wurde deshalb von uns im 8. Monat operiert.

4. Die Unterlippenspalte

Medianspaltungen der Unterlippe und des Unterkiefers sind schon mehrmals beschrieben worden. Es handelt sich dabei von Unterlippenroteinziehungen über Kerben, die bis zur Mitte des Kinns herunterziehen, bis zu Spalten, die einen großen Teil oder sogar die Gesamtheit des Unterkiefers miteinbeziehen. In diesen Fällen sind dann die Unterkieferhälften gegenseitig beweglich. Bei dieser Art von Mißbildungen ist des öfteren die Zunge geteilt, ja, es ist schon eine Spaltung der gesamten Zunge abwärts bis zum Zungenbein *(Salzer)* und sogar bis zum Brustbein reichend *(Woelfer)* beschrieben worden. Bei diesen schweren Fällen handelt es sich um kombinierte Haut-Weichteil-Knochenspalten, die den Unterkiefer in zwei bewegliche Hälften zerlegt hatten.

Diese schweren Fälle sind operativ endgültig erst im Erwachsenenalter zu versorgen, da eine Knochenplastik erforderlich ist. Dagegen können die leichteren Fälle, insbesondere die Weichteilspalten, frühzeitig verschlossen werden. Eine zahnärztlich-prothetische Behandlung ist hier fast immer angebracht.

5. Die mediane Nasenspalte (Doggennase)

Das Charakteristische dieser Mißbildung ist eine in der Mittellinie der Nase liegende Einziehung, die — je nach Schweregrad — zu einer weit auseinandergezogenen Doggennase werden kann. Die leichteren Fälle sind besonders im vorderen Teil der

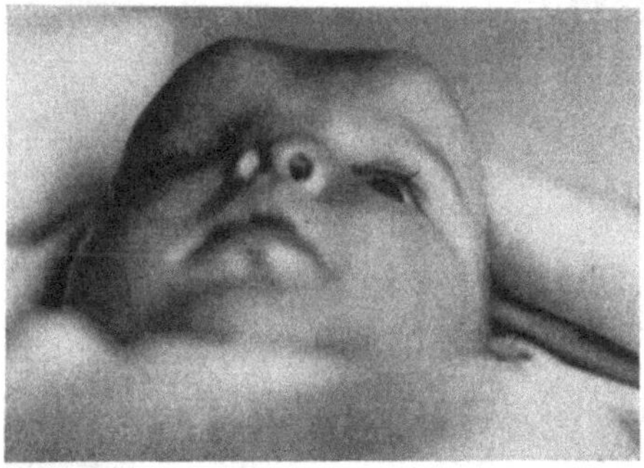

Abb. 30 a

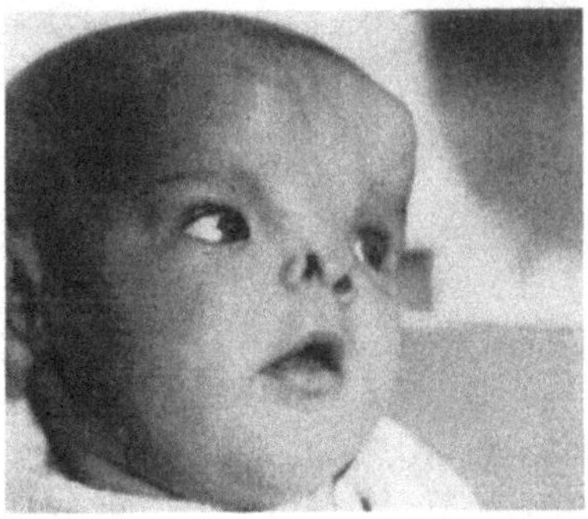

Abb. 30 b

Abb. 30
Mediane Stirnspalte mit Übergang zur Doppelnasenbildung. Interessanterweise findet sich hier auch eine typische Nasenflügelspalte.

Nase lokalisiert. Wie bei allen Gesichtsmißbildungen gibt es jedoch fließende Übergänge, so daß man auf der Abbildung 30 die zusätzliche mediane Stirnspalte mit einem Übergang zur Doppelnasenbildung beobachten kann. Interessanterweise findet sich hier auch eine typische Nasenflügelspalte, die im nächsten Absatz näher betrachtet werden soll. Bei diesen schwersten Graden der Mißbildung, der sogenannten geteilten Doggennase, die oftmals die Stirn mit einbezieht, besteht eine vollständige Teilung der äußeren Nase, die bis auf das Niveau des Oberkiefers reichen kann. Die median gelegene Einziehung, die durch die gespaltenen Blätter des Nasenseptums geteilt werden, können eine Breite von mehreren Zentimetern einnehmen. So zeigt der dargestellte Fall nicht im Bereich der Nasenspitze die größte Gesichtsbreite, sondern in Augenhöhe. Dadurch ist eine erhebliche Verbreiterung des oberen Gesichtsschädels bedingt. Die Distanz der inneren Augenwinkel ist in solchen Fällen über das ein- bis anderthalbfache vergrößert. Während in dem von *Lehmann-Nitsche* beschriebenen Fall die weit auseinandergewichenen Stirnbeine bei einer Augenwinkeldistanz von 75 mm knöchern verschlossen waren, war in dem obigen Fall ein deutliches Klaffen der Stirnbeine nachweisbar.

Die *operative Versorgung* solcher schweren Gesichtsmißbildungen kann endgültig erst im Erwachsenenalter durchgeführt werden, da neben der Knocheneinpflanzung plastische Eingriffe in Frage kommen, die im frühen Kindesalter nicht zu empfehlen sind.

6. Die seitliche Nasenspalte

Obwohl vom wissenschaftlichen Standpunkt die seitliche Nasenspalte (Abb. 31) noch nicht einwandfrei in einen bestimmten Mißbildungskreis eingegliedert wurde, finden

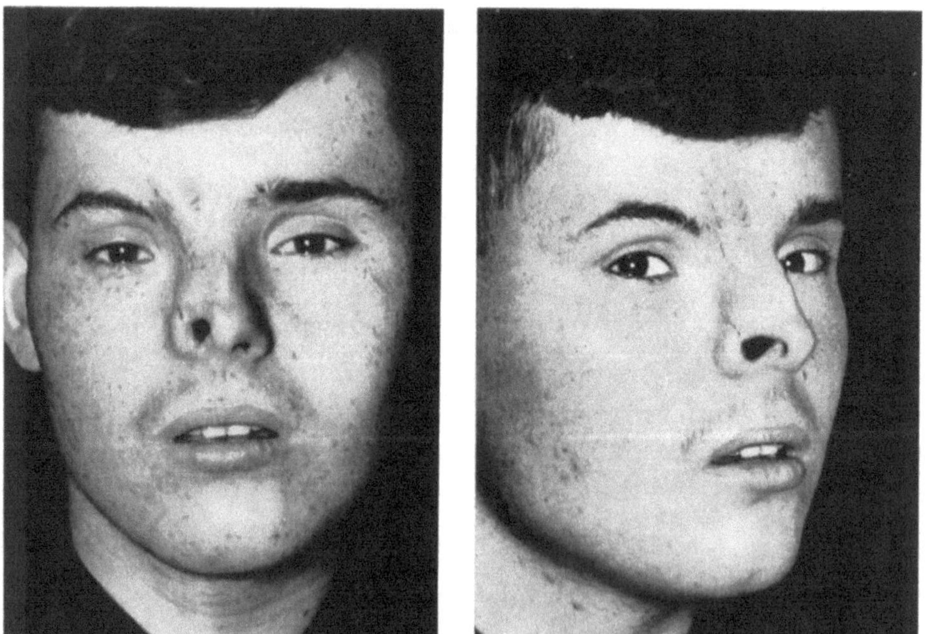

Abb. 31 a Abb. 31 b

Abb. 31
Seitliche Nasenspalte.

wir die in leichten Fällen ausgesprochen harmlose Nasenflügelspalte am häufigsten. Hierbei handelt es sich um einen einseitigen Defekt im Bereich des knorpligen und häutigen. Nasengerüstes. In der Mehrzahl der Fälle überschreitet die Spalte nicht die Länge von 15 mm. Demgegenüber sind natürlich auch außerordentlich schwere Formen bekanntgeworden, die bis zu einem Fehlen des gesamten seitlichen knöchernen und knorpligen Nasenskeletts führen. Da bei dem knöchernen Defekt, ebenso wie bei der schrägen Gesichtsspalte, der innere Augenwinkel bzw. manchmal sogar die gesamte Augenhöhle miteinbezogen werden kann, ist von verschiedenen Seiten behauptet worden, die seitliche Nasenspalte wäre nur eine Abart der schrägen Gesichtsspalte *(Biedalot)*. Eine kürzliche Zusammenstellung der seitlichen Nasenspalten *(Schlegel)* bestätigte unsere Angaben der Häufigkeit. Ob es sich bei dieser seltenen Spaltart um primäre oder sekundäre Gesichtsspalten handelt, ist auch heute noch nicht endgültig geklärt.

Die *operative Versorgung* der Nasenflügelspalten, also der leichteren Fälle, macht keine allzu große Schwierigkeiten, doch ist es empfehlenswert, die Operation erst nach dem 6. Lebensmonat vorzunehmen.

IX. Pflege des neugeborenen mißgebildeten Säuglings

Bei der Betreuung eines Säuglings mit Hasenscharte oder Wolfsrachen müssen wir immer daran denken, daß es sich bei diesen Neugeborenen um an sich vollkommen gesunde Kinder handelt. *Die Pflege und Ernährung hat sich hier also weitgehend nach der des normalen Säuglings zu richten.* Wir stellen auf Grund unserer umfangreichen Eltern-Befragungen sowie der eigenen Untersuchungen fest, daß nur ein geringer Prozentsatz — der dem normalen entspricht — erheblich unter dem Sollgewicht zur Welt kommt. In der Mehrzahl der Fälle haben die Spaltkinder das normale Geburtsgewicht von 3200 g (Mädchen) und 3400 g (Knaben) überschritten. Es handelt sich oftmals sogar um sehr gut aussehende Kinder mit ausdrucksvollen Augen, die lediglich durch die Entstellung im Bereich der Oberlippe mißbildet sind. In der Abbildung 32 a wird ein Ausschnitt und in Abbildung 32 b das gesamte Gesicht eines

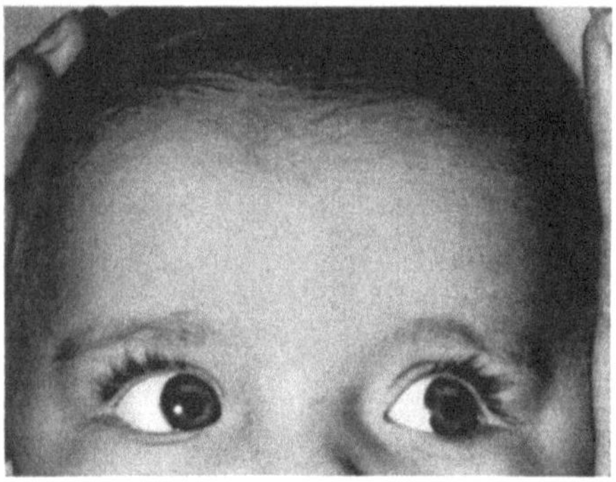

Abb. 32 a

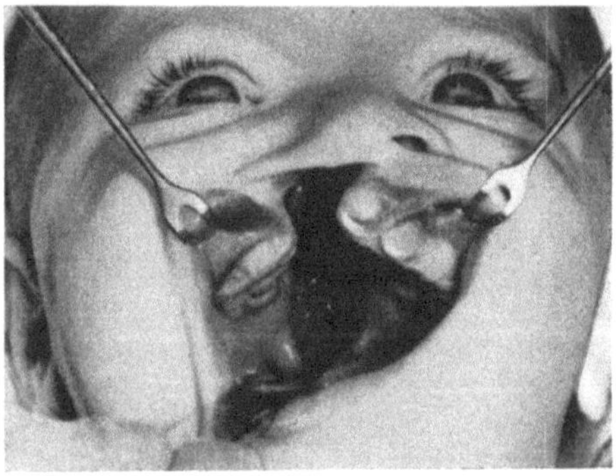

Abb. 32 b

Abb. 32 a+b
Soll die normale Ausdruckskraft eines Säuglings vermitteln, der der Mißbildungsbefund einer vollständigen Hasenscharte bei demselben Kind gegenübersteht.

deformierten Kindes dargestellt. Diese Bilder veranschaulichen die *normale Ausdruckskraft eines normalen Kindes.* Es ist unbedingt erforderlich, daß die Eltern von vornherein ihr Kind zwar als ein vom Schicksal benachteiligtes, aber *normales* Kind ansehen. Ein Mensch wird immer durch Erbanlage und Umwelt geformt; es ist daher zweifellos möglich, vieles auszugleichen und dem Kind Wege zu eröffnen, die es trotz seiner Mißbildung in normale Bahnen leiten.

Eltern, die auf dem Standpunkt stehen, dem „armen, kranken Kind" müsse man doch alles erleichtern, müsse man alle Hindernisse aus dem Wege räumen, werden die Nachteile dieser Einstellung im ersten Schuljahr spüren. Gerade diese Kinder müssen selbstsicher werden, und das wird nur erreicht, wenn sie selbst überzeugt sind, normal und gesund zu sein. An einer Lippen-Kiefer-Gaumen-Spalte sollte das Leben nicht scheitern.

Auf die spezielle Psychologie des Spaltträgers und die vorbeugenden Maßnahmen werden wir noch in einem späteren Kapitel eingehen.

Alle Schäden, die nun zwangsläufig infolge der Spaltbildung zustandekommen, sind sekundärer Natur. Es ist verständlich, daß die Kinder infolge des großen Gaumendefektes nicht saugen können. Daher wird allzu häufig die Muttermilchgabe vorzeitig abgebrochen und viel zu früh auf die künstliche Nahrung umgesetzt. Es muß betont werden, daß wir sehr großen Wert auf die Muttermilch-Ernährung legen und jeder Mutter nur empfehlen können, solange wie möglich zu stillen, bzw. die abgepumpte Muttermilch zu verabreichen. Als ein Beweis für die Bedeutung, die wir dieser Tatsache beimessen, machen wir darauf aufmerksam, daß vielerorts stillende Mütter prinzipiell mit in die klinische Behandlung aufgenommen werden.

Um die Nahrungsaufnahme zu erleichtern und ein annäherndes Saugen möglich zu machen, hat man sich auch kleiner Obturator-Konstruktionen bedient. Das Prinzipielle dieser Konstruktionen, die insbesondere *Warnekros* zu verdanken sind, bestand in einer Oberkieferprothese mit einem Obturatorkloß für den Spaltdefekt. Dieser Obturator wurde mit der Säuglingsflasche verbunden, so daß ein Saugen möglich wurde. Abbildung 33 zeigt eine Modifikation dieses Warnekrosschen Obturators.

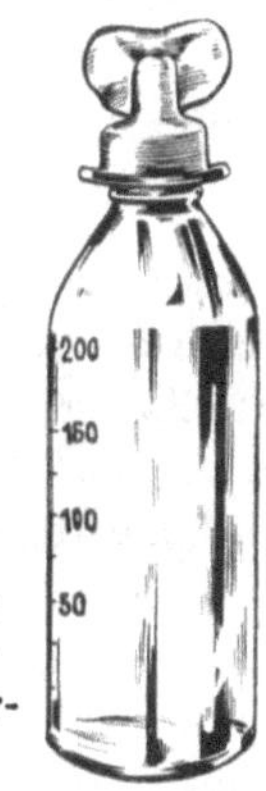

Abb. 33
Sogenannter Baby-Bottle (Flaschen)-Obturator, der die Nahrungsaufnahme erleichtern soll.

Unser großer Spaltträger-Durchgang ermöglichte es uns nicht immer, solche Obturatoren anzufertigen. Dabei zeigte es sich, daß wir sehr gut ohne sie auskamen. Der Spaltträger-Säugling gewöhnt sich in kürzester Zeit an das Hineinfließen der Nahrung, was u. E. das Entscheidende ist. Man darf also zur Ernährung dieser Kinder keine modernen Sauger verwenden, sondern sich der alten Flaschennuckel bedienen, deren Öffnung erweitert werden muß. In ziemlich großen Schlucken trinkt das Kind nach einigen Tagen ohne Mühe und gedeiht bei dieser Ernährung ausgezeichnet. Da die abgepumpte Muttermilch ja auch in dieser Form verabreicht wird, ist die Umsetzung auf Alete oder Babysan bzw. Zusatz gar keine Schwierigkeit. Wie beim normalen Kind soll zwischen dem dritten und vierten Monat eine Mahlzeit durch einen Gemüsebrei ersetzt werden. Der Brei ist den Spaltträger-Säuglingen nach Möglichkeit immer mit dem Löffel zu verabfolgen, und es kommt hierbei besonders auf die Geschicklichkeit des Pflegenden an, den Brei so weit einzuführen, daß der Säugling — ebenso wie beim Trinken — imstande ist, die Nahrung sofort zu schlucken.

Leider werden Säuglinge mit Hasenscharten oder Wolfsrachen nach der Geburt oftmals in einer Kinderklinik belassen. Die erschrockenen Eltern trauen sich eine Ernährung nicht zu (wobei eine gewisse Bequemlichkeit oder auch Überlastung der Mutter in kinderreichen Familien nicht übersehen werden soll) und suchen Zuflucht in Kinderkrankenhäusern, die ihrerseits oft von der „Schwere des Krankheitsbildes" überzeugt sind. Wenn diese Kliniken keinen engen Kontakt zu Spezialkrankenhäusern mit Spaltchirurgen besitzen, wird — da einfach die Geduld fehlt — oftmals eine Magensonde eingeführt. Das Kind wird mittels dieser Sonde dann sehr einfach ernährt und macht in der Klinik überhaupt keine Schwierigkeiten. Infolge des Einpumpens der Nahrung durch den Magenschlauch nimmt das Kind in kurzer Zeit zu, so daß es, insbesondere bei späteren Operationsterminen, entlassungsreif ist. Nimmt die Mutter erst dann ihr Kind nach Hause, so wird sie mit den oben gegebenen Ratschlägen kaum vorwärtskommen. Das Kind ist dann an die Sonde gewöhnt, und die Umstellung auf das schluckende Trinken fällt ihm sehr schwer. Aus diesem Grunde empfehlen wir, nach Möglichkeit das Kind zu Hause aufzuziehen. Mineralisationsfördernde Calciumpräparate, z. B. Caplex u. a., haben sich bei uns sehr bewährt.

Die wissenschaftlichen Mitteilungen aus den dreißiger Jahren, die teilweise besagen, daß die Kinder neben der Spaltbildung eine ausgesprochene Lebensschwäche aufweisen, so daß ein Teil dieser Kinder trotz sachverständiger Pflege stirbt, müssen heute als tendenziös gefärbt abgelehnt werden. Ebenso wie bei gesunden Kindern gibt es unter den Spaltsäuglingen trinkfaule Kinder, die den Pflegerinnen die Ernährung erschweren. Bei sachgemäßer Beachtung der obigen Vorschriften haben wir trotz eines sehr großen Krankengutes nie ein Kind durch Ernährungsstörungen verloren.

Anders dagegen steht es mit den sekundären Erkrankungen der oberen Luftwege. Infolge des weiten Offenstehens des Mundes und des Nasenraumes sind die Kinder für Erkältungen anfällig. So finden sich dementsprechend auch häufig Nasen-Rachen-Katarrhe, leichte Bronchitiden, die aber, ebenso wie bei normalen Kindern, von den Hauptwetterperioden abhängig sind. Die für die Spaltträger-Säuglinge gefürchtetste Krankheit ist — trotz der modernen Antibiotika-Therapie — immer noch die Lungenentzündung. Als sekundäre Krankheit ist sie die häufigste Todesursache. Bei diesen Lungenentzündungen handelt es sich aber fast immer um bronchitische Lungenentzündungen und nicht um solche, die durch ein Verschlucken entstanden sind. Auf die anderen dispositionsbedingten Erkrankungen, wie „laufende Ohren", „Schwerhörigkeit" usw., kommen wir in einem späteren Kapitel zu sprechen.

Zweifellos wirkt sich der Verschluß der Lippenspalten sehr günstig auf die Ernährung und Entwicklung aus. Aus diesem Grunde raten ja auch einige Fachleute, die Lippenspalte früh zu verschließen. Wir sind mit Rücksicht auf die möglicherweise eintretenden Spätschäden gegen eine Frühoperation. Es gibt aber auch Fälle, in denen wegen einer schon chronischen Bronchitis, die zu einer Lungenentzündung führen kann, die Lippe früher verschlossen werden muß. Erfahrungsgemäß klingt nach der Lippenplastik dann schnell der Bronchial- bzw. Lungenprozeß ab.

Wir weisen zum Schluß nochmals darauf hin, daß es sich bei dem Spaltsäugling um ein an sich gesundes Kind handelt und empfehlen, Einzelheiten über Entwicklung, Pflege und Ernährung in der einschlägigen Literatur nachzulesen.

X. Operative Versorgung der Hasenscharte und des Wolfsrachens

1. Vorbemerkung

In diesem Kapitel wird nur das prinzipielle Vorgehen bei den verschiedenen Mißbildungsformen erörtert. Hier sollen also nicht die einzelnen Operationsverfahren erläutert, sondern lediglich den Interessierten ein Überblick gegeben werden, wie sich die Spaltchirurgie entwickelte und welche Methoden die modernen Spaltchirurgen-Schulen zur Versorgung der Hasenscharten und Wolfsrachen bevorzugen.

2. Die einseitige Lippenplastik

Wie bereits im historischen Teil kurz aufgezeigt, hat man sich schon im Altertum mit der Versorgung der Hasenscharten beschäftigt. In den letzten zwei Jahrhunderten haben sich dann besonders *Dieffenbach, Mirault, von Langenbeck, König* und *Bardeleben* um die Ausgestaltung verschiedener Methoden verdient gemacht. Neben *Hagedorn* und *Lexer,* die grundlegende Verbesserungen angegeben haben, sind es in neuerer Zeit besonders *Veau, Burian, Axhausen, Rosenthal* und *Wassmund* gewesen, auf die die moderne Lippenplastik zurückzuführen ist. Gerade diese Autoren waren es, die die Technik der Operation der Hasenscharte so vervollkommneten, daß Form und Funktion der Oberlippe völlig befriedigte. Sie befürworteten eine *anatomische Plastik,* d. h. den Verschluß der Lippenspalte derart, daß nach Rekonstruktion des vorderen Nasenbodens und einer Mobilisation der Wangenweichteile das Lippenweiß linear vernäht und dadurch eine gerade Narbe im seitlichen Oberlippenanteil erreicht wurde. Obwohl, wie bereits betont, diese Methode ausgezeichnete Erfolge aufzuzeigen hat — sie ist auch heute noch bei vielen unvollständigen Lippenspalten die Methode der Wahl — kam es manchmal zu Schrumpfungen in der Lippenweißnarbe und dadurch zu einem zipfelförmigen Zug des Lippenrots in die Lippenweißnarbe. Daraus resulierte eine Asymmetrie im Bereich des Lippenweiß', die oft erst durch eine zweite Operation ausgeglichen werden konnte.

Aus diesem Grunde griff *Le Mesurier* auf die alte Hagedornsche Plastik zurück und gab eine Modifikation bekannt, die durch eine zickzackförmige Narbe charakterisiert ist. Obwohl sich anfangs viele Stimmen gegen eine solche Narbe erhoben, hat sich herausgestellt, daß diese Methode und ihre Modifikationen zur Zeit die günstigsten Resultate zeitigt. Das liegt besonders an der plastischen Verschiebung der Lippenweißteile, die — anatomisch gesehen — einen annähernd normalen Naseneingang mit Aufstellung des Nasenflügels sowie einen natürlichen Amorbogen mit einer typischen Schmollippe ermöglicht.

Um einen kurzen Einblick über diese Verfahren zu geben, möchten wir an Hand von einigen Skizzen die *Rosenthal*sche und die *Le Mesurier*sche Schnittführung gegenüberstellen.

Rosenthal mobilisiert die Weichteile durch eine sogenannte Innenrotation der Wangen (Abb. 34). Durch diese Schleimhaut-Muskelverschiebung erreicht er eine weitgehende

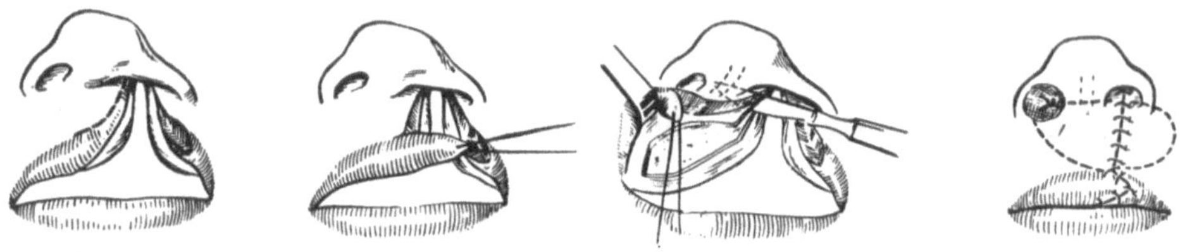

Abb. 34a Abb. 34b Abb. 34c Abb. 34d

Abb. 34 Schematische Darstellung der Lippenplastik nach *Veau-Rosenthal.*

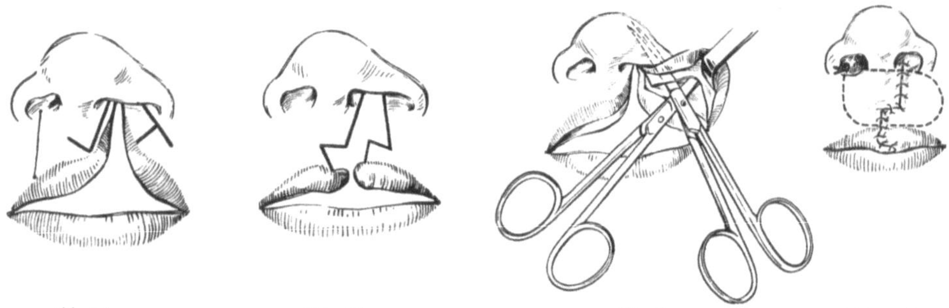

Abb. 35a Abb. 35b Abb. 35c Abb. 35d

Abb. 35 a—d Schematische Darstellung der Lippenplastik nach *Hagedorn-Le Mesurier.*

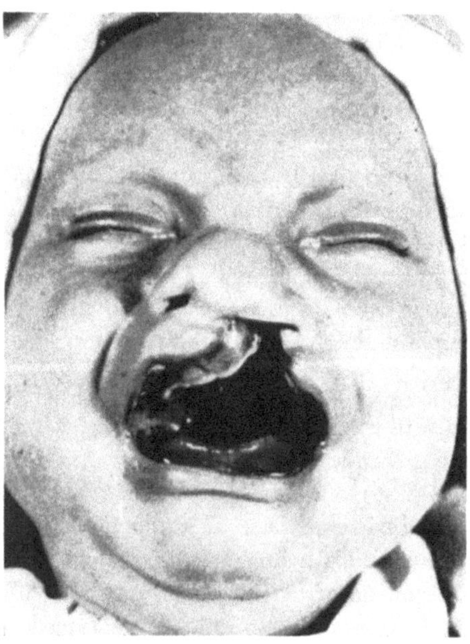

Abb. 35e

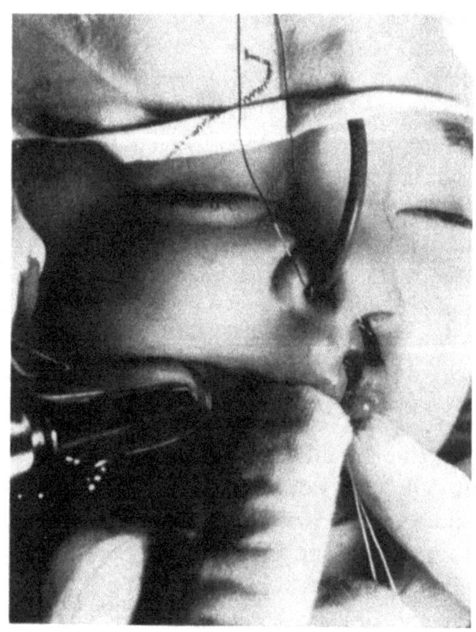

Abb. 35f

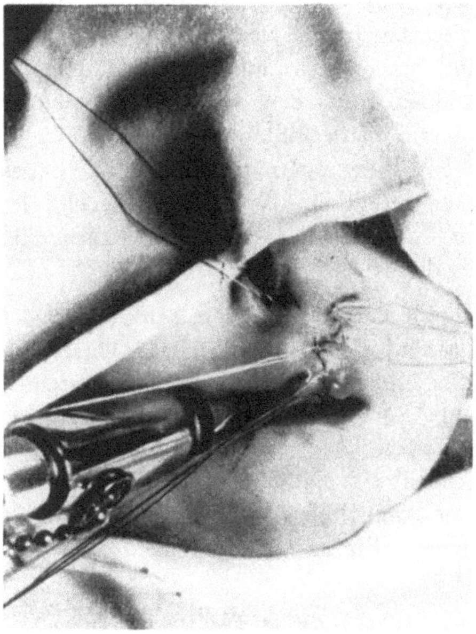

Abb. 35 g

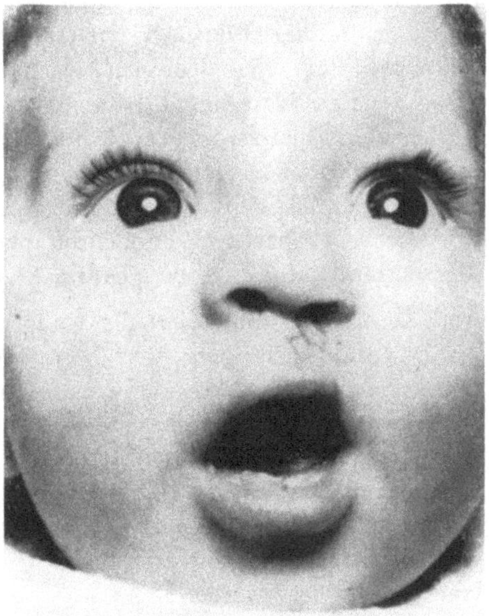

Abb. 35 h

Abb. 35 e — h Klinisches Resultat.

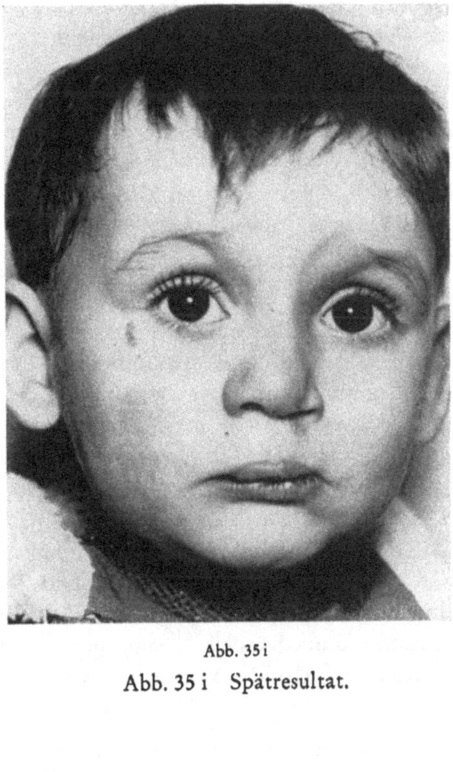

Abb. 35 i

Abb. 35 i Spätresultat.

Beweglichkeit in beiden Lippenstümpfen (Abb. 34 b). Sodann durchtrennt er bei der einseitigen totalen Lippen-Kiefer-Gaumenspalte das immer nach der gesunden Seite hin abgewichene Nasenseptum (Abb. 34 c) und rekonstruiert mit einem aus dem seitlichen inneren Nasenanteil entnommenen Lappen und dem durchtrennten Nasenseptum den fehlenden vorderen Nasenbodenanteil. Nach Bildung eines zur Mitte gelegenen größeren Lippenrotlappens und der Schaffung eines entsprechenden Lippenrotbettes auf der gespaltenen Seite vernäht er geradlinig das Lippenweiß und legt den vorher präparierten Lippenrotlappen in das korrespondierende Bettchen. Eine Muskeldrahtnaht sichert den Erfolg (Abb. 34 d).

Auch *Le Mesurier* mobilisiert die Wangenweichteile und rekonstruiert den Nasenboden, wofür verschiedene gute Verfahren bekannt sind. Der grundsätzliche Unterschied seiner Plastik liegt darin, daß er nicht nur das Lippenweiß anfrischt und anatomisch zusammenzieht, sondern daß er, wie Abbildung 35 a-i zeigt, eine ganz bestimmte Lippenweißschnittführung empfiehlt. Nach Aufklappen dieser Schnittführung zeigt sich schon der erhebliche Gewinn im Bereich des Lippenweiß. Da der Erfolg dieser Methode weitgehend von einer genauen Vorzeichnung der Schnittlinien abhängig ist, muß in diesen Fällen das Kind absolut ruhig liegen, d. h. es sollte nach Möglichkeit immer unter Narkose operiert werden.

3. Die doppelseitige Lippenplastik

Sowohl bei den unvollständigen wie auch vollständigen doppelseitigen Lippenspalten und ihren Kombinationsformen, den doppelseitigen Lippen-Kiefer-Gaumenspalten, traten bei einzeitigen Operationsmethoden der früheren Zeit recht häufig schlechte Ergebnisse ein, da allzuoft eine oder sogar beide Lippennähte aufplatzten. Die älteren Autoren versuchten das dadurch zu umgehen, indem sie im Bereich der Wangen breite Entlastungsschnitte setzten. Auf Grund dieser kosmetisch sehr unschönen Resultate nahm man von diesem operativen Verfahren Abstand und empfahl ein zweizeitiges Vorgehen. Diese, insbesondere von *Victor Veau* ausgearbeitete zweizeitige Lippenplastik findet auch heute noch unter den verschiedenen Modifikationen *(Axhausen, Rosenthal, Wassmund)* weitgehende Anwendung.

Hierbei wird wie bei der einseitigen Lippenplastik zuerst der Mundvorhof der einen Seite mobilisiert (Abb. 36 b) und nach einer Nasenbodenplastik und Aufspaltung der Lippenweiß-Lippenrotgrenze im Bereich des Zwischenkiefers und der zu operierenden Seite das Lippenrot soweit vorgenäht, daß eine spannungslose Überbrückung der Spalte möglich ist. Sodann werden unter kosmetischen Belangen beide Lippenweißanteile vereinigt und das überschüssige Lippenrot an der Schleimhaut des Zwischenkiefers befestigt. Eine Muskeldrahtnaht unterstützt das operative Vorgehen (Abb. 36 c). Diese erste Operation wird immer an der breiteren Spalte vollzogen, doch treten kaum Wundheilungsstörungen auf. Schon nach kurzer Zeit wird bei Totalspalten der Zwischenkiefer infolge des Muskelzuges zur operierten Seite hinübergezogen. Häufig finden sich dann schon anatomisch annähernd normale Verhältnisse. Nach mindestens 8 Wochen wird dann die andere Spaltseite operiert (Abb. 36 d). Obwohl es sich hierbei prinzipiell um dieselbe Operationstechnik handelt — umfangreiche Mobilisation im Bereich des Mundvorhofs und dementsprechende Vornaht sowie sorgfältige Nasenboden-

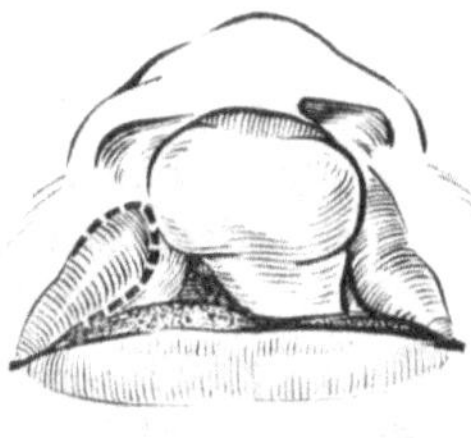

Abb. 36 a

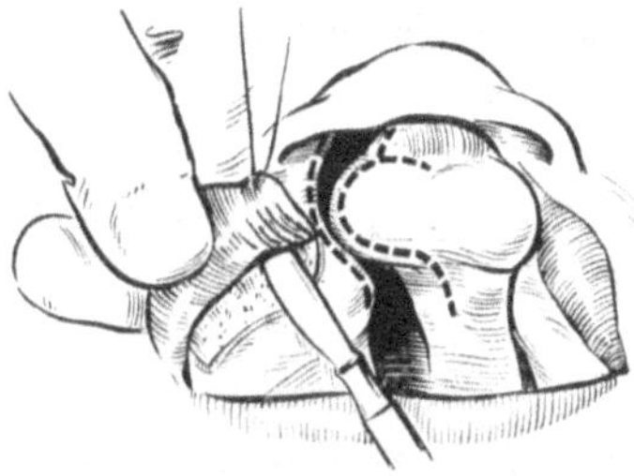

Abb. 36 b

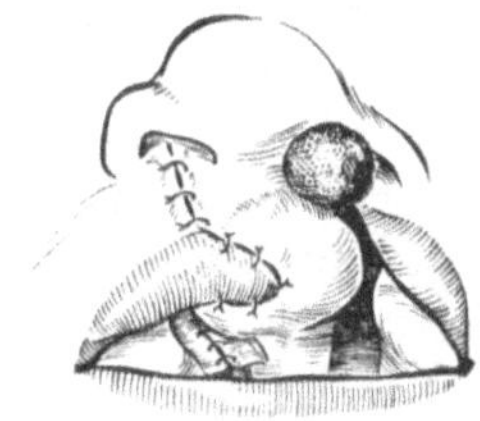

Abb. 36 c

Abb. 36 a—e
Zweizeitige *Veau*sche-Lippenplastik zum Verschluß einer doppelseitigen Lippenspalte.

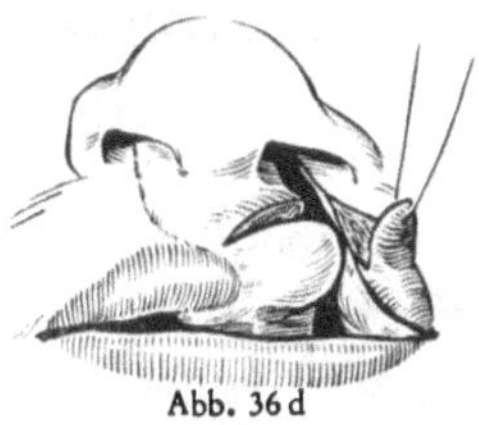

Abb. 36 d

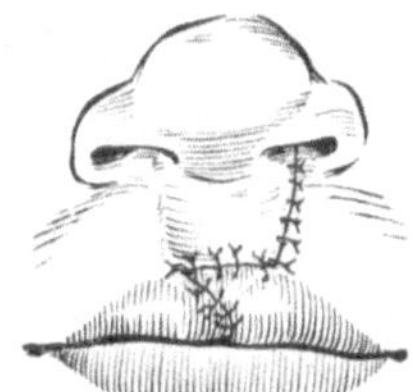

Abb. 36 e

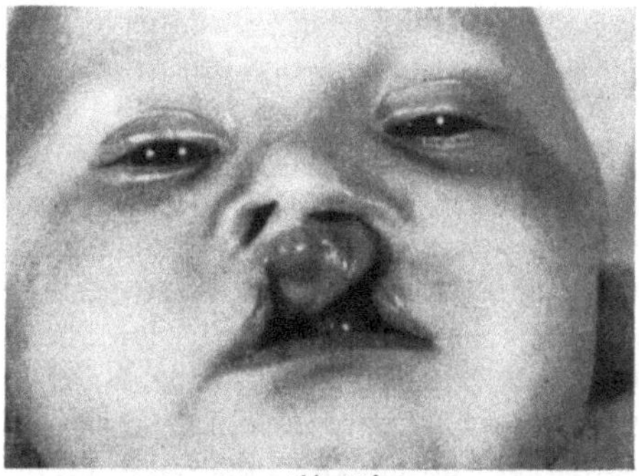

Abb. 36 f

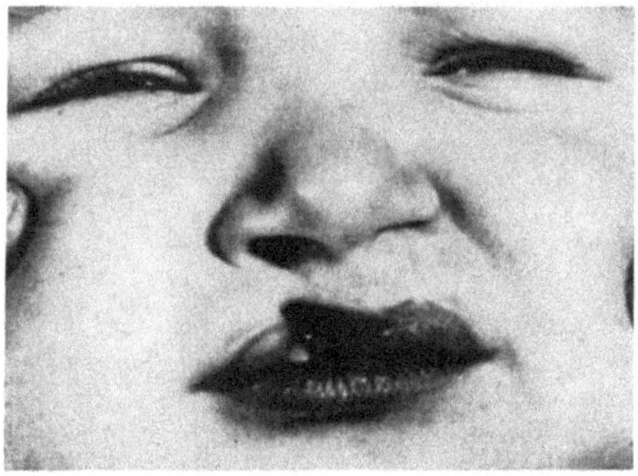

Abb. 36 g

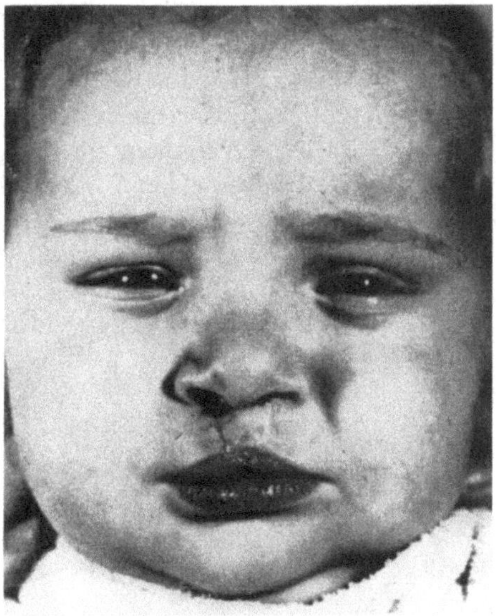

Abb. 36 h

Abb. 36 f—h
Klinisches Resultat.

plastik — werden an den zweiten Eingriff größere Anforderungen gestellt. Es kommt nun darauf an, ein weitgehend symmetrisches Lippenrot herzustellen und neben der Symmetrie der Oberlippe einen guten kosmetischen Erfolg zu erzielen (Abb. 36 e).

Während bei unvollständigen Spalten die Operationsmöglichkeiten durchaus günstig sind, kommt es infolge der Nasenbeteiligung bei Totalspalten oft zu weniger guten

Ergebnissen. Es gelingt zwar fast immer, ein kosmetisch und funktionell voll befriedigendes Resultat hinsichtlich des Lippenweiß und Lippenrot zu erzielen, das jedoch durch die Nasenform erheblich beeinträchtigt wird. Je nach Umfang der Spalte kann es hier zu kosmetisch nicht befriedigenden Veränderungen kommen, die einmal durch den zu kurzen Nasensteg, zum anderen aber durch die weit auseinandergezogenen Nasenflügel zustandekommen.

Auch hier hat sich wieder die *Le Mesurier*sche Plastik bewährt. Wenn sie auch keineswegs imstande ist, den Nasensteg zu verlängern, so wird infolge der zickzackförmigen Aufspaltung des Lippenweiß ein etwas günstigerer Nasenflügelansatz erreicht neben der Darstellung eines natürlichen Amorbogens sowie der Schmollippe.

Selbstverständlich sind die verschiedensten Methoden angegeben worden, um den Nasensteg bei doppelseitigen Spaltbildungen zu verlängern. Am günstigsten erschien noch die Verwendung des mittleren Lippenstumpfes, also die Verwendung des Lippenweißanteils im Bereich des Zwischenkiefers *(Lorenz, Matti, Ombrédanne, Gillies, Lindemann)*.

Nach unseren Erfahrungen sind aber diese primären Versuche, den Nasensteg zu verlängern, unbefriedigend. Wir operieren — entsprechend den obigen Ausführungen über den Operationstermin — die doppelseitigen unvollständigen Lippenplastiken im Alter von 3 bis 5 Monaten nach der Veau-Rosenthalschen Methode und verschließen die doppelseitigen Totalspalten im selben Alter, jedoch meistens modifiziert nach *Le Mesurier*. Als ein neues Verfahren wird sich in der nächsten Zeit ein von dem Schweden *Johannsen* und der Düsseldorfer Schule *(Rehrmann, Schrudde, Stellmach)* geübtes Operationsvorgehen durchsetzen. Es handelt sich hierbei um eine primäre Knochenplastik zwischen Kieferstumpf und Zwischenkiefer, die zu einer Stabilisierung des Bürzels führt (Abb. 37). Der große Vorteil dieses Verfahrens liegt in dem durch die Knochenplastik fest fixierten Zwischenkiefer, der einer späteren kieferorthopädischen Behandlung zugänglich wird. Als ein gewisser Nachteil muß die umfangreiche, auch auf die

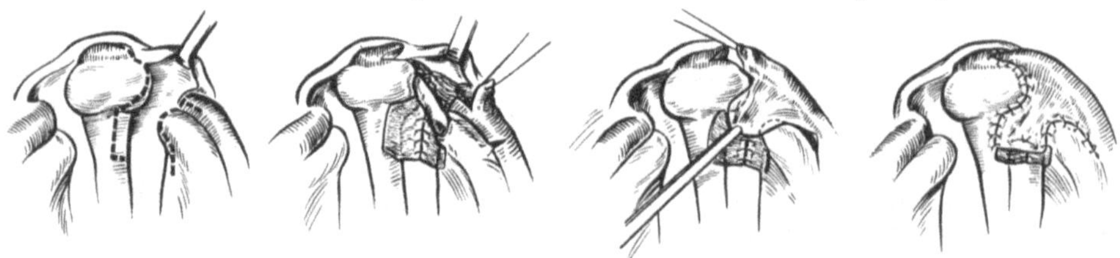

Abb. 37 a   Abb. 37 b   Abb. 37 c   Abb. 37 d

Abb. 37 a—d
Schematische Darstellung einer primären Knochenplastik zwischen Kieferstumpf und Zwischenkiefer (Umzeichnung nach *Schrudde* und *Stellmach*).

Gaumenweichteile ausgedehnte Weichteilmobilisierung angesehen werden, die zu späteren Wachstumshemmungen des Oberkiefers führen könnte. Die bisherigen guten Resultate deuten nicht darauf hin, doch läßt sich ein Spätschaden ja erst frühestens mit 10 Jahren ausschließen.

Wir haben bereits bei der Einteilung der Spaltformen gesagt, daß es — wenn auch sehr selten — Fälle von doppelseitigen Spalten mit extrem vorstehendem Zwischenkiefer gibt. Diese bezeichnen wir im Gegensatz zu den bisher beschriebenen als Typ II (Abb. 21). Diese schwersten Fälle von Wolfsrachen ergeben bei der vorhin beschriebenen zweizeitigen Lippenplastik sowohl funktionell als auch anatomisch-kosmetisch kein befriedigendes Resultat (Abb. 38). Gerade für diese Spaltbildungen sind die ver-

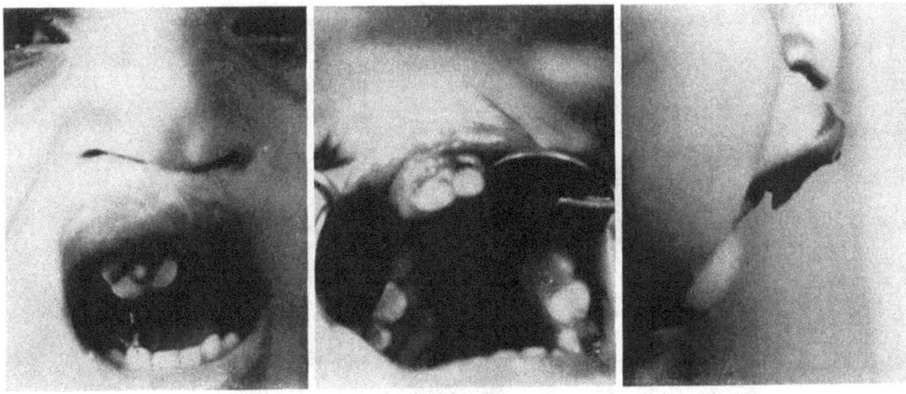

Abb. 38 a Abb. 38 b Abb. 38 c

Abb. 38 a—c

Funktionell und anatomisch-kosmetisch unbefriedigendes Resultat nach einer typischen zweizeitigen Lippenplastik bei extrem prominentem Bürzel. In diesen Fällen von doppelseitigen Lippen-Kiefer-Gaumenspalten vom Typ II zeigt sich deutlich, daß eine Zwischenkiefer-Rücklagerung erforderlich ist.

schiedensten Operationsvorschläge gemacht worden. Der Wunsch, diese wahrhaft verunzierende Mißbildung operativ zu beeinflussen, besteht schon lange und wurde recht verschieden zu erfüllen versucht.

Besonders der weit herausstehende Bürzel wurde früher als störend empfunden, so daß man ihn des öfteren einfach operativ beseitigte. Schon *Franco* soll dieses Vorgehen 1556 geübt haben, und später haben sich andere Chirurgen mit der gleichen Methode befaßt. Die Spätfolgen nach der Wegnahme des Bürzels waren jedoch so verheerend, daß man sich nach Ausbau der Spaltchirurgie völlig von diesem Verfahren distanzierte und Eingriffe am knöchernen Skelett prinzipiell ablehnte. Die erhebliche Wachstumsstörung des Oberkiefers und die Mittelgesichtsentstellung veranlaßte *Veau* zu den berühmten Worten: „Dem Chirurgen, der den Zwischenkiefer reseziert (operativ beseitigt), wünsche ich, daß er den obersten Richter gnädiger findet als sein Opfer.“ Die Richtigkeit dieses Ausspruches soll durch eine Abbildung (Abb. 39) veranschaulicht werden, die aus der *Wassmund*schen Sammlung unserer Klinik stammt, und die hochgradige Wachstumshemmung des Oberkiefers im Sinne einer Pseudoprogenie zeigt. Eine chirurgische Entfernung des Zwischenkiefers ist also grundsätzlich abzulehnen.

Wenn man sich nun aber die Bilder von doppelseitigen Lippen-Kiefer-Gaumenspalten mit extrem vorragendem Bürzel vergegenwärtigt, drängt sich zweifellos die Frage auf: Ist hier keine Behandlungsmethode geeignet, diese Fehlform wenigstens annähernd auszugleichen? Aus dieser Fragestellung sind die Gedanken um eine operative Zurücksetzung des isolierten Bürzels entstanden. Schon *Bardeleben* hatte die primitiven Verfahren von *Bruns* und *Blandin* (1842) modifiziert, die eine subperiostale Durchtrennung des Pflugscharbeines empfahlen. Das hierbei freigelegte und von der Schleimhaut entblößte Pflugscharbein wurde in senkrechter Richtung durchschnitten und hieraus der vordere Zwischenkieferanteil nach rückwärts verschoben. Das anfänglich kosmetisch

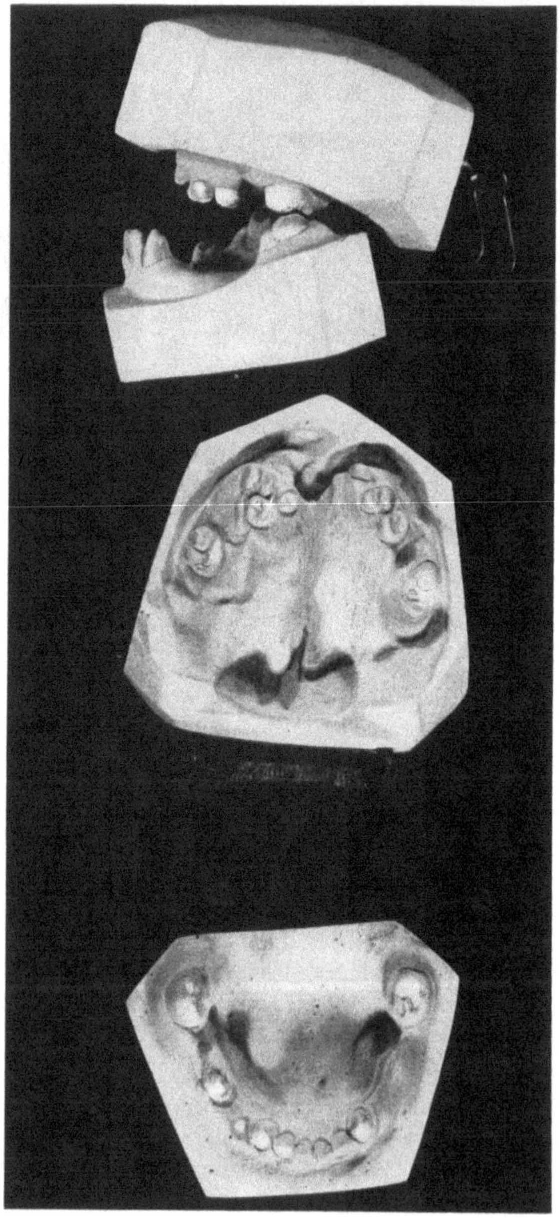

Abb. 39 a

Abb. 39 b

Abb. 39 a+b Die Modelle zeigen die erhebliche Oberkiefer-Wachstumshemmung, die durch die operative Beseitigung des Zwischenkiefers zustande kam.

durchaus befriedigende Resultat wurde aber ebenso wie bei den späteren Keilresektionen *(Reich* und *Matti)* durch die allzuoft eintretenden Komplikationen, insbesondere durch die Infektionen, außerordentlich verschlechtert. Es kam relativ häufig zu Osteomyelitiden, Sequestrierungen und damit zu einem oft völligen Schwund des zurückgelagerten Zwischenkiefers. Aus diesem Grunde wurde dieses Verfahren bis vor kurzer Zeit völlig abgelehnt.

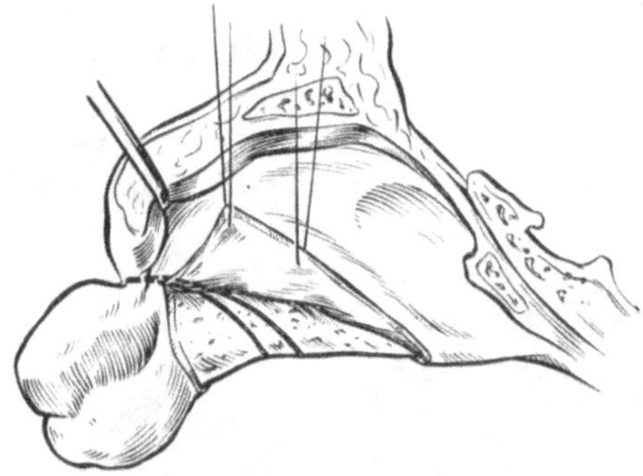

Abb. 40a

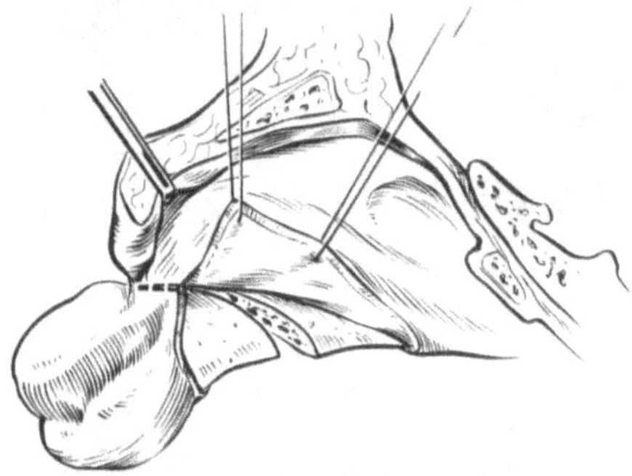

Abb. 40b

Abb. 40 a—c
Schematische Darstellung der Parallelreposition des Zwischenkiefers, bei der der Bürzel wie auf einer schiefen Ebene nach hinten verschoben wird.

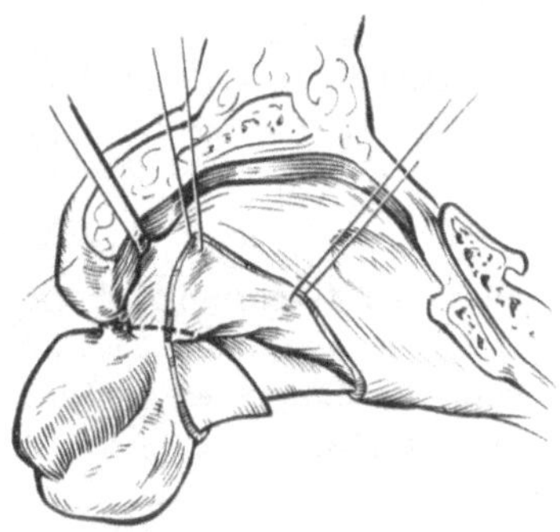

Abb. 40c

Erst *Denis Browne* erinnerte wieder an die Rücklagerung des Zwischenkiefers, und es war bei uns *Rosenthal* selbst, der die ersten Fälle nach dem von *Browne* angegebenen Verfahren versorgte. Bei dem *Browne*schen Verfahren handelt es sich aber auch wieder um eine Keilresektion, die zwar durch den Operationsort Wachstumshemmungen ausschalten sollte, die aber infolge des dreieckigen operativ gesetzten Defekts häufig zu Abknickungen des Zwischenkiefers führte und damit eine nach innen gerichtete, völlig falsche Zahndurchbruchsachse bedingte. Dieser Nachteil führte zu einem von der Thallwitzer Schule ausgearbeiteten neuen Operationsvorgehen, der sogenannten Parallelreposition des Zwischenkiefers (*Rosenthal, Gabka, Hermann*). In der Abbildung 40 kann man das prinzipielle dieses Verfahrens erkennen, das darin besteht, daß infolge einer bestimmten Durchtrennung des Vomers der Zwischenkiefer parallel nach hinten geschoben werden kann. Hierbei ist zwar eine kurze einleitende, kieferorthopädische Behandlung notwendig, die dafür sorgt, daß die beiden Spaltfortsätze so weit gedehnt werden, daß der an beiden Seiten angefrischte Zwischenkiefer sich in den Kieferbogen einlagern kann. In diesen Fällen wird eine einzeitige Lippenplastik durchgeführt und der Zwischenkiefer entweder durch einen Draht bzw. die von Browne empfohlenen Hilfsmittel in seiner Stellung gehalten. Eine kieferorthopädische Kontrolle ist in jedem Falle erforderlich (Abb. 41).

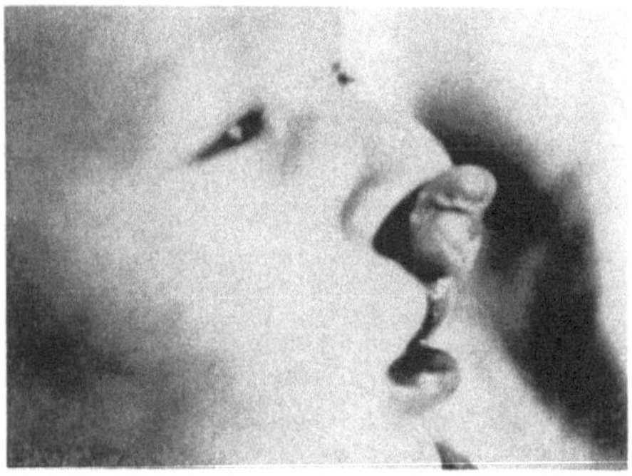

Abb. 41 a

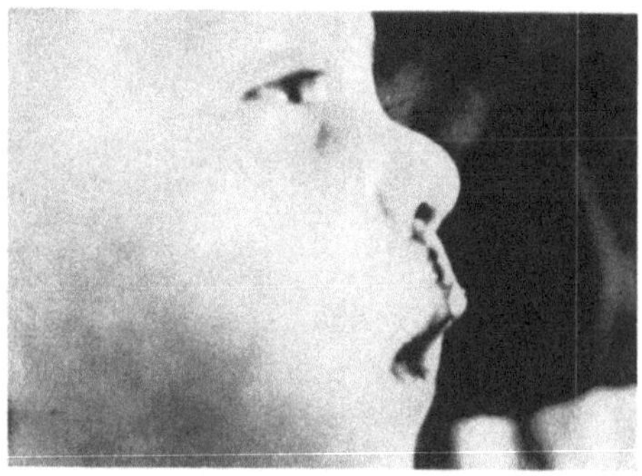

Abb 41 b

Abb. 41
Zustand vor und nach Parallelreposition des Zwischenkiefers bei einer doppelseitigen Lippen-Kiefer-Gaumenspalte vom Typ II.

Die bisherigen Nachuntersuchungen zeigen keine Wachstumshemmungen. In einigen Fällen ist eine völlig feste Verbindung im Bereich des Zwischenkiefers und des Kieferstumpfes eingetreten. Dieses Verfahren ist ebenso wie die vorhin besprochene primäre Osteoplastik und Kieferbogenformung zu jung, um Endgültiges aussagen zu können.

4. Die Gaumenplastik

Das Verfahren der Gaumenplastik ist noch gar nicht so alt. *Graefe* und *Roux* arbeiteten die erste Methode zum Verschluß der angeborenen Spaltbildung des Gaumens aus, die dann von *Langenbeck* zu einer klassischen Methode entwickelt wurde. In den rund 150 Jahren (1816 *Graefe*) hat sich die Operationslehre der Gaumenplastik stürmisch entwickelt, und es gibt eine Unzahl von Methoden, die im einzelnen aufzuführen wiederum ein ganzes Werk füllen würde. Eine umfassende Darstellung der Geschichte und der einzelnen Methoden der Gaumenplastik finden wir in der Monographie von *Dorrance* „The Story of cleft-palate". Eine kürzere, aber erschöpfende Auskunft gibt uns *Luhmanns* Buch „Die angeborenen Spaltbildungen des Gesichts". In diesem Abschnitt wollen wir lediglich über einige prinzipielle Methoden berichten, die das Verfahren der Gaumenplastik verständlich machen.

Bevor wir uns aber im einzelnen mit den heutigen Verfahren beschäftigen, wollen wir nachdrücklich auf unsere Ausführungen über den Operationstermin der Gaumenplastik hinweisen. Wir haben oben festgestellt, daß das Ziel jeder Gaumenplastik sein muß, neben der anatomischen Rekonstruktion eine normale Umgangssprache zu schaffen und dabei die Mittelgesichtsmaße zu erhalten. Die Spätschäden nach Gaumenplastiken sind manchmal so eklatant, daß man meinen möchte, erst die operative Versorgung habe die Menschen zu Gesichtskrüppeln gemacht und sie für das ganze Leben gezeichnet. Wir distanzieren uns daher prinzipiell von all jenen Methoden, die ein gewaltsames Annähern und eine mechanische Verengung der Spalte bewirken.

In diesem Zusammenhang sei die Operation des Amerikaners *Brophy* erwähnt, der Anfang dieses Jahrhunderts über die größte Spaltpraxis in den USA verfügte. *Brophy* operierte den Gaumen wegen der besseren Übersicht bereits vor der Lippe, also im Alter von wenigen Lebensmonaten und führte zusätzlich, dem alten *Velpeau*schen Gedanken folgend, vorher eine kieferverengende Operation durch. Er versuchte also, die gespaltenen Oberkiefer durch mechanische Kompression einander soweit zu nähern, daß die Spaltränder sich direkt berührten. Da wir solche Operation grundsätzlich ablehnen, wollen wir dieses Verfahren etwas näher beschreiben.

Brophy führte also im Alter von 2 Wochen bis zu 3 Monaten (!!) starke Silberdrähte quer durch die gespaltenen Oberkiefer (Abb. 42). Indem er die Enden der Drähte an

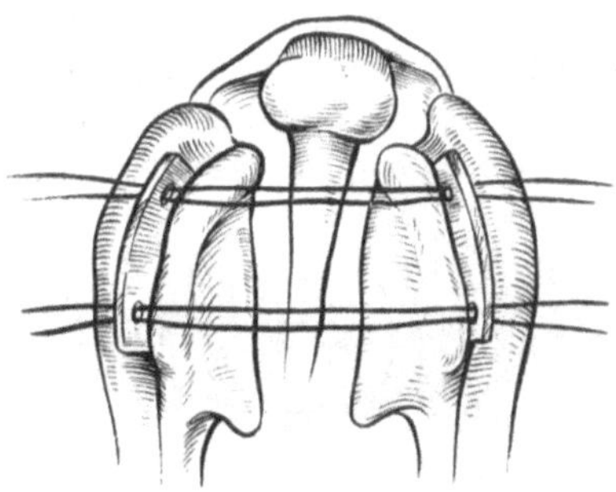

Abb. 42a

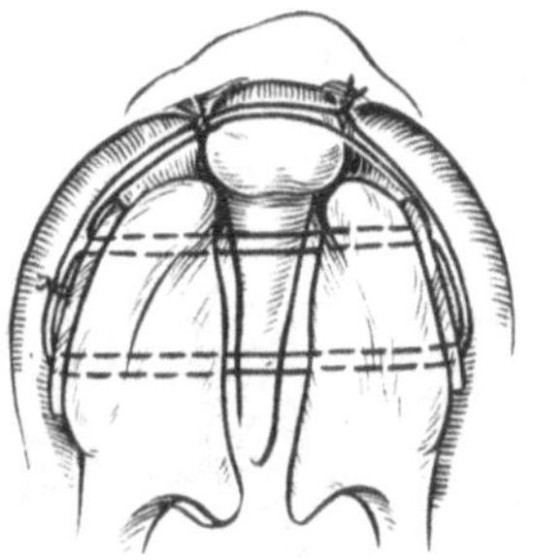

Abb. 42b

Abb. 42
Schematische Darstellung der heute verpönten Brophy'schen Operation, bei der eine gewaltsame Annäherung der Kieferfortsätze durchgeführt wurde.

Bleischienen fixierte, die auf der äußeren Fläche jedes Kiefers lagen, übte er einen dauernden Druck auf die Spaltfortsätze des Gaumens aus, so daß sie sich in kurzer Zeit näherten. Die angefrischten Spaltränder wurden dann direkt vernäht. Die Bleischienendrähte wurden meistens 4 Wochen nach der Operation entfernt.

Auch von großen deutschen Prothetikern wurde früher der Gedanke ausgesprochen, durch mechanische Annäherung der Oberkiefer die Operation der Gaumenspalte zu erleichtern. So ist in Abb, 43 eine Vorrichtung zum Zusammenziehen der Kieferhälften zu sehen. Wenn man aber die deutlich wahrnehmbare Verengung des Oberkiefers mit seiner völlig falschen Bißstellung bemerkt, so ist der gedankliche Weg bis zu einer Oberkieferverkrüppelung nicht weit. Während der nicht geschädigte Unterkiefer infolge seines normalen Wachstums eine nicht gestörte Entwicklung nimmt, bleiben derart geschädigte Oberkiefer durch die erheblichen Narbenplatten im Bereich der Spalte im Wachstum so weit zurück, daß man solche typischen Spaltträgerphysiognomien findet, wie sie auf Abbildung 17 dargestellt sind.

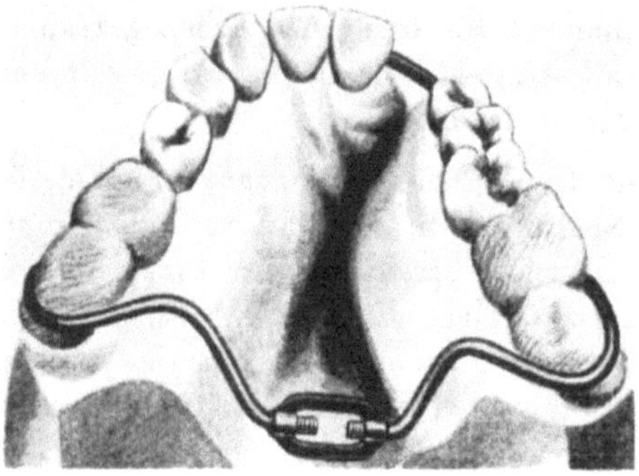

Abb. 43
Schröder'sche Apparatur zur mechanischen Annäherung der Oberkieferfortsätze. Die Methoden der gewaltsamen Annäherung sind heute im Hinblick auf die zustandegekommenen Mittelgesichts-Entstellungen völlig verlassen worden (nach *Partsch*).

Die heutige Gaumenplastik wird also unter Berücksichtigung der Sprachentwicklung und des Kieferwachstums durchgeführt.

Fast alle modernen Methoden zum Verschluß von Gaumenspalten gehen letztlich auf die klassische Methode von *Langenbeck* und auf die Angaben von *Victor Veau* zurück. Vom heutigen Standpunkt aus ist die klassische Methode von *Langenbeck* unvollkommen, da hier eine Rekonstruktion des Nasenbodens ausblieb, so daß die Voraussetzung für die normale Sprache durch die Resonanzhöhle der Nase rein größen-

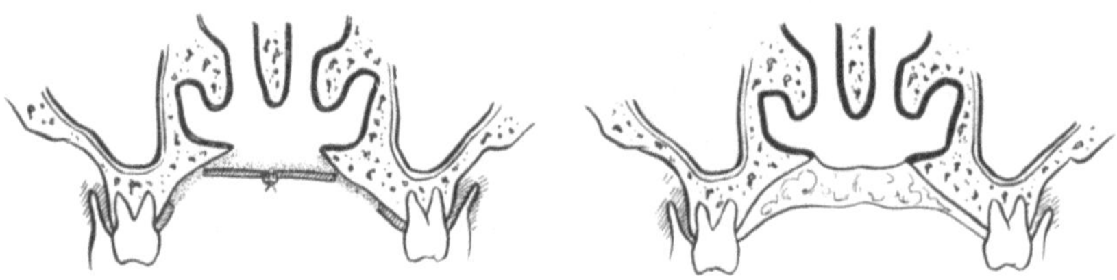

Abb. 44a Abb. 44b

Abb. 44 a+b
Schematische Darstellung der Langenbeck'schen Gaumenplastik, bei der die Rekonstruktion des Nasenbodens ausblieb. Dadurch kam es zu einer sehr großen Resonanzhöhle der Nase, was sich außerordentlich ungünstig auf die Sprache auswirkte.

mäßig nicht gewährleistet war. Die Abbildung 44 zeigt die unnatürlich vergrößerte Nasenhöhle, die schlechthin zu unbefriedigten Sprechresultaten führen mußte.

Demgegenüber hat *Victor Veau* eine genaue Rekonstruktion des gesamten Nasenbodens vorgenommen, so daß bei genügendem Abschluß zwischen Mund- und Nasenhöhle eine normale Sprache resultierte (Abb. 45). Durch weitere Veränderungen hat er den Erfolg der Plastik gesichert. *Victor Veau* ist besonders auch deswegen hervorzuheben, weil er der Funktion des Gaumensegels — als für die Sprache wichtigsten Gaumenanteil — besondere Sorgfalt angedeihen ließ. Er lehnte aus diesem Grunde die von *Ernst* und später von *Halle* empfohlene Mobilisierung der Gaumenweichteile, die teilweise bis zur Wirbelsäule durchgeführt werden sollte, grundsätzlich ab. Wie in einem späteren Kapitel noch besprochen werden wird, muß durch jede übermäßige Entlastung, wie sie in Abbildung 46 dargestellt ist, ein verstärkter Narbenzug eintreten, der sich nur

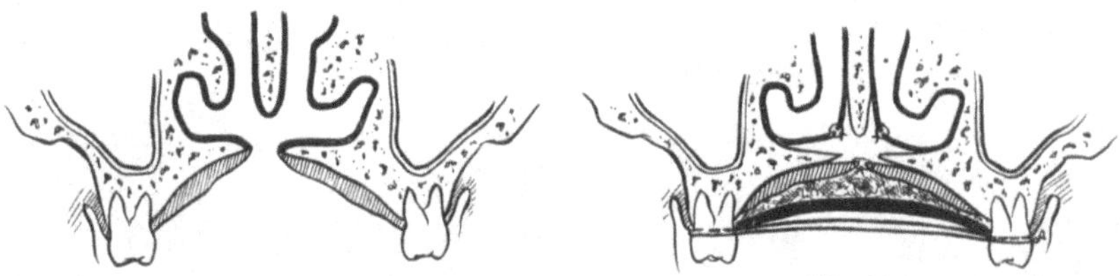

Abb. 45 a Abb. 45 b

Abb. 45 a+b
Schematische Darstellung einer modernen doppelseitigen Gaumenplastik mit Rekonstruktion der Nasengänge.

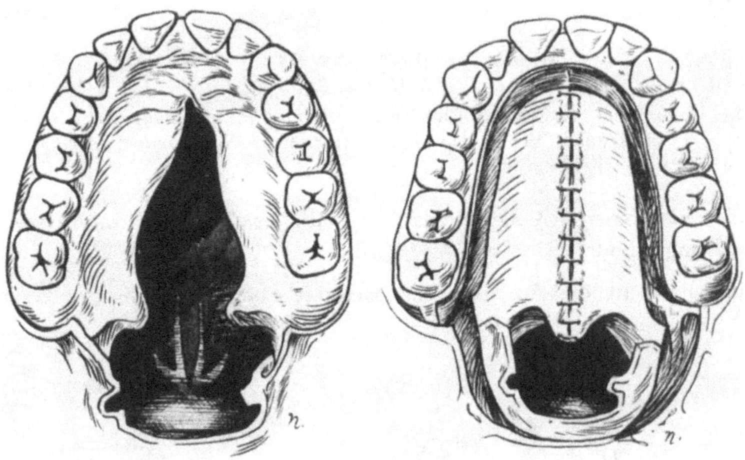

Abb. 46 a Abb. 46 b

Abb. 46 a+b
Schematische Darstellung der Ernst'schen Entlastung, also einer Entlastung der Gaumenweichteile, die bis in die tieferen Rachengewebe reichte. Dadurch kam es zu umfangreichen Narbenzügen, die das Sprechergebnis beeinträchtigen.

negativ auf die Sprachfunktion auswirkt. Aus diesem Grunde lehnen wir jede übermäßige Mobilisierung der Gaumenweichteile ab.

Eine weitere Entwicklung in der Gaumenspaltenchirurgie trat durch *Axhausens* „neuzeitliche Brückenplastik" ein. Er griff die alte *Langenbecksche* Plastik wieder auf und modifizierte sie. Hatte schon *Ernst* versucht, die Wundfläche am Nasenboden durch eine Prothese zu verkleinern, so hafteten der alten Brückenlappenplastik viele Nachteile an. Durch Aufgreifen des *Veau*schen Gedankens einer exakten Nasenbodennaht und durch viele eigene Modifikationen schuf *Axhausen* ein Verfahren, das in der ganzen Welt Verbreitung gefunden hat.

Im Gegensatz zu Veau durchtrennt *Axhausen* die Gaumenarterien (Abb. 47 b) — die Ernährung der Lappen wird durch die vordere Schleimhautbrücke gewährleistet —

und kann nun durch weitgehende Weichteilentlastung nach sorgfältiger Nasenbodennaht mühelos den Gaumen verschließen. Bei doppelseitigen Totalspalten muß *Axhausen* zwar ein vorderes planmäßiges Restloch belassen, das er aber in einer zweiten Sitzung verschließt. An diese Plastik schließt sich eine sorgfältige Nachbehandlung mittels einer Prothese an (Abb. 47).

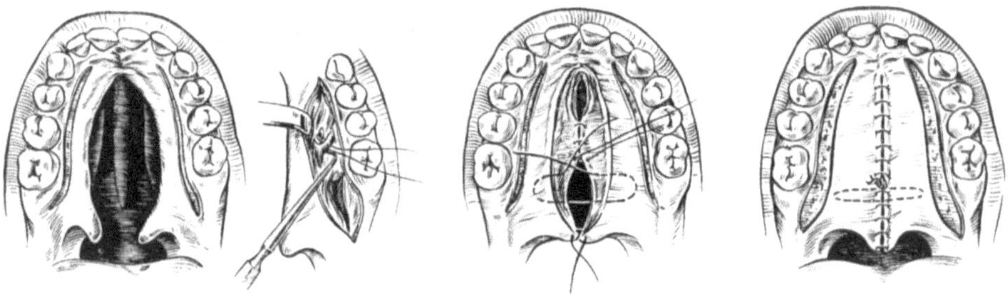

Abb. 47 a Abb. 47 b Abb. 47 c Abb. 47 d

Abb. 47 a—d
Schematische Darstellung der neuzeitlichen Brückenlappen-Plastik nach Axhausen mit Durchtrennung der beiden Gaumenarterien (nach *Axhausen*).

Diese beiden modifizierten Gaumenplastiken (nach *Veau* und *Axhausen*) werden heute vorwiegend angewandt.

In Abbildung 48 ist die *Rosenthal*sche Methode zum Verschluß der Gaumenspalte dargestellt.

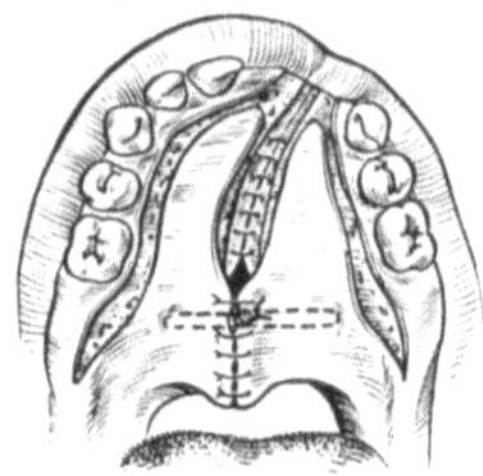

Abb. 48
Schematische Darstellung der von uns meist geübten *Rosenthal*'schen Gaumenplastik.

Wir verwenden zum Verschluß einseitiger und doppelseitiger totaler Lippen-Kiefer-Gaumenspalten in der Mehrzahl der Fälle das *Veau-Rosenthal*sche Vorgehen, weil wir hierbei in *einer* Sitzung den gesamten Gaumen verschließen können.

Als Gaumenschutzplatte zur Fixierung der Stiellappen hat sich uns der *Rosenthal*sche Aceton-Zelluloid-Verband bewährt. Bei einseitigen Totalspalten kommt auch in manchen Fällen eine Kombination der Brücken und Stiellappenplastik in Frage. Dagegen verwenden wir bei den medianen Gaumenspalten fast immer das *Axhausen*sche Verfahren, jedoch ohne die Gaumenarterien zu durchtrennen und eine übermäßige Entlastung im Bereich der Weichteile vorzunehmen.

Für die Spalten des weichen Gaumens hat sich uns auch das in Abbildung 49 dargestellte *Veau*sche Vorgehen bewährt. Es handelt sich dabei um eine Aufspaltung im bereich der Spaltränder und eine zwei- bzw. dreischichtige Naht, die durch eine

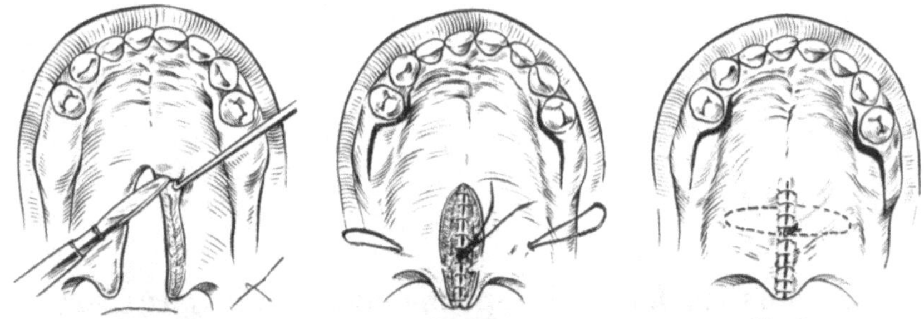

Abb. 49 a Abb. 49 b Abb. 49 c

Abb. 49
Schematische Darstellung des *Veau*schen Vorgehens zum Verschluß einer Velumspalte (nach *Veau*).

Muskeldrahtverschnürung unterstütz wird. Je nach Breite der Spalte kann eine geringfügige, auf dem Bild durch Seitenstriche dargestellte Entlastung durchgeführt werden. In solchen Fällen nähern wir uns der schon erwähnten Brückenlappenplastik ohne Unterbindung der Gaumenarterien.

Das gaumenschonende Operieren steht heute im Vordergrund. Deshalb hat der Marburger HNO-Arzt *Schweckendiek* ein viel zu wenig beachtetes Verfahren entwickelt, das nach unseren und *Herferts* Kontrollen sehr günstige Resultate aufweist.

Schweckendiek operiert bereits im ersten Lebensjahr den weichen Gaumen, verschließt mit etwa 9 Monaten die Lippe und wartet nun die Entwicklung des nicht geschädigten Gaumenskeletts ab. Die Erfahrung (*Schweckendiek* operierte seine Fälle seit 1934 in dieser Art) zeigte nun, daß die Kinder normal zu sprechen begannen und eine normale Entwicklung des Oberkiefers gewährleistet war. Weiterhin erwies sich, daß die Spalte des harten Gaumens sich weitgehend verengte. Dieser Defekt wird von *Schweckendiek* nicht vor dem 5. Lebensjahr verschlossen. In manchen Fällen operierte er den Restspalt im harten Gaumen jedoch noch später, läßt aber dann eine Gaumenplatte tragen.

Gerade in der letzten Zeit (1957 bis 1961) haben wir mit diesem Operationsvorgehen sehr gute Resultate erzielt. Diese zweizeitige Methode wird von uns im Alter von 1 bis 4 Jahren durchgeführt, d. h. 1. Akt Veloplastik mit 12 bis 16 Monaten, 2. Akt Restspaltplastik im Alter von 3 bis 4 Jahren.

XI. Spätschäden nach Lippen- und Gaumenplastiken

Die Möglichkeit operativer Spätschäden nach Lippen- und Gaumenplastiken ist bekannt. Wie wir bereits bei der Diskussion der Operationstermine der einseitigen Lippen-Kiefer-Gaumenspalte erwähnt haben, ist gerade in den letzten 10 Jahren diese Tatsache mehrmals unterstrichen worden. Ohne Zweifel hängt ein großer Teil von Kieferverkrüpplungen, verkehrten Zahnstellungen usw. unmittelbar mit dem Operationstermin zusammen. Andererseits sind aber auch Fälle bekannt, die erst mit 12 Jahren operiert wurden, und deren Kontrollen eine mäßige Oberkieferwachstumshemmung zu Tage brachten. Dieses Problem ist also keineswegs nur durch die Termination der Eingriffe zu lösen. Wir müssen uns darüber im klaren sein, daß solche Mißbildungen zu bestimmten Gesichtsveränderungen führen können. Abgesehen von der recht häufigen Gesichtsasymmetrie, die durch das Abweichen des Nasenseptums bei einseitigen Totalspalten bedingt ist, finden wir auch bestimmte Nasenveränderungen, die völlig unabhängig von den Operationsterminen vorhanden sind. Eine systematische, von uns durchgeführte Untersuchungsreihe zur Feststellung von Spätschäden konnte diese von verschiedenen Autoren hervorgehobene Tatsache *(Berndorfer)* bestätigen.

Bereits am Thallwitzer Krankengut war dem Verfasser aufgefallen, daß zu Spätschäden insbesondere diejenigen Kinder neigten, denen erbliche Belastung nachgewiesen werden konnte. Diese Tatsache verdient besonders wegen der Verhütungsmaßnahmen Beachtung. Es ist zweifellos anzunehmen, daß ein durch Generationen hindurch vererbter Oberkieferschaden das Normalwachstum beeinflußt, und daß infolgedessen schon geringfügige Schäden zu tiefgreifenden Veränderungen führen können. Es sind Fälle bekannt, die trotz termingerechter Operation sehr starke Wachstumshemmungen im Bereich des Oberkiefers aufwiesen. Bei dieser Tatsache sind auch die sogenannten Mikroformen zu beachten (erstmalig von *Lucas* beschrieben), die von geringgradigen bis zu schwerwiegenden Zahnstellungsanomalien bzw. Gaumenabnormitäten bei den Eltern zu finden sind. Bei diesen erblich belasteten Patienten ist also eine besondere sorgfältige Überwachung erforderlich. Auf die einzelnen Maßnahmen gehen wir gesondert ein.

Bei einer weiteren Kontrolle der Kieferverhältnisse bei 607 Patienten jenseits des 12. Lebensjahres zeigte sich, daß das Operationsalter der Gaumenspalten ohne Zweifel einer der wichtigsten Faktoren ist. Wir haben diesbezüglich die Patienten von *Axhausen* (78) denen von *Rosenthal* gegenübergestellt (420). Ergänzend hierzu konnten noch 109 Patienten aus der Waßmundschen Schule *(Waßmund, Lunze)* überprüft werden.

Tabelle 14

Übersicht der Spätschäden bei Spaltträgern (570 Fälle)
(bezogen auf die Bißverhältnisse)

	Axhausen-Rosenthal	übrige Operateure
Normalbiß	54,0 %	38,4 %
Pseudoprogenie	42,8 %	51,1 %
Echte Progenie	0,3 %	2,9 %
Offener Biß	2,9 %	7,6 %

Tabelle 15

Patientenalter bei der ersten Gaumenplastik (607 Fälle)

Fälle		2 Jahre	3 J.	4 J.	5 J.	6 J.	bis 10 J.	über 10 J.
Axhausen		10	21	27	12	5	3	0
	%	12,8	26,9	34,6	15,3	6,4	3,9	
Wassmund		3	15	37	41	11	2	0
	%	2,7	14,0	33,9	37,4	10,1	1,9	0
Rosenthal		25	41	85	104	71	44	50
	%	6	9,7	20,2	24,8	16,9	10,5	11,9

Es zeigt sich deutlich, daß *Axhausen* die Gaumenplastiken viel früher durchgeführt hat. Nach den obigen Ausführungen ist es demnach verständlich, daß Axhausen primär einen besseren Spracherfolg (fast 80 %) gegenüber Rosenthal (65 %) und Wassmund aufzuweisen hat. Der frühe plastische Gaumenverschluß muß bessere sprachliche Resultate aufweisen, wird jedoch bei den Bißverhältnissen entschieden schlechtere Ergebnisse haben. Wenn Rosenthal bis zum 4. Lebensjahr 35,9 % und Wassmund 50,6 % seiner Patienten operiert hat, müssen die Artikulations- und Okklusionsverhältnisse besser sein als bei Axhausen, der bis zu diesem Operationsalter schon 74,3 % seiner Patienten versorgt hat. Wir finden also folgende Bißverhältnisse:

Tabelle 16

Bißverhältnisse:	normal	Typische Pseudoprogenie	weitere kieferorthopädische Deformitäten
Axhausen	39 = 50 %	36 = 46,1 %	3 = 3,9 %
Wassmund	47 = 43,1 %	35 = 32,1 %	27 = 24,8 %
Rosenthal	245 = 58,4 %	149 = 35,4 %	26 = 6,2 %
Übrige Operateure	43 = 37,7 %	61 = 63,6 %	10 = 8,8 %

Es muß betont werden, daß hierbei geringfügige kieferorthopädische Anomalien nicht berücksichtigt sind. Diese Auswertung gab nur einen Überblick über schwerere Formen von Oberkieferwachstumsstörungen, deren Behandlung größere Mühen verursacht. Wassmund hat infolge seiner eigenen Operationstechnik weniger Pseudoprogenien aufzuweisen. Er erzielte dabei meist einen typischen Spaltkreuzbiß, der kieferorthopädisch gut zu beeinflussen ist. Wir wollen hier nicht auf Einzelheiten eingehen, sondern an Hand dieser Auswertung zeigen, daß bei vernachlässigter kieferorthopädischer Überwachung und nicht systematisch durchgeführter Sprachtherapie das Ziel der Gaumenplastik oftmals nicht erreicht wird. Ebenso bestätigt diese Statistik, daß der günstigste Operationstermin der Gaumenplastik nur individuell bestimmt werden kann und mit Sicherheit von zwei Kriterien abhängt, die einmal in der Sprechfähigkeit, zum anderen aber auch in ungefähr normalen Bißverhältnissen zum Ausdruck kommen. Auf welche Weise sich der jeweilige Operateur dieser Situation anpaßt, muß den einzelnen Schulen überlassen werden. Es kommt nur darauf an, zur richtigen Zeit den richtigen Weg zu wählen.

Die obigen, relativ schlechten Ergebnisse mit dem hohen Prozentsatz an Spätschäden stammen zum großen Teil aus einer Zeit, in der durch Kriegswirren fortlaufende Nachbehandlungen, insbesondere aber Vorbehandlungen nicht möglich waren. Demgegenüber erfolgen heute in allen größeren Kliniken, in denen Spaltplastiken durchgeführt werden, systematische Vor- und Nachuntersuchungen mit Modellabgüssen der Kiefer, Fotoaufnahmen usw. Im einzelnen kommen wir in einem späteren Kapitel noch darauf zu sprechen, doch sollten sich die Eltern immer darüber im klaren sein, daß sie weitgehend das Schicksal ihrer Kinder bestimmen. Es ist nicht damit getan, das Kind operieren zu lassen und alles weitere der Natur zu überantworten. Auch bei erblich geschädigter Oberkieferanlage sind auf Grund der modernen Erkenntnisse der Kieferorthopädie Spätschäden zu vermeiden, sofern das Kind früh eine richtige Behandlung erfährt. Hasenscharten und Wolfsrachen sind Mißbildungen, die restlos nur dann behoben werden, wenn das Kind mindestens bis zum 14. Lebensjahr unter Kontrolle steht. Erst nach der abschließenden zahnärztlichen Behandlung, auf die wir noch im einzelnen eingehen werden, kann der Patient völlig gleichberechtigt und lebenstüchtig sich selbst überlassen bleiben.

XII. Zahnärztliche Versorgung der Spaltträger

Kiefer- und Gaumenspalten bedingen sehr häufig ungünstige Zahnverhältnisse. Abgesehen von postoperativen Kieferverformungen, teilweise verlagerten Frontzähnen und sehr oft unregelmäßigem Zahnstand, sehen wir leider in einem großen Teil der Fälle tief zerstörte und kariöse Zähne. Ohne Zweifel scheuen sich viele Zahnärzte, diese Zähne zu behandeln. Sie fürchten unter der Behandlung Zwischenfälle und verweisen die Kinder deshalb an eine Klinik. Die Geduld der Eltern ist aber dann oftmals schon erschöpft, so daß der Zahnverfall fortschreitet.

Prinzipiell ist zu sagen, daß es gerade *bei den Spaltpatienten darauf ankommt, so viele Zähne wie möglich zu erhalten.* Dementsprechend sollte es jeder Zahnarzt als seine Aufgabe betrachten, sich dieser Kinder besonders anzunehmen. Den Eltern aber muß gesagt werden, daß sie schon bei geringsten Zahnbeschwerden ihrer Kinder den Zahnarzt aufsuchen sollten. Nur durch die *frühzeitige konservierende Zahnbehandlung* ist es möglich, die bei Spaltträgern in erhöhtem Maße anzutreffenden, vom Zahn ausgehenden Herderkrankungen einzuschränken.

Neben der konservierenden Zahnerhaltung stehen überwiegend kieferorthopädische und prothetische Maßnahmen bei den Spaltkindern im Vordergrund.

1. Kieferorthopädische Überwachung und Behandlung

a) Vorbehandlung

Bei den schwerer wiegenden Spaltarten, den Wolfsrachen, also den doppelseitigen Lippen-Kiefer-Gaumenspalten, oder sehr breiten einseitigen totalen Hasenscharten, kann manchmal eine Vorbehandlung mittels kieferorthopädischer Spezialapparate angebracht sein.

Durch die weitgehende Beweglichkeit der Spaltfortsätze stellt sich der Oberkiefer bis zu einem gewissen Grade relativ schnell in die gewünschte Lage ein, wodurch das operative Vorgehen weitgehend erleichtert werden kann. Diese von der *Düsseldorfer* Schule und dem bekannten Münchener Kieferorthopäden *Hans Derichsweiler* empfohlene Vorbehandlung haben wir erfolgreich in einzelnen Fällen durchgeführt. Erforderlich ist diese Behandlung in jedem Falle bei operativer Parallelverschiebung des Zwischenkiefers bei doppelseitigen Lippen-Kiefer-Gaumenspalten der Gruppe II.

b) Nachbehandlung

Das Eingehen einer Vorbehandlung ist weitgehend von der Spaltart abhängig; eine kieferorthopädische *Nachbehandlung* bzw. Kontrolle ist dagegen *bei jeder Hasen-*

scharten- und Wolfsrachenform erforderlich. Wie wir gerade im vorigen Kapitel besprochen haben, ist die Möglichkeit von Spätschäden in einem hohen Prozentsatz gegeben. Es muß also bereits nach der Lippenplastik eine Überwachung vorgenommen werden, die darauf zu achten hat, ob sich die Milchzähne richtig einstellen. Die Eltern haben darauf Obacht zu geben, daß die oberen Frontzähne über den unteren stehen. Jede Wachstumshemmung im Bereich des Oberkiefers offenbart sich zuerst in der Bißlage und Zahnstellung. Die Eltern haben also ein relativ einfaches Kriterium, Wachstumsstörungen festzustellen. Bei der geringsten Bißverschiebung, d. h. einer normalen Unterkieferentwicklung bei Hemmung des Längen- oder Breitenwachstums des Oberkiefers, ist eine sofortige Behandlung angezeigt. Aus diesem Grunde sollten nach Möglichkeit *Kontrollen im Zeitabstand von 1/4 Jahren erfolgen.*

Da eine kieferorthopädische Behandlung im Milchzahngebiß zwar durchgeführt ist, aber große Anforderungen an Eltern, Kind und Arzt stellt, erfolgt in den meisten Fällen die kieferorthopädische Behandlung erst nach teilweisem Durchbruch der bleibenden Zähne. Hier stehen wir einer großen Schwierigkeit gegenüber: Da nach vollzogener Gaumenplastik oftmals der Zahnwechsel einsetzt, kommt es oft zu einer Unterbrechung der kieferorthopädischen Behandlung. Im Wechselgebiß, also im Alter von 5 bis 8 Jahren, ist eine erfolgreiche kieferorthopädische Behandlung nicht gewährleistet. Viele Eltern glauben daher, daß ihr Kind nicht weiter behandelt werden soll und unterlassen die notwendigen Kontrolluntersuchungen. Auch die von ärztlicher Seite manchmal vorgenommene Vertröstung, nach 2 bis 3 Jahren die Behandlung fortzusetzen, mißverstehen viele Elternpaare, so daß oftmals eine weitere kieferorthopädische Behandlung unterbleibt, die gerade in dem Alter von 8 bis 12 Jahren sehr wichtig ist.

Die wachstumsbedingte Behandlungsunterbrechung darf keineswegs zu einer Unterbrechung der Kontrolle führen. Gerade unter der zweiten Zahnung treten bei Spaltträgern häufig Unregelmäßigkeiten der Zahnstellung auf, die behandlungsbedürftig sind. In solchen Fällen kommen kieferorthopädische Apparaturen zur Anwendung, die nach den Vorschriften des Arztes getragen werden müssen. Nur bei genauer Befolgung der ärztlichen Vorschriften — insbesondere durch das konsequente Tragen der kieferorthopädischen Platten, Spangen usw. — ist es möglich, die Oberkieferwachstumshemmung zu überwinden und ein annähernd normales Zahn- und Kiefersystem zu erhalten. Neben der Erkenntnis der Notwendigkeit einer regelmäßigen Kontrolle müssen sich also Eltern und Kinder im klaren sein, daß eine solche Behandlung langwierig ist und sehr viel Geduld erfordert*). Die im Augenblick auftretende Unbequemlichkeit sollten aber Eltern und Kind im Hinblick auf das Ziel in Kauf nehmen.

c) Spätbehandlung

Leider kommt es auch heute noch relativ häufig vor, daß die rechtzeitige kieferorthopädische Behandlung versäumt wird, und daß diese Patienten — oft aus kosmetischen Gründen — erst im Alter von 15 bis 16 Jahren den Arzt aufsuchen. Es wird in manchen Fällen noch möglich sein, eine kieferorthopädische Behandlung durchzuführen und den Schaden auszugleichen.

*) Auch die kieferorthopädische Behandlung genießt die Vorteile des neuen deutschen Körperbehindertengesetz. (Vgl. S. 128).

Insgesamt gesehen jedoch birgt die kieferorthopädische Spätbehandlung noch viele Probleme. Durch das ausgewachsene Gesichtsschädelskelett und die vollständig durchgebrochenen Zähne ist ein Einfluß auf das Kieferwachstum viel schwerer zu erzielen.

Der bereits genannte Münchener Kieferorthopäde *Hans Derichsweiler* hat aus diesem Grunde die sogenannte *Gaumennahtsprengung* entwickelt. Hierunter wird eine plötzliche Oberkieferdehnung verstanden, die innerhalb kürzester Zeit durchgeführt wird, und zwar nur bei vollständig verschlossenem Gaumen. Dabei kommt es zu einer Dehnung im Bereich des Narbengewebes oder zu einem sogenannten Grünholzbruch, also einer Oberkieferlängsfraktur, die jedoch infolge der intakten Schleimhäute relativ harmlos ist. Der große Vorteil dieser Methode besteht sowohl in der schnell durchzuführenden Oberkieferdehnung als auch in der Erweiterung der oft resonanzschwachen Nasenhöhle, so daß Sprache und Nasenatmung normalisiert werden können. Aus der Abbildung 50 ersehen wir das Prinzip dieser Behandlung, die bei uns in Spätfällen

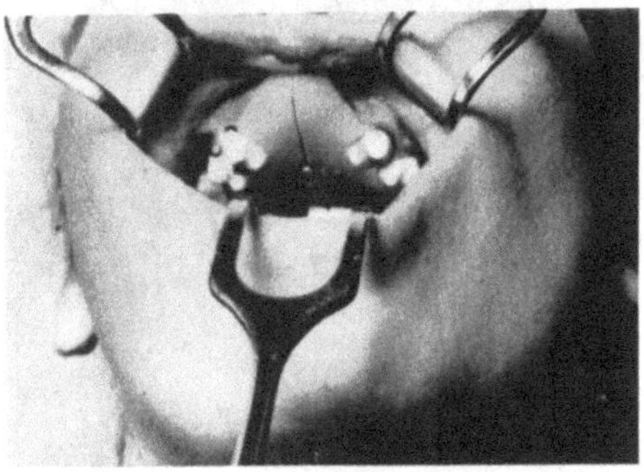

Abb. 50a

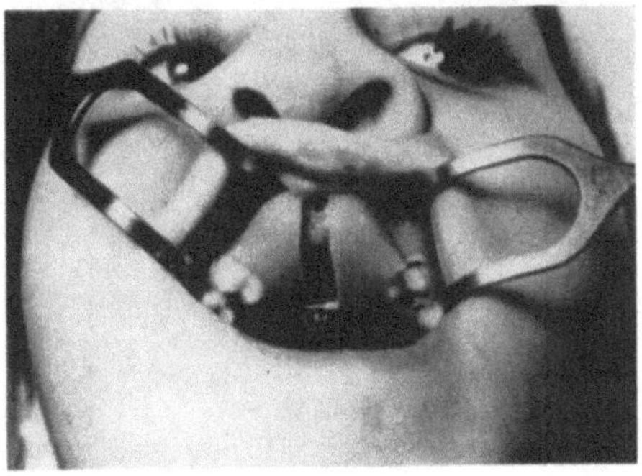

Abb. 50b

Abb. 50

Die bei der kieferorthopädischen Spätbehandlung oft verwendete Gaumennahtsprengungs-Platte. Obwohl bei kurzfristiger Sprengung Ringbänder auf die Prämolaren und Molaren gesetzt werden sollten, kommt man bei länger dauernder Sprengung mit Klammern aus, die durch Drahtligaturen gesichert werden.

häufig zur Anwendung gelangt. Bei den oft im Alter von 15 bis 20 Jahren notwendig werdenden Rehabilitationen mit ihren Korrekturoperationen hat sich uns diese Behandlung sehr gut bewährt.

2. Prothetische Behandlung

Jeder kieferorthopädisch erreichte Erfolg bei Spaltträgern muß prothetisch gesichert werden, d. h. die erreichte Kieferstellung muß durch Zahnersatzmaßnahmen fixiert werden. Die durch die Gaumenplastik hervorgerufene Narbe im Mittelteil des Oberkiefers wird bei nicht genügender Sicherung zwangsläufig zu einer erneuten Verengerung bzw. Verkürzung des Oberkiefers führen. Aus diesem Grunde ist die prothetische Sicherung erforderlich. Darüber hinaus erfüllt sie in den meisten Fällen noch einen anderen Zweck. Die Prothese hebt einmal die Oberlippe, gleicht dadurch das Profil aus und bewirkt infolge der künstlichen Zähne einen außerordentlich günstigen kosmetischen Effekt. Sehr zu empfehlen ist zu diesem Zwecke die Anfertigung massiver

Edelmetall- bzw. Jackettkronenbrücken, die sehr gut abgestützt sein müssen. Der Narbenzug kann so stark sein, daß leicht gebaute Brücken mit zarten Lötstellen einfach zerbrechen können. Aus diesem Grunde sind nur massive Konstruktionen angebracht. Auch die Anfertigung partieller abgestützter Prothesen (am günstigsten gegossener Skelettprothesen) zeitigt gute Resultate.

Falls noch weitere kosmetische Korrekturoperationen im Bereich der Lippe vorgesehen sind, muß das Problem zahnärztlich und chirurgisch erörtert werden. Nur der endgültige und richtige Zahnersatz garantiert den kosmetischen Erfolg. Dies trifft besonders für solche Fälle zu, die eine so starke Verkürzung und Verengung des Oberkiefers aufweisen, daß ein Ausgleich mit kieferorthopädischen Maßnahmen nicht mehr zum Ziel geführt hat. Abbildung 51 verdeutlicht einen solchen Fall und zeigt die großen

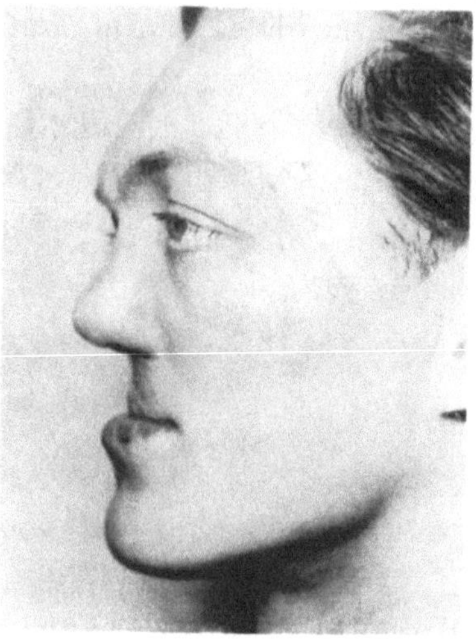

Abb. 51a

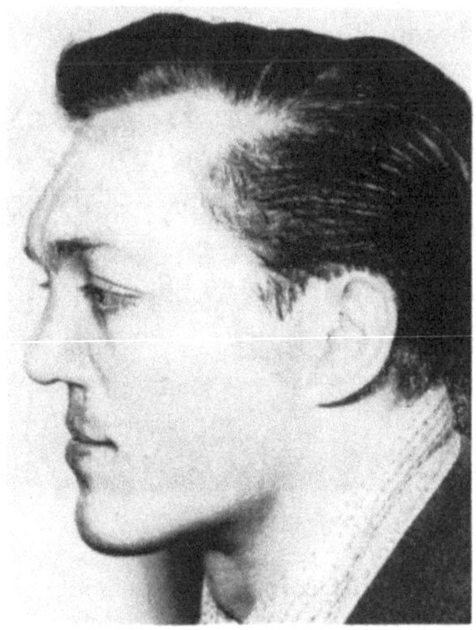

Abb. 51b

Abb. 51
Korrektur und Rehabilitation bei einem Patienten mit linksseitiger Lippen-Kiefer-Gaumenspalte. Es wurde abschließend eine Lippenkorrektur mit Neuber-Abbé'scher Plastik und eine Nasenkorrektur durchgeführt. Ein Cover-denture ergänzte die Behandlung.

Schwierigkeiten, die gerade bei der Spätbehandlung an den Arzt und Zahnarzt gestellt werden. Hier wird zuerst die schon beschriebene Gaumennahterweiterung durchgeführt, die meistens zu annähernd normalen Bißverhältnissen im Seitenzahngebiet führt. Da trotz dieser Maßnahmen noch eine zu starke Verkürzung des Oberkiefers mit einem Engstand der Front besteht, extrahieren wir die Zapfenzähne, manchmal auch die seitlichen Schneidezähne und belassen nur gesunde, vitale Zähne, die aus Gründen der Kariesverhütung überkront werden. Dann gliedern wir über die Vollkronen im Frontzahnbereich eine Prothese ein, die durch teleskopartige Halteelemente in den unregelmäßig stehenden Zähnen ihren Halt findet. Dieser Cover denture (bedeckendes Gebiß) bedeckt die eigenen, kosmetisch unschön wirkenden Zähne (Abb. 52). Die künstliche Oberkiefer-Zahnreihe steht also vor der eigenen und findet einen funktionellen Gegenbiß zu den Unterkieferzähnen. Dadurch ist neben der so wichtigen

Kaufunktion eine erhebliche Hebung der Oberlippe möglich, was zu einem kosmetischen Ausgleich des Profils führt.

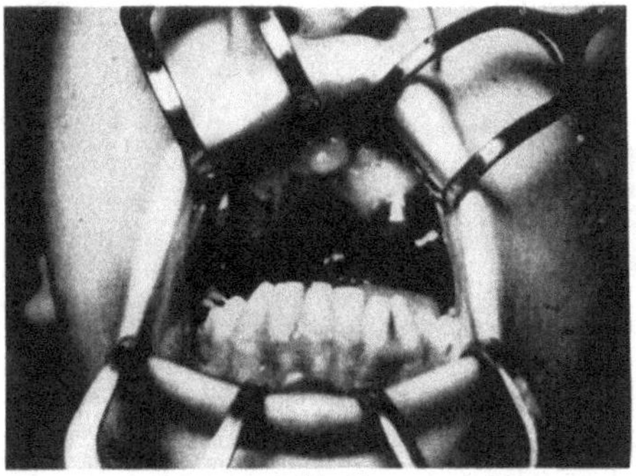

Abb. 52a

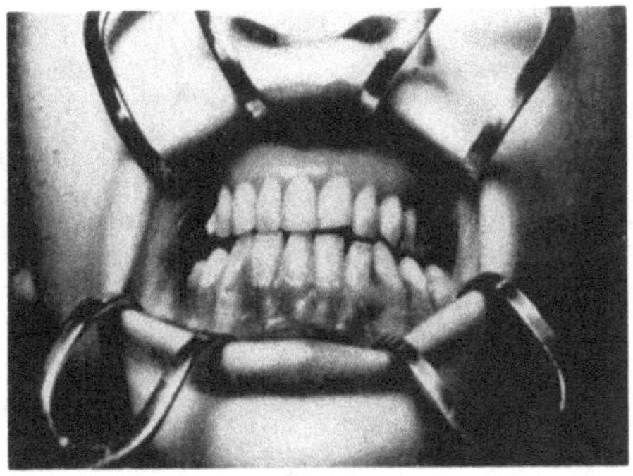

Abb. 52b

Abb. 52
Patient mit und ohne Cover-denture.

Wir empfehlen, alle als Halteelemente benutzten und durch die Plattenprothese verdeckten Zähne zu überkronen, da diese sonst infolge des Klammerdruckes oder anderer Befestigungsmöglichkeiten leicht kariös werden. Auch Teleskop-Prothesen können hier zur Anwendung gelangen. Welche Methodik im einzelnen bevorzugt wird, richtet sich auch nach den klinischen und wirtschaftlichen Verhältnissen der Patienten[1]).

3. Obturatoren

Der Versuch, die Gaumenspalten durch prothetische Maßnahmen künstlich zu verschließen, ist seit langem bekannt. Wie schon im geschichtlichen Teil besprochen wurde, sind bereits zu Zeiten *Ambroise Parés* Obturatoren — also Gaumenverschlußvorrichtungen — aus Baumwolle, Werg, Wachs, Leder, Kork und anderem verwendet worden. Mit den ersten Anfängen einer zahnärztlichen Technik ersetzt man diese sehr primitiven Verschlußapparaturen durch Gold- oder Silberplatten, die ihren Halt oftmals in der Gaumenspalte selbst fanden. Später wurde die Befestigung auf die Zähne ausgedehnt und die Sprechfunktion miteinbezogen. Aber erst die Erfindung des Kautschuks brachte eine wirkliche Verbesserung der Apparate. Es würde zu weit führen, im einzelnen alle Obturatoren aufzuführen, doch seien einige hervorragende Prothetiker genannt, die sich mit diesem Problem befaßten. So haben sich besonders *Kingsley, Suersen, Schiltsky* und *Warnekros* hervorgetan, die verschiedene Modifikationen erarbeitet haben. Die Abbildung 53 a zeigt einen starren Obturator nach Warnekros für nicht geschlossene Gaumenspalten und die Abbildung 53 b den Schiltskyschen Rachenobturator mit Spiralfedern für operierte, aber verkürzte Gaumensegel.

Während die starren Obturatoren zum Verschluß vollständiger Gaumenspalten nur noch sehr selten Verwendung finden — die operative Versorgung ist heute nicht mehr wegzudenken — begegnen uns doch mitunter noch Modifikationen des in Abbildung 53 b gezeigten *Schiltsky*schen Rachenobturators. Hier ist nach der Operation eine erhebliche

[1]) Vgl. Anhang (S. 128) (Ausführungen über das neue deutsche Körperbehindertengesetz).

Verkürzung des Gaumensegels eingetreten, so daß infolge des nun fehlenden Abschlusses zwischen Nasen- und Mundhöhle die Sprechfunktion beeinträchtigt ist. Zur

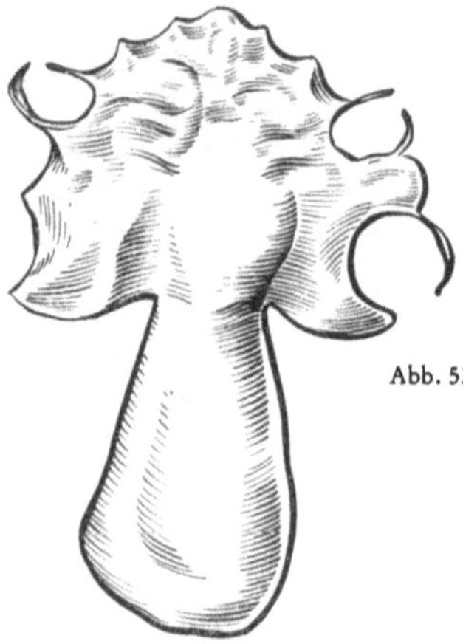

Abb. 53 a

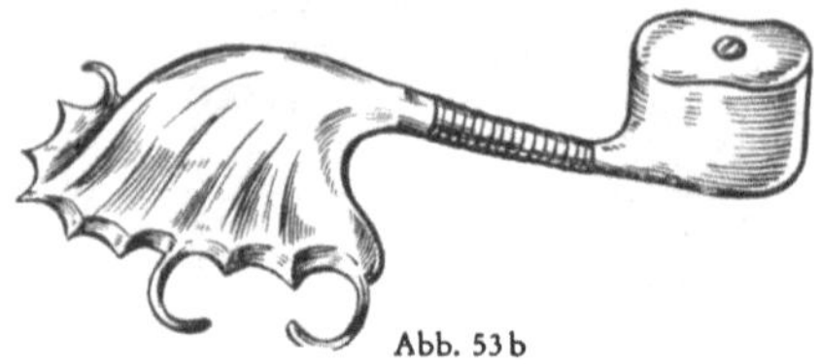

Abb. 53 b

Abb. 53 a
Starrer Obturator nach Warnekross für nicht operierte Gaumenspalten.

Abb. 53 b
Schiltsky'scher Rachenobturator aus Weichgummi mit Spiralfeder für operierte und verkürzte Gaumensegel.

Rekonstruktion dieser gestörten Funktion wird in seltenen Fällen noch ein solcher Rachenobturator eingegliedert. Wir können aber heute auf die Anwendung dieser Apparate vollständig verzichten, da es genügend operative Möglichkeiten gibt, ein schlechtes Sprachresultat zu verbessern. Der Obturator ist aber noch aus einem anderen Grunde überlebt; wie wir des öfteren gesehen haben, ist der Halt infolge des oft frühzeitigen Zahnverlustes auf die Dauer nicht gegeben. Auch eine Metallgerüstimplantation zur Befestigung von Obturatoren lehnen wir ab, da eine Gaumenspalte bekanntlich in jedem Alter operativ mit gutem Erfolg verschlossen werden kann.

Wir schließen die Frage der zahnärztlichen Versorgung der Spaltträger mit der zusammenfassenden Feststellung ab, daß die *Hauptaufgabe des Zahnarztes* bei der Spaltträger-Betreuung in der *konservierenden und kieferorthopädischen Überwachung und Sicherung* des normalen Oberkieferwachstums liegt.

XIII. Rehabilitation und Korrekturoperationen

Die primären Eingriffe, also die erstmalige Lippen- und Gaumenplastik, führen sehr oft nicht zu endgültig befriedigenden kosmetischen Ergebnissen. Während die anatomische Rekonstruktion des Gaumens kaum noch technische Schwierigkeiten bereitet — hier kommt es letztlich nur auf die Funktion, also auf das Sprechergebnis an — wird auf die annähernd normale Gestaltung der Lippe und der Nase sehr großer Wert gelegt. Unser Ziel, den Spaltträger völlig unauffällig zu machen, ist deshalb so schwer zu erreichen, weil auch die feinste Naht eine Narbe hinterläßt, die mehr oder weniger sichtbar bleibt.

Manche Kliniker sind der Ansicht, Korrekturoperationen im Bereich der Nase und der Lippe sollten um das 5. Lebensjahr vorgenommen werden. Wir schließen uns diesem Standpunkt an, wenn die erste Operation zu einem *ungenügenden* Resultat geführt hat. *Eine Lippenkorrektur im Alter von 5 Jahren sollte nur aus funktionellen Gründen* vorgenommen werden. Sicherlich darf das Kind in der Schule nicht zu stark unter der Mißbildung leiden, doch ist eine rein kosmetische Korrektur nicht vor der zweiten Zahnung zu empfehlen. In den Entwicklungsjahren und unter den verschiedenen Einflüssen, denen das Kiefer- und Nasenwachstum sowie die Lippenform ausgesetzt sind, kann es zu so erheblichen Abweichungen kommen, daß im 15. Lebensjahr der erneute Wunsch einer Korrektur geäußert wird. Jede Operation erfordert aber plastisches Material und je öfter operiert wird, desto weniger Material ist vorhanden und um so schlechter muß das Ergebnis werden.

Wir stehen auf dem Standpunkt, daß die Rehabilitation des Spaltträgers erst nach der endgültigen zahnärztlichen Versorgung einzusetzen hat, also nach Vollendung des Kieferwachstums im Alter von 14 bis 18 Jahren. Im allgemeinen werden bei uns erst dann die kosmetischen Korrekturoperationen vorgenommen.

Um einen kurzen Überblick zu geben, wollen wir an Hand einiger Fälle solche typischen Rehabilitationen besprechen.

Der einfachste Eingriff ist die Lippenkorrektur, wenn die Form der Nase funktionell und kosmetisch so befriedigend ist, daß lediglich eine Wiederholung der Lippenplastik zu erfolgen braucht. Auch hier stehen wieder, wie bei der primären Lippenplastik, die Methode nach Veau, Rosenthal, Axhausen und Waßmund der Technik Le Mesuriers gegenüber.

In den meisten Fällen wird aber eine gleichzeitige Nasenkorrektur durchzuführen sein. Es ist nicht Aufgabe dieses Büchleins, alle Korrektur-Plastiken zur Verbesserung der Nasenform aufzuzählen, doch soll prinzipiell gesagt sein, daß es heute zwar schon Verfahren gibt, den oft abgeplatteten und asymmetrischen, knorpelschwachen Nasenflügel zu korrigieren; der Erfolg dieser Operation ist aber zum Teil noch recht zweifelhaft, wenn auch eine Besserung hinsichtlich der Nasenform immer zu erwarten ist. Der Spaltträger muß aber wissen, daß es hier nicht, wie bei Lippe und Gaumen, nur vom Können des Operateurs abhängt, sondern oft genug auch von den vorliegenden Verhältnissen. Wenn auch eine Knorpelschwäche bis zu einem gewissen Grade durch eine Knorpelimplantation behoben werden kann, so liegt noch längst nicht ein normaler Nasenknorpel vor. Wenn wir unter diesem Aspekt die Nasenkorrekturen betrachten, werden wir mit Hilfe der verschiedenen Methoden (z. B. *Herfert, Schmid, Trauner, Wirth)* befriedigende Resultate erzielen.

Fast alle Patienten, die zu endgültigen Korrekturoperationen kommen, weisen eine Oberkieferwachstumshemmung auf. Wir nennen diese Formveränderung (wie schon im Kapitel „Operative Spätschäden (S. 82) erklärt) Pseudo-Progenie; damit wollen wir sagen, daß nur eine scheinbare Überentwicklung des Unterkiefers vorliegt, die in Wirklichkeit auf das gehemmte Oberkieferwachstum zurückzuführen ist. Diese Pseudoprogenie auszugleichen, ist eines unserer ersten Anliegen. Im einzelnen gehen wir folgendermaßen vor:

Der 23jährige Patient suchte uns, wie die Profilaufnahme Abbildung 54 a zeigt, mit einer erheblichen Pseudoprogenie bei verkürzter und sehr knapper Oberlippe auf. Die

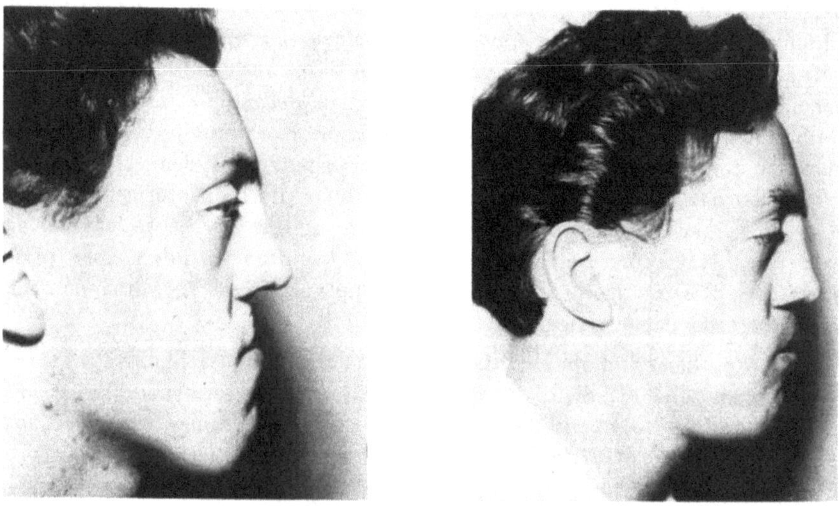

Abb. 54 a Abb. 54 b

Abb. 54
Rehabilitation und Korrektur bei einem Patienten mit rechtsseitiger Lippen-Kiefer-Gaumenspalte, bei dem durch Neuber-Abbé'sche Plastik, Abtragung der Kinnprominenz und Einsetzen eines Cover-denture ein wesentlich besseres Profil erzielt wurde.

Lippe war bereits dreimal voroperiert worden und zeigte im Bereich der früheren Spalte eine deutliche Narbenplatte. Hier wurde nach einer Gaumennahtsprengung und umfangreichen zahnärztlichen Maßnahmen ein Cover denture eingegliedert, der die Oberlippe anheben und die Profilsenkrechte verbessern sollte. Infolge der zu engen und narbigen Oberlippe war das jedoch nicht möglich, so daß eine Neuber-Abbésche

Lippenplastik notwendig wurde. In den Abbildungen 55 a bis c sind die Prinzipien dieses Operationsvorgehens dargestellt, die darin bestehen, daß durch Verpflanzung

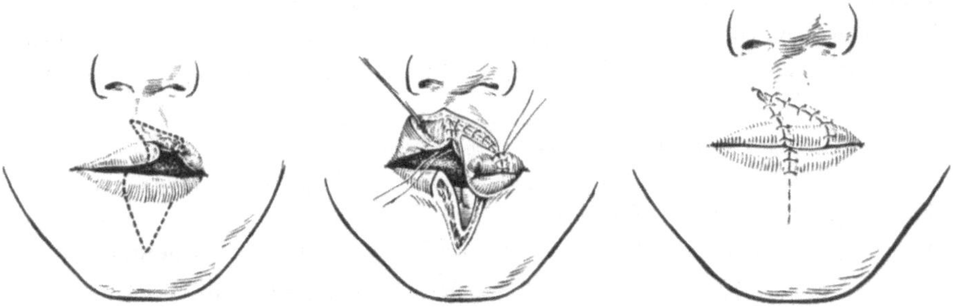

Abb. 55 a Abb. 55 b Abb. 55 c

Abb. 55 Schematische Darstellung der *Neuber-Abbé*'schen Plastik.

eines Unterlippenteils die Oberlippe entlastet und verbreitert wird. Man näht gewissermaßen einen Unterlippenausschnitt in die Oberlippe und erhält dadurch eine wesentlich lockere und volle Oberlippe. Um die Pseudoprogenie noch weiter auszugleichen, wurde die kosmetisch unschöne und sehr auffällige Prominenz des Kinnteils abgetragen. Eine in manchen Fällen durchgeführte Rücklagerung des gesamten Unterkiefers würde hier nicht den Erfolg zeitigen, da allein dieser Eingriff, wie Abbildung 54 b zeigt, das Profil harmonisch ausgleicht.

Bei doppelseitigen Lippen-Kiefer-Gaumenspalten fällt besonders die breit auseinandergezogene „Schafsnase" mit dem zu kurzen Nasensteg auf (Abb. 56). Hierdurch

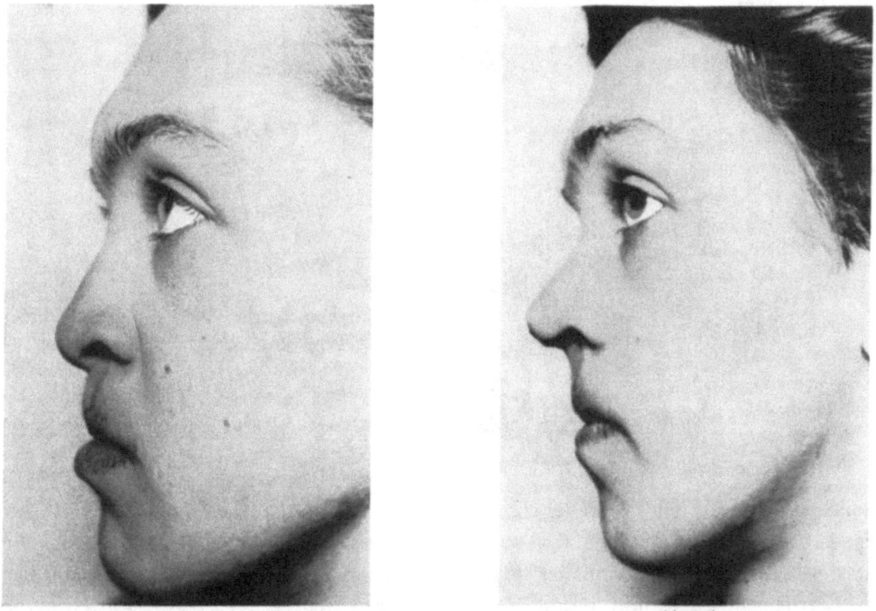

Abb. 56 a Abb. 56 b

Abb. 56 Verlängerung des Nasenstegs durch Einsetzen eines Knickspanes bei einer doppelseitigen Lippen-Kiefer-Gaumenspalte.

kommt es zu den typisch platten Nasen, deren Form in der Mehrzahl der Fälle nur durch Verlängerung des Nasenstegs zu bessern ist. Es gibt auch hier wiederum die verschiedensten Operationsvorgehen *(Gillies, Killner, Schmid, Schuchardt, Trauner, Wirth)*, doch können wir hier keineswegs alle aufzählen. Nach *Trauner* und *Wirth*, die sich besonders mit diesem Thema beschäftigt haben, führt man die Verlängerung des hautigen Nasenstegs

a) am häufigsten aus dem Mittelteil der Lippe durch oder
b) macht eine frühere oder spätere Korrektur an der Nasenspitze oder
c) benutzt ein freies Transplantat oder
d) verbessert die Nasenform mittels eines aus der Ferne entnommenen Rundstillappens.

Wir benutzen zu solchen Eingriffen häufig den Mittelteil der Lippe und implantieren nach der Lippenkorrektur einen sogenannten Knickspan, den wir dem Schienenbein entnehmen und zur Sicherung des verlängerten Nasenseptums in die Nase einpflanzen (Abb. 57).

Umstritten sind Korrekturmaßnahmen aus dem Gewebe vom sogenannten Rundstiel- oder Fernlappen. Man sollte bei Hasenscharten und Wolfsrachen immer versuchen,

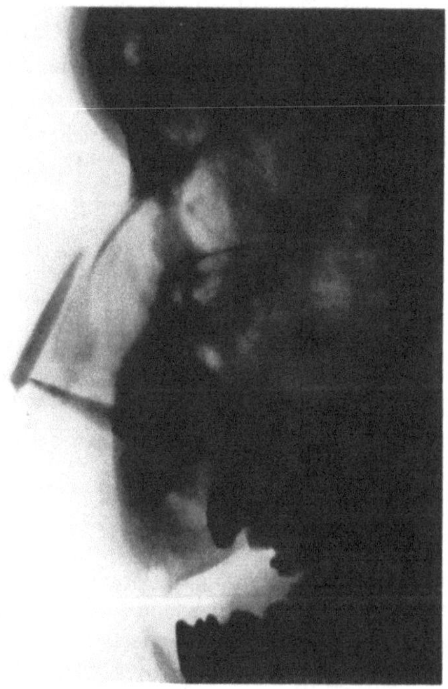

Abb. 57
Röntgenologische Darstellung des in die Nase implantierten Knickspanes.

mit der plastischen Substanz der Umgebung auszukommen, denn nur dieses Gewebe bürgt für die gleiche Farbtönung, wie sie die Oberlippe aufweist. Ein aus der Ferne (Bauch oder Brust) entnommener Hautanteil wird allein schon durch seine intensiv gelbe Farbe auffallen und damit das Ziel, die Unauffälligkeit des Patienten, verfehlen. Dazu kommen noch die Bedenken, die in der Unbeweglichkeit des Ferntransplantates bestehen. Während das Umgebungsgewebe infolge der mimischen Gesichtsmuskulatur reichlich mit Muskelfasern versorgt ist, finden wir in den Fernlappen nicht eine einzige Muskelfaser, lediglich völlig unbewegliches Fettgewebe. Auch dieser Nachteil sollte bei Fernplastiken bedacht werden.

Anders verhält es sich bei großen Restdefekten im Bereich des Gaumens. Hier ist die Anwendung von Fernlappen angezeigt, die besonders im Bereich des harten Gaumens ausgezeichnete Dienste leisten (Abb. 58). Wenn auch der weiche Gaumen in die Fern-

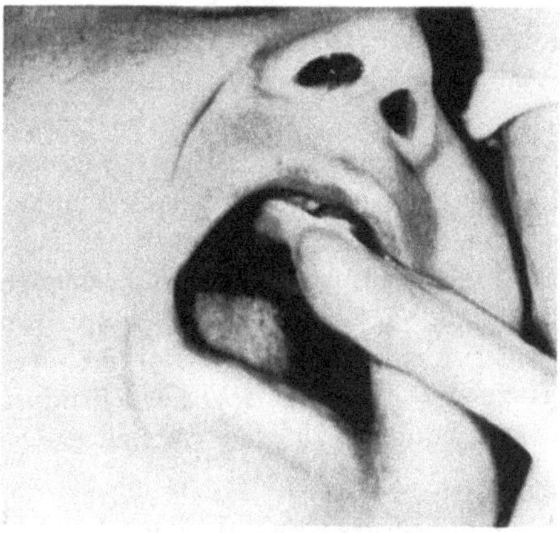

Abb. 58 a

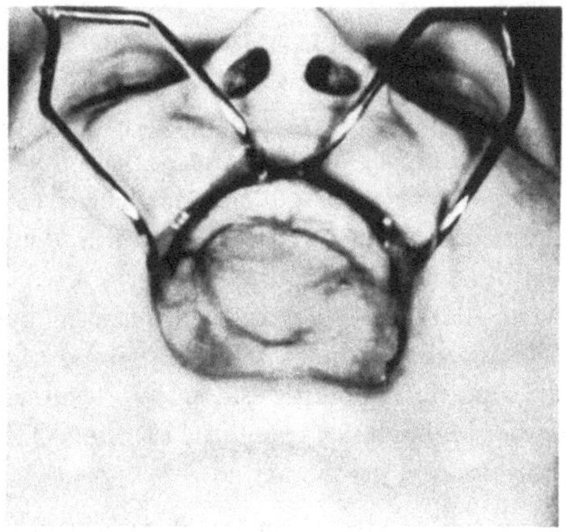

Abb. 58 b

Abb. 58
Verwendung eines Rundstiellappens zur Deckung eines großen Defektes im Bereich des harten Gaumens.

lappenplastik einbezogen werden soll, ist auf die Funktion des Velums zu achten. Erst die in dem nächsten Kapitel beschriebenen sprachverbessernden Operationen werden den unbeweglichen Rundstiellappen die nötigen Funktionsimpulse geben können.

So gibt es, angefangen von den einfachen Lippenkorrekturen über Naseneingangs-Plastiken, Knorpel- und Knochenimplantationen in die Nase, *Abbé-Neuber*schen Operationen, sehr viele Verfahren, die imstande sind, die Gesichtsform des Spaltträgers vorteilhaft zu verändern. Ein großer Teil dieser Eingriffe wird aus der kosmetischen Chirurgie übernommen und findet hier erst den rechten Sinn.

XIV. Sprechtherapie und sprachverbessernde Operationen

Zur Versorgung der Gaumenspalten gehört neben der chirurgischen und zahnärztlichen Behandlung als völlig gleichberechtigter Zweig die Sprechtherapie. Schon *Langenbeck* (1810—1887) beklagte sich darüber, daß die Ausführung einer Gaumenplastik oftmals nicht den Erfolg erreicht, den sich der Arzt von der Operation verspricht. Ja, es wurde sogar mit Recht gefragt: Wozu werden Gaumenspalten überhaupt operiert, wenn die Kinder später doch nicht in der Lage sind, annähernd normal zu sprechen? Aus diesem Grunde ist es als ein großes Verdienst anzusehen, daß es heute durch chirurgische, zahnärztliche und — keineswegs zuletzt! — durch sprachheil-therapeutische Maßnahmen möglich ist, dem Gaumenspaltenträger zu einer normalen Umgangssprache zu verhelfen.

Das Problem der normalen Sprechentwicklung hängt selbstverständlich von sehr vielen Faktoren ab. Die wichtigste Rolle auf dem Wege zur Normalsprache übernimmt aber zweifellos das Elternhaus, welches das Spaltträgerkind umgibt und anleitet. Schon *vor der Gaumenplastik* sollten daher die Eltern und Erzieher *immer darauf achten, daß das Kind langsam und deutlich spricht.* Nach Möglichkeit soll sich das Kind erst gar nicht ein sprachliches „Schludern" angewöhnen, das später sehr schwer zu überwinden ist. Es ist daher immer wieder erfreulich, wenn man schon vor der Operation Kinder mit einer zwar noch gestörten, aber deutlich verständlichen Sprache erlebt. Durch den fehlenden Abschluß zwischen Nasen- und Mundhöhle kann das Kind selbstverständlich nicht normal sprechen. Wenn aber die Eltern das Kind zum deutlichen Sprechen anhalten und hierbei den nötigen Nachdruck walten lassen, so kommt es zu einer guten Muskelbewegung im Bereich des weichen Gaumens, die für den Erfolg der späteren Gaumenplastik entscheidend sein kann. Die Eltern haben für die spätere Sprechentwicklung ihres Kindes Entscheidendes zu leisten.

Das Alter, in dem die Gaumenplastik durchgeführt wird, spielt eine weitere große Rolle. Als Faustregel gaben wir an: Je früher operiert, desto besser für die Sprache (um so schlechter für das Oberkieferwachstum). Es sollte daher im Hinblick auf die Sprache unser größtes Anliegen sein, nach Abwägen aller Tatsachen — normal entwickeltem Oberkiefer und Möglichkeit einer kieferorthopädischen Behandlung — den Eingriff möglichst früh durchzuführen. Das macht bei den Spalten des weichen Gaumens keine Schwierigkeit; wir führen deshalb die Operation vor dem Bewußtwerden des eigenen Ichs, also *vor* dem 30. Monat, durch. Bei den Spalten des harten Gaumens, insbesondere bei den durchgehenden Lippen-Kiefer-Gaumenspalten, müssen wir uns nach den Gegebenheiten richten, werden also kaum vor dem 30. Lebensmonat operieren können.

Auch die Technik der Operation entscheidet oftmals über die spätere Sprechentwicklung. Wenn allein schon der harmlose Eingriff einer Mandelentfernung manchmal zu sprachverändernden Komplikationen führt, so ist es einleuchtend, daß so umfangreiche Operationen wie die Gaumenplastik die Sprechfähigkeit beeinflussen können. Jede zusätzliche Narbenbildung im Bereich des weichen Gaumens wird die Muskelbewegung einschränken, so daß auch bei genügend langem Velum oftmals der Spracherfolg nicht gewährleistet ist. Gerade in früherer Zeit, in der die Gaumenspaltenchirurgie noch nicht so entwickelt war wie heute und sehr viele Mißerfolge zustandekamen, stand das rein operative Vorgehen besonders im Vordergrund. Es kam darauf an, die Gaumenspalte zu verschließen; wie das erreicht wurde, war nicht wesentlich. Dazu gehören die umfangreichen und die die gesamten Rachenweichteile mobilisierenden Entlastungsschnitte, die wochen-, ja monatelang tamponiert wurden. Ein solcher Gaumen heilte zwar primär, doch bildete sich nicht selten eine erhebliche Kieferklemme aus, und später stellten sich umfangreiche Narbenzüge ein. So werden manchmal beachtliche Entlastungsnarben gesetzt, die infolge der großen Narbenplatten zu einer Kieferklemme des 2. Grades führen können. Darunter muß die Funktion des weichen Gaumens und damit die Sprache leiden.

Dagegen wandte sich der große französische Spaltchirurg *Victor Veau*, der einerseits durch die Einführung der nasalen Schleimhautnaht den nasalen Resonanzraum verkleinerte, andererseits aber in konsequenter Folge alle tiefgreifenden Entlastungsschnitte ablehnte, die die Funktionstüchtigkeit der Gaumenmuskulatur beeinträchtigen konnten.

Aber auch das schonendste Operieren kann nicht unbewußt gewordene Sprach- und Sprechangewohnheiten beseitigen. So werden viele Eltern nach der Operation ihres Kindes feststellen müssen, daß — nach einer anfänglichen Besserung — viele alte Sprechgewohnheiten vom Kinde beibehalten werden. Einen Vergleich bietet das dialektgebundene Sprechen, dessen Träger nur schwer ein reines Hochdeutsch erlernt. Auch das Gaumenspaltenkind hat in der Zeit vor der Operation viele Angewohnheiten, — so die typische Rachenlautsprache und auch ein bestimmtes, zur verständlichen Aussprache notwendiges Grimassieren — die es nach der Operation weiterpflegt. Hier kann nur eine konsequente Sprachtherapie helfen, die deshalb unbedingt zur Versorgung der Gaumenspaltenkinder gehört. Es gibt zwar Kinder, die auch ohne Sprechunterricht in relativ kurzer Zeit eine normale Umgangssprache annehmen, doch sollten die Eltern immer einen erfahrenen Sprachheiltherapeuten zurateziehen.

Die Sprechtherapie kann ambulant oder stationär durchgeführt werden. In den meisten Fällen wird nur ein ambulanter Unterricht möglich sein, doch sollte dieser dann mindestens zweimal wöchentlich gegeben werden. Durch spezielle Verfahren und Instrumente, die weitgehend von *Gutzmann, Doubeck* u. v.a. entwickelt sind, wird dem Kind ein Gefühl für das eigene Sprechvermögen vermittelt und ein bewußtes Sprechen gelehrt. Hierdurch werden die unbewußten Angewohnheiten weitgehend eingeschränkt, so daß nach einem durchschnittlich einjährigen Unterricht eine annähernd normale Umgangssprache erreicht ist.

Die Internatsbehandlung, die gegenüber der ambulanten Behandlung meist in einem sechswöchigen klinischen Aufenthalt mit täglich drei- bis vierhalbstündigen Übungslektionen besteht, bietet sehr große Vorteile, doch kann hierbei die vorschulische Sprecherziehung nur mit Hilfe ausgebildeter und erfahrener Logopädinnen durchgeführt werden.

Man kann auch, wie in Thallwitz, wo es ein Sprechheil-Internat gibt, Eltern-Kurzlehrgänge einführen, in denen die Sprachheil-Therapeutin den Elternpaaren die Grundregeln der nachoperativen Sprechentwicklung erläutert.

Auf dem Wege der Sprechbehandlung und -betreuung gehen die verschiedenen Fachkliniken unterschiedlich vor. Einzelne Institute haben hier schon Außerordentliches geleistet; letztlich kommt es aber nur darauf an, die Eltern zu unterweisen, daß die Wiedergewinnung einer normalen Umgangssprache von einer sorgfältigen und konsequent durchgeführten Sprachtherapie abhängt.

Es gibt auch einzelne Patienten, die trotz systematischen Sprechunterrichts nicht in der Lage sind, normal zu sprechen. Hierbei handelt es sich in der Mehrzahl um Fälle, bei denen auf Grund unvollständiger anatomischer Rekonstruktion des Gaumengewölbes eine normale Funktion, also eine normale Sprache, nicht möglich ist. So kommt es z. B. vor, daß die Gaumenplastik nicht vollständig gelang und ein größeres Restloch zurückblieb. Solange der Gaumen nicht vollständig verschlossen ist und größere Verbindungen zwischen Nasen- und Mundhöhle bestehen, muß der Patient ein offenes Näseln in Kauf nehmen. Die kleineren Restlöcher, die sich nach der Operation oft noch verkleinern, erzeugen einen allmählich stärker werdenden Narbenzug, der die Länge des Gaumensegels erheblich verkürzt und dessen Beweglichkeit einschränkt. Im Endzustand finden wir also einen Patienten, der trotz verschlossenen Gaumens nicht in der Lage ist, Mund- und Nasenhöhle zu trennen. Da dies aber die Voraussetzung für eine normale Sprache ist, muß es zu den typischen Sprachfehlern kommen. In der Abbildung 59 sehen wir ein Velumende, das zu rigide und zu kurz ist, um eine normale Sprechfunktion zu ermöglichen.

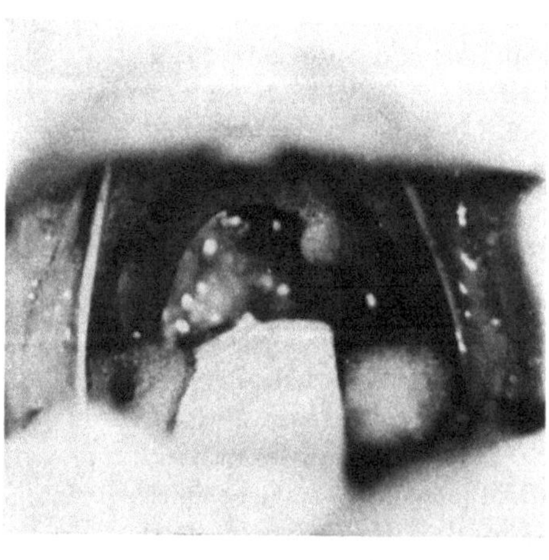

Abb. 59
Verkürztes und rigides Velum (deutliche Ernst'sche Narbenstränge), das eine normale Umgangssprache nicht ermöglichte.

Schon im vorigen Jahrhundert haben sich daher verschiedene Ärzte mit diesem Problem auseinandergesetzt und operative Vorschläge ausgearbeitet. Auf Anregung von *Passavant,* der hierzu grundlegende Verfahren erarbeitete, hat *Schönborn* die sogenannte Pharyngoplastik entwickelt. Erst *Rosenthal* konnte dieses Verfahren so weit ausbauen, daß es heute als die beste sprachverbessernde Operation gilt. Dabei wird, wie aus Abbildung 60 zu ersehen ist, aus dem Bereich der Rachenhinterwand

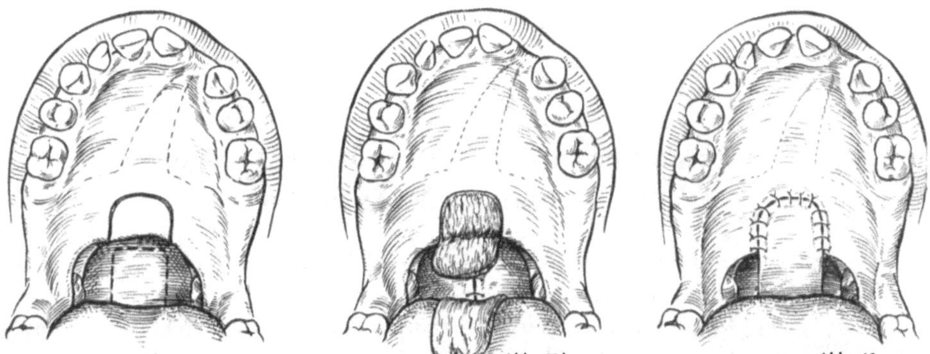

Abb. 60a Abb. 60b Abb. 60c

Abb. 60 a—c Schematische Darstellung der Schönborn-Rosenthal'schen Pharyngoplastik, bei der ein Lappen aus der Pharynxhinterwand auf das Velum gesteppt wird. (Modifikation nach *Herfert*)

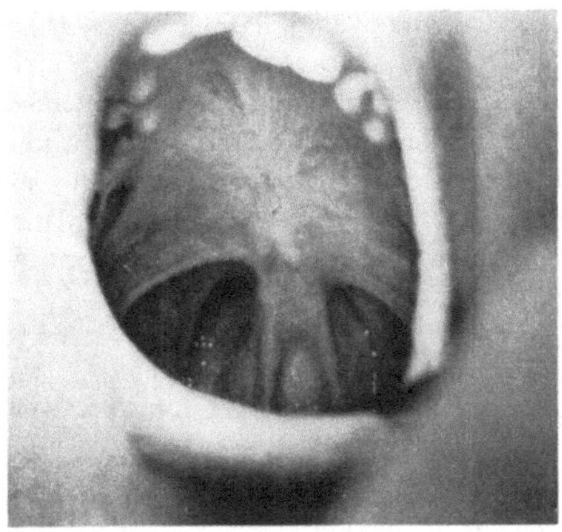

Abb. 61 Klinisches Ergebnis einer solchen Pharyngoplastik, die den Abschluß zwischen Mund- und Nasenhöhle ermöglichte, also die Voraussetzung für eine normale Umgangssprache schuf.

ein Stiellappen gebildet, der auf das zu kurze und vernarbte Gaumensegel — nach Schaffung eines Bettes — aufgesteppt wird. *Rosenthal* sagt dazu: „Die Pharyngoplastik dient dem Zweck, das Gaumensegel stark nach hinten zu ziehen und zu verlängern." Außerdem wird durch die Entnahme des Schlundwandlappens der Rachen an der für die Sprache so wichtigen Stelle verengt, was sich auf die Lautbildung sehr günstig auswirkt. Durch diese Operation wird die Nasen- von der Mundhöhle getrennt und dadurch eine normale Umgangssprache möglich (Abb. 61). In vielen Fällen ist nun aber erst recht ein Sprachunterricht erforderlich, so daß die Notwendigkeit dieses Eingriffs am besten zwischen Chirurgen und Sprachheiltherapeuten vereinbart wird.

Neben der *Rosenthal*schen Plastik gibt es noch andere Modifikationen; die Verfahren nach *Trauner, Sanvenero-Roselli* und *Hynes* sind am bekanntesten.

Auch andere velumverlängernde Operationen erzielen ausgezeichnete Sprachresultate.

XV. Krankheitsdispositionen des Spaltträgers und verhütende Maßnahmen

In dem IX. Kapitel „Pflege des neugeborenen mißbildeten Säuglings“ (S. 64) haben wir ausdrücklich betont, daß es sich bei der *Mehrzahl der Hasenscharten- und Wolfsrachenträger um primär gesunde Kinder* handelt. Die meisten sogenannten konstitutionsbedingten Erkrankungen sind sekundärer Natur und kommen durch die Spaltbildung zustande. Es gibt also bei diesen Kindern zweifellos Krankheitsdispositionen, die unbehandelt zu bestimmten Leiden führen.

Die häufigste Komplikation, die wir kennen, ist neben dem relativ unbedeutenden Nasen- und Rachenkatarrh die *Mittelohrentzündung* und die in ihrem Gefolge auftretenden Hörstörungen. Eine interessante Statistik ist erst kürzlich erschienen. Da uns die Verhütung der außerordentlich häufigen Mittelohrkomplikationen sehr am Herzen liegt, geben wir einige Werte aus der *Lorenz*schen Arbeit wieder. Der Autor untersuchte 102 Gaumenspalt-Patienten und stellte bei rund 62 % von ihnen krankhafte Ohrbefunde fest. Im einzelnen gliederte er seine Untersuchungen folgendermaßen auf:

Tabelle 17

Übersicht über krankhafte Ohrbefunde bei Gaumenspaltenträgern
(im Alter von 1 bis 25 Jahren)

Operierte Gaumenspalten	57
Pathologische Ohrbefunde	44
a) doppelseitige Befunde	34
b) einseitige Befunde	10
Nicht operierte Gaumenspalten	32
Pathologische Ohrbefunde	19
a) doppelseitige Befunde	14
b) einseitige Befunde	5
Insgesamt:	
Untersuchte Gaumenspalten	89
Pathologische Ohrbefunde	63
a) doppelseitige Befunde	48
b) einseitige Befunde	15

Doppelseitige Ohrbefunde traten etwa dreimal so häufig auf wie einseitige, während eine Bindung der Ohrerkrankungen an einen bestimmten Spalttypus nicht gefunden werden konnte.

Das Hörvermögen überprüfend fand *Lorenz* folgende Werte:

Tabelle 18

Übersicht über das Hörvermögen bei Gaumenspaltenträgern

		Schwerhörigkeit		
		leichte	mittelstark	hochgradig
Operierte Gaumenspalten	59			
einseitig reduziertes Hörvermögen	10	6	2	2
doppelseitig reduziertes Hörvermögen	23	20	2	1
normales Hörvermögen	26			
Nicht operierte Gaumenspalten	24			
einseitig reduziertes Hörvermögen	2	2	—	—
normales Hörvermögen	6			

Wir sehen also, daß ein großer Teil der Gaumenspaltträger hörgeschädigt bzw. ohrkrank ist. Diese prozentual sehr hohe Beteiligung fällt besonders dann auf, wenn man sich die Normalwerte vergegenwärtigt. Bei einer Untersuchung an beinahe 40 000 Kindern konnte *Heese* nicht einmal 2 % Ohrenkranke finden.

Tabelle 19

Übersicht über Hörminderung und krankhafte Ohrbefunde in der Normalbevölkerung (Heese)

Zahl der Schüler	39 553	100 %
ohrkrank gemeldet	725	1,8 %
durch Untersuchung gesicherter, krankhafter Ohrbefund	638	1,6 %

Die Ursache für diesen so hohen prozentualen Unterschied der Ohrerkrankungen zwischen Normalbevölkerung und Gaumenspaltträgern liegt großenteils in der Funktion des weichen Gaumens begründet. Da der Infektionsweg bei der Mittelohrentzündung fast ausschließlich über die Tuba Eustachii läuft, deren Verschluß und deren Öffnung aufs engste mit dem Schluckakt (also mit der Funktion der Velummuskulatur) verbunden ist, muß eine Gaumenspalte zu Tubenkatarrhen bzw. -verstopfungen disponieren. Es kommt also bei einer Gaumenspalte, bei der die Muskulatur des weichen Gaumens getrennt ist, zu einem unvollkommenen Schluckakt. Da dieser jedoch aufs engste mit der Öffnung und Schließung der Eustachischen Tube zusammenhängt (wir brauchen nur an das im Auto oder Flugzeug häufige Schlucken zu denken, das den Ohrendruck beseitigt), kommt es zu den häufigen Ohrenkomplikationen. Bei 77 Tubendurchblasungen fanden sich dementsprechend 43 Tuben als gut durchgängig, 11 schlecht und 23 nicht durchgängig. Dabei war es belanglos, ob die Gaumenspalte operiert worden war oder nicht. Bisher glaubten wir nämlich mit *Axhausen*, daß die Gefahr einer Mittelohrentzündung „mit der Zahl der Jahre, die vor der Plastik liegt", wächst. Aus diesem Grunde wurde von vielen Spaltchirurgen auch die Frühoperation empfohlen. *Lorenz* konnte nun an Hand seiner Untersuchungsreihe nachweisen, daß das Operationsalter relativ unwesentlich ist und daß viele Ohrerkrankungen schon sehr früh auftreten.

Tabelle 20

Zeitpunkt des erstmaligen Auftretens einer Mittelohrentzündung bei Gaumenspaltenträgern

Mittelohrentzündung im 1. Lebensjahr	7
2. „	9
3. „	5
4. „	5
5. „	5
6. „	1
7. „	3
13. „	1

Demgegenüber zeigt die folgende Tabelle, daß trotz verschiedenen Operationsalters eine relativ gleichbleibende Zahl von Ohrkomplikationen zu finden ist.

Tabelle 21

Operationstermine und Mittelohrentzündung

Operationsalter	Fälle	krankhafter Ohrbefund
vor dem 3. Lebensjahr	9	8
„ „ 4. „	10	7
„ „ 5. „	11	8
„ „ 6. „	2	1
„ „ 7. „	5	4

Trotz dieser durchaus nicht ermunternden Übersicht, die auch eine Prophylaxe durch frühzeitige Operation nicht bestätigt, sollte man sich doch darüber im klaren sein, daß es sich bei diesen Ohrerkrankungen um relativ geringe Schäden handelt. So konnten unter 83 Gaumenspalten beispielsweise nur 5 Fälle von hochgradiger Schwerhörigkeit gefunden werden. Erst wenn überhaupt keine Behandlung durchgeführt wird, kommt es zu schwerwiegenden Folgen, wie die 13 Gaumenspaltenträger älterer Jahrgänge zeigten, von denen sieben innenohrgeschädigt waren.

Nach Möglichkeit sollte das Spaltkind einem speziell interessierten Hals-, Nasen-Ohrenarzt vorgestellt werden, der eine frühzeitige, möglichst vor der Operation einzuleitende Behandlung durchführt.

Schon bei der Ernährung betonten wir das relativ häufige Auftreten von *Bronchitiden.* Im Gegensatz zu den Ohrkomplikationen hat aber hier schon die Lippenplastik einen günstigen Einfluß auf die Verhütung dieses Krankheitsbildes. Nach Rekonstruktion des Gaumengewölbes jedoch findet man keine großen Unterschiede im Auftreten des Krankheitsbildes im Verhältnis zur Normalbevölkerung.

Eine eigene, mit *Baumert* durchgeführte Untersuchungsreihe gibt noch einen *weiteren Überblick der bei Spaltträgern häufig auftretenden Erkrankungen.* Die Tatsache der überwiegend schlechten Zahnverhältnisse bei Spaltträgern ist bekannt. Infolge der häufig auftretenden Oberkieferwachstumshemmung kommt es zu einem Engstand der Zähne, der die Zahnfäule und viele damit verbundene Erkrankungen begünstigt. Da auch viele Zahnärzte verständliche Scheu vor der Behandlung der Spaltträger haben, finden wir also bei Spaltträgern im Verhältnis zur Normalbevölkerung erheblich mehr pulpentote Zähne, die ihrerseits zu weiteren Erkrankungen disponieren können. Diese sogenannten Herderkrankungen treten zweifellos in erhöhtem Maße bei den Spaltträgern auf. So konnten wir an Hand von Fragebogen, die von den behandelnden Zahnärzten bzw. Ärzten ausgefüllt wurden, und durch eigene Untersuchungen feststellen, daß beinahe ein Drittel der begutachteten 223 Patienten zu sogenannten Herderkrankungen disponieren. Interessant war die Feststellung, daß mit höherem Alter die Zahl der Krankheitskombinationen an verschiedenen Organen zunimmt. Im einzelnen fanden wir folgende Werte:

Tabelle 22

Dentogene Herdinfektion und ihre Folgezustände bei Spaltträgern
mit Übersicht der einzelnen Erkrankungen
(bei einzelnen Patienten kombiniertes Auftreten von Erkrankungen)

Patientenalter	bis 10 Jh.	bis 20 Jh.	bis 30 Jh.	bis 50 Jh.	Insgesamt
Fallzahl	116	50	41	16	223
Pulpentote Zähne, Granulome usw., „herdkranke" Zähne	18	25	22	13	78
Möglicherweise in Zusammenhang stehende Erkrankungen, „Herderkrankungen"	16	21	18	16	71
Ohne Befund	100	29	23	0	152
Herzschäden	2	7	9	11	29
Rheumatismus	1	1	6	8	25
Gelenkerkrankungen	—	2	3	2	7
Nervenschäden	1	1	4	4	10
Neuralgien	2	3	5	5	15
Tuberkulose	4	2	2	2	10
Mandelentzündungen	9	4	4	2	19
Mittelstande und hochgradige Schwerhörigkeit	8	5	4	8	25
Aufgefundene Leiden					131

Wir sehen also, daß bei den Erkrankungen prozentual die Normalwerte bei weitem überschritten werden. Es ist daher durchaus verständlich, daß verschiedene Wissenschaftler in früherer Zeit die prozentual gehäuften Sekundärerkrankungen bei Spaltträgern zum Anlaß nahmen, von einer gewissen Minderwertigkeit zu sprechen. Mit dieser Untersuchungsreihe konnten wir den Beweis erbringen, daß durch die Vernachlässigung des Zahnsystems Sekundärerkrankungen in erhöhtem Maße entstehen. Primär hat das mit der Spaltbildung nichts zu tun, doch disponieren alle Menschen mit erhöhtem Kariesbefall (durch Engstand der Zähne) mit einer Vielzahl von „toten" Zähnen, zu Herdinfektionen. Dementsprechend disponieren auch die Spaltträger zu vielen Sekundärerkrankungen.

Zur Frage der *Mandelentfernung* bei Spaltträgern stellen wir fest: Bei manchen Gaumenspaltträgern finden sich in erhöhtem Maße vergrößerte Mandeln. Es ist von verschiedenen Seiten darauf hingewiesen worden, daß zu große Mandeln den Ablauf einer Operation stören könnten und deshalb vor der Gaumenplastik entfernt werden sollten. Das ist in einzelnen Fällen richtig, doch ist zu bedenken, daß relativ große Mandeln oft wichtige Funktionen zum Verschluß zwischen Nasen- und Mundhöhle erfüllen, also die Sprache des Patienten verbessern. Unter Berücksichtigung dieser Tatsache sollte man mit der Mandelentfernung zurückhaltend sein und bei zu großen Mandeln evtl. nur eine Tonsille entfernen. Rücksprache mit einem Spezialisten ist empfehlenswert.

Zusammenfassend kann man also sagen, wir finden bei Spaltträgern eine erhöhte Krankheitsanfälligkeit. Meist werden diese Erkrankungen allein auf die Spaltbildung zurückgeführt; das ist jedoch nur bis zu einem gewissen Grade richtig. Viele Sekundärkrankheiten bei Spaltträgern lassen sich verhüten. Schon im Kapitel „Zahnärztliche Versorgung“ wiesen wir darauf hin, daß gerade bei diesen Betroffenen das Zahnsystem besonders sorgfältig behandelt werden muß, und die einzelnen Zähne so lange wie möglich erhalten werden sollten. Andere medizinische Spezialfächer sind ebenfalls in der Lage, Schäden zu vermeiden, wenn sich der Patient nur frühzeitig in Behandlung begibt. Aus diesem Grunde hat *Rosenthal* die sogenannte „Nachgehende Spaltträgerfürsorge“ ins Leben gerufen, deren Aufgabe im einzelnen noch erörtert wird. Kontakt zum Spezialarzt ist also die wichtigste und sicherste krankheitsverhütende Maßnahme.

XVI. Psychologie des Spaltträgers

Jeder körperliche Schaden löst psychische Hemmungen aus, die von der einzelnen Person ganz individuell ausgeglichen werden. Schon kleine kosmetische Mängel, beispielsweise eine ausgeprägte Stupsnase u. ä., genügen oft, um das Selbstbewußtsein der betroffenen Person erheblich zu beeinflussen. Um soviel eher ist es verständlich, daß wir bei Hasenscharten- oder Wolfsrachen-Patienten Minderwertigkeitskomplexe vorfinden. Erfahrungsgemäß ist aber die Ausbildung solcher Komplexe weitgehend durch die Umwelt bedingt. Es ist daher der Sinn dieses Kapitels, eine Übersicht der psychologischen Entwicklungsmöglichkeiten zu geben, und an Hand bestimmter seelischer Situationen den Eltern vorbeugende Maßnahmen zu empfehlen.

Jedes Elternpaar erschrickt, wenn ihm ein mißbildetes Kind geboren ist. Der Schreck wandelt sich aber glücklicherweise sehr schnell in Sorge. Damit treten die Eltern aus ihrer Passivität heraus und nehmen aktiv das Schicksal ihres noch unbewußt lebenden Kindes in die Hand.

Auch wenn die Eltern alle in diesem Büchlein gegebenen Ratschläge befolgen — also rechtzeitig einen Spezialisten aufsuchen, das Kind termin- und fachgemäß versorgen lassen — ist noch lange nicht gesagt, daß das Kind frei vom Komplexen aufwachsen wird. *Den entscheidenden Einfluß auf die seelische Entwicklung des Kindes vermitteln allein die Eltern in den ersten 6 Lebensjahren.* Es gibt Eltern, die — von Sorge umgeben — alles nur Mögliche tun, um dem Kind jegliche Schwierigkeiten aus dem Wege zu räumen. Sie bedauern ihr „armes Kind“, daß vom Schicksal „verfolgt“ ist und hoffen durch übergroße Liebe dem Kind gerecht zu werden. Dieses Verhalten nützt dem Kinde gar nicht. Gerade die Spaltträger-Eltern müssen ihre Kinder *so bewußt wie möglich erziehen.* Alle ihre Maßnahmen sollen auf die Zukunft ausgerichtet sein, und in der Zukunft muß das Spaltträgerkind allein mit dem Leben fertig werden. Nur wenn die Eltern in der Lage sind, dem Kind seinen Zustand als etwas Selbstverständliches klarzumachen, als etwas, mit dem man fertig werden kann und muß, nur dann wird unter der Anwendung verschiedener Maßnahmen das Kind diesen anfänglich immer auftretenden Schock des „Anderssein“ überwinden.

Wir haben viele Spaltträger bei Spätkontrollen kennengelernt, die von ihrem Zustand, also von der Mißbildung erst im Alter von etwa 14 bis 15 Jahren erfahren haben. Manche Eltern haben bei isolierten Gaumenspalten dem Kind absolut verschwiegen, daß es einen Wolfsrachen hatte; durchgeführte Lippenplastiken wurden als frühkindliche Unfallverletzungen ausgegeben. Das wird natürlich nicht immer möglich sein, hauptsächlich dann nicht, wenn sich stärkere funktionelle Störungen bemerkbar machen. Es gibt aber eine Reihe von Möglichkeiten, die den Spaltträger in Kenntnis seiner

Lage das psychische Trauma weitgehend überwinden lassen. Im einzelnen werden diese Möglichkeiten noch besprochen.

Die Mehrzahl der Spaltträger macht aber die bisher immer als schicksalshaft hingenommene psychische Entwicklung durch, die zu schwerer seelischer Erschütterung führen kann. Von der Pflege und oft übertriebenen Liebe der Mutter umhegt, kommen die Kinder nach dem Bewußtwerden des eigenen Ichs im Alter von etwa 3 bis 4 Jahren, oft noch mit gestörter Sprache, mit ihren Spielkameraden zusammen. Bekanntlich gleichen normale, gesunde Kleinkinder jungen Raubtieren, die nun rücksichtslos die Schwäche des anderen aufdecken, ihn hänseln, nachäffen, so daß das Spaltkind häufig weinend bei der Mutter Schutz sucht. Das Kind ist durch diese Erlebnisse verschüchtert und meidet von nun an ängstlich den Umgang mit anderen Kindern. In diesem Alter hat sich also oftmals schon die Umwandlung in den seelisch gehemmten Menschen vollzogen, denn diese Kindheitserlebnisse lassen sich schwer verdrängen.

Sie finden häufig ihre Fortsetzung in der Schule, die sie aus den erwähnten Gründen schon äußerst ungern besuchen. Sie müssen aber in die Schule und müssen Rede und Antwort stehen, müssen nicht nur das Gehänsel der Mitschüler einstecken, sondern oftmals vor der ganzen Klasse Tadel und Rügen wegen schlechter Aussprache hinnehmen. Dazu kommen in verschiedenen Fällen noch Schimpfworte, Sentenzen, die, auf dem mittelalterlichen Aberglauben aufbauend, den körperlich Mißbildeten als einen Minderwertigen ansehen. Dem Kind ist also der Schulbesuch ein wahres Spießrutenlaufen, und wieder flüchtet es in den Schutz der einzig verstehenden, nur Liebe spendenden Mutter. Hier kann das Kind ruhig schlecht sprechen; die Mutter versteht es ja doch.

Aus dieser Situation entwickelt sich bei vielen Spaltkindern nun eine Trotzreaktion, die sich in Form eines Hasses auf die Schule äußert. Wenn hier Lehrer und Pädagogen nicht verständnisvoll eingreifen, kommt es zu Kurzschlußreaktionen des leidenden Kindes, die sich besonders in Form von schlechten Leistungen auswirken. „Nur nicht lernen! Wenn Du sitzen bleibst, bist Du diese Klasse los, und wenn Du zweimal sitzen bleibst, bist Du vielleicht der Stärkste in der nächsten Klasse!“ Das sind die typischen Hoffnungen dieser unverstandenen Spaltkinder. Sie überblicken natürlich die Folgen nicht; denn welcher Lehrer beschäftigt sich denn gern mit einem mißbildeten zweimaligen Sitzenbleiber, der außerdem — vielleicht aus Notwehr — die anderen, schwächeren Klassenkameraden terrorisiert? Also wird sich der Lehrer nun auch gegen den Spaltträger wenden, und der Erfolg ist ein Durchzwängen in der Schule und oftmals ein Abgang aus der vorletzten Klasse.

Wenn das Kind nun glaubt, seinen Leidensweg zu Ende gegangen zu sein, so irrt es sich wiederum. Ohne die vorausdenkende Hilfe der Eltern, die heute gut beraten werden, ist das Kind wiederum schwersten seelischen Kämpfen ausgesetzt. Auf der Suche nach einem Lehrverhältnis wird das Kind nicht nur einmal, sondern immer wieder erleben, daß der Lehrherr auf Grund der schlechten schulischen Leistungen und der inzwischen entdeckten Mißbildung eine Absage erteilt. Das liegt auch manchmal am Verhalten des Kindes, das seelisch gehemmt, verschlossen und mißtrauisch geworden ist und dem Meister nicht so begegnet, wie er es sich wünscht. Das seelische Martyrium dauert meistens so lange, bis der betroffene eine Arbeit gefunden hat, die ihn ausfüllt und in der er etwas zu leisten in der Lage ist. Der klägliche Rest von Selbstbewußtsein, der sich nun entfaltet, ist aber nicht imstande, diese Kindheits- und Jugenderlebnisse zu löschen. Erst bei einem verständnisvollen Partner, der die Leistungen würdigt und an den Spaltträger glaubt, wird er Ruhe und Muße finden und oftmals durch überdurchschnittliche Leistungen zeigen, daß er keineswegs „minderwertig" ist.

Diesen psychischen Entwicklungsgang machen heute glücklicherweise nur wenige Spaltträger durch, weil die Mehrzahl dieser Kinder von weitblickenden Eltern erzogen und geleitet worden ist. Wir wissen auf Grund unserer Erfahrungen, daß das Vorschulalter für die geistige und körperliche Entwicklung des Spaltkindes entscheidend ist. Wir sollten uns dabei vergegenwärtigen, daß sich eine geistige Entwicklung bei Kindern erst im Alter von zweieinhalb Jahren abzuzeichnen beginnt. Die Eltern müssen also in den dreieinhalb Jahren, die dem Kind bis zum Schuleintritt bleiben, alle Möglichkeiten nutzen, um sein seelisches Gleichgewicht zu erhalten. Abgesehen von den Elternpaaren, die dem Kind die Mißbildungen einfach verschweigen, muß hier betont werden, daß nur eine relativ strenge, aber gerechte Erziehung in der Lage ist, das Kind vor einer allzu schweren seelischen Belastung zu bewahren. Jede verzärtelnde Liebe wirkt sich negativ aus. Die Eltern *müssen* sich von vornherein darüber *im klaren sein, daß das Leben ihres Kindes viel schwerer sein wird als das Leben normaler Kinder.* Das Spaltkind muß also von Anfang an eher abgehärtet als zu sehr geschont werden.

Dabei sollten die Eltern nach Möglichkeit alles im voraus bedenken. Unbedingt notwendig ist der Kontakt mit einem Spezialisten, der die Eltern in allen Fragen berät, der nach dem Zustand des Kindes Operationstermine bestimmt und die Voraussetzung schafft, daß das Kind unauffällig durch das Leben gehen kann. Solange die Sprachentwicklung nachhinkt, sollte der Umgang mit fremden Kindern gemieden werden, auch wenn das oft schwer durchführbar ist. Kommt es aber bei noch gestörter Sprache zum Umgang mit anderen Kindern, so muß dem Kind bis dahin klar sein, daß es nicht in den Schoß der Mutter fliehen kann, sondern daß es bestehen muß. Aus diesem Grunde raten wir allen Eltern, dem Spaltträgerkind so früh wie möglich Box- oder Ringunterricht geben zu lassen, so daß von vornherein und unabhängig von der Muskelstärke das körperliche Übergewicht beim Spaltkind liegt.

Am günstigsten ist (nach Absolvierung der Lippen- und Gaumenplastik sowie des Sprechunterrichts) der verständnisvolle Umgang mit Erwachsenen bzw. älteren und vernünftigen Kindern, die das Kind zu einem intensiven Körpertraining anleiten. Die Eltern sollten neben dem Boxunterricht alle nur möglichen Sportarten mit dem Kind betreiben, damit es nach erfolgreich beendetem Sprechunterricht — schon vorbereitet von den Eltern — jederzeit anderen Kindern selbstbewußt begegnen kann. Kommt es nun zu einer Hänselei, wird der andere sehr schnell den kürzeren ziehen. Die Kinder werden Achtung vor dem mißbildeten Kind bekommen, und wir haben kurioserweise von einzelnen Elternpaaren gehört, daß die durchtrainierten und sportlich gewandten Spaltkinder Vorbilder ihrer Kameraden wurden, ja daß andere Kinder die Kraft und Geschicklichkeit ihrer Kameraden auf deren Hasenscharte zurückführten und sich selbst eine wünschten (!).

Ist unter diesen Voraussetzungen das Vorschulalter vorübergegangen, wird man aus den eben genannten Gründen ohne Besorgnis dem Zeitpunkt der Einschulung entgegensehen können. Der Zeitpunkt der Einschulung sollte ausführlich mit dem beratenden Arzt besprochen werden. Er kann am besten beurteilen, ob der körperliche und geistige Zustand des kleinen Patienten den schulischen und seelischen Belastungen gewachsen ist. Im allgemeinen empfehlen wir, das Kind ein Jahr zurückstellen zu lassen — nur körperlich und geistig sehr gut entwickelte Kinder schicken wir mit 6 Jahren in die Schule — damit das Spaltkind von vornherein einen Vorsprung gegenüber den anderen Schulkindern hat. Das Lernen fällt ihm dann leichter, so daß das Kind oftmals zu den besten Schülern gehört und deshalb gern zur Schule geht. Lernt aber ein Kind gut, wird es der Lehrer — insbesondere wenn es mißbildet ist — gern fördern. Diese Kinder werden dann meistens die Oberschule besuchen und später studieren können, da bei wirtschaftlichen Schwierigkeiten heute genügend Freistellen und Stipendien vorhanden sind. (Vgl. Anhang: Ausführungen über das Neue Deutsche Körperbehindertengesetz S. 125.)

Sonderschulbesuch sollte immer erst mit dem beratenden Arzt besprochen werden. Zweifellos gibt es ausgezeichnete Sprachheilschulen und -oberschulen, deren Besuch aber aus psychischen Gründen nur dann zu empfehlen ist, wenn sich wirklich noch schwerwiegende Sprachfehler finden. Eine weitere körperliche Betätigung ist dringend zu empfehlen.

Um zu zeigen, wie einseitig, ja mit einer gewissen Unwissenheiten solche Kinder bzw. ihre Eltern von Psychiatern und Psychologen beraten werden, möchten wir ein kurzes Beispiel anführen. Bei einem Gespräch mit einem bekannten Turnierreiter, dessen jüngstes Kind eine doppelseitige Lippen-Kiefer-Gaumenspalte aufwies, fragte ich, warum ich seine Jüngste noch niemals habe reiten sehen. Erstaunt blickte mich der Vater an, und verwundert über „meine Unwissenheit“ erklärte er mir, der Psychiater der das Kind betreue, habe dringend vom Reitsport abgeraten, da durch einen möglichen Sturz die Lippen- und Kieferform sich verändern könne. Abgesehen davon, daß das im Hinblick auf Lippen- und Gaumenplastik unmöglich ist, wird man verstehen, welche seelische Belastung diese vom Psychiater verordnete Maßnahme bei dem Kinde auslöste. Es soll also ausdrücklich nochmals darauf hingewiesen werden, daß jede Art von Sport geeignet ist, das Selbstbewußtsein der kleinen Patienten zu fördern, und daß es daher ein Anliegen jedes Spezialisten sein sollte, die Eltern darauf aufmerksam zu machen.

Naturgemäß ist auch bei der Berufswahl mit den Entwicklungsmöglichkeiten des Kindes zu rechnen. Es gilt eine Tätigkeit zu finden, die Freude macht und ausfüllt und den gegebenen Fähigkeiten gerecht wird. Nur in einem Beruf, in dem der Spaltträger etwas leistet, wird er seine Minderwertigkeitskomplexe völlig ausgleichen und sich im täglichen Lebenskampf zurechtfinden. Sind die Voraussetzungen dafür gegeben, so sollte unbedingt zu einem wissenschaftlichen Studium geraten werden. Gerade die Naturwissenschaften, wie Physik und Chemie, eröffnen dem Spaltträger große Möglichkeiten. Ist dagegen aus wirtschaftlichen oder anderen Gründen ein Hochschulstudium nicht möglich, so sind Lehrverhältnisse anzustreben, bei denen die Möglichkeit einer Weiterbildung und Aufwärtsentwicklung besteht. Wir denken da beispielsweise an das Schlosser- bzw. Maurerhandwerk, aus dem nach entsprechender Fortbildung nicht wenige Ingenieure und Architekten hervorgegangen sind. Auf jeden Fall ist ein Facharbeiterverhältnis anzustreben. Behördentätigkeit mit Publikumsverkehr, Verkäufer, Kellner und ähnliche Berufe, die eine gewisse Zurschaustellung und Redegewandtheit erfordern, sind nicht empfehlenswert. Spaltträgern mit kombinierten anderen Mißbildungen bzw. solchen, deren Sprechvermögen infolge geistigen Zurückbleibens und anderer Ursachen eingeschränkt ist, kann nur zu Berufen geraten werden, die keine besonderen geistigen Fähigkeiten voraussetzen, da es mehr auf körperliche Leistungen ankommt. Die Landesarbeitsämter beraten die Probanden bzw. die Eltern sehr gern — ja durch das neue Körperbehindertengesetz sind sie zu einer speziellen Berufsberatung verpflichtet.

Es kommt also darauf an, einen Beruf zu wählen, in dem der Spaltträger es voraussichtlich zu einer gewissen Überlegenheit bringt, durch die er seinen körperlichen Fehler ausgleicht.

Zur Frage der Ehe bei Spaltträgern vertreten wir den Standpunkt, daß die Ehe mit einem verständnisvollen, körperlich völlig normalen Partner nur zu empfehlen ist. Gerade die sichere Geborgenheit einer angenehmen Häuslichkeit wird den Spaltträger zu weiteren Leistungen veranlassen und sein Selbstbewußtsein stärken. Obwohl wir die Frage der Erblichkeit bei Hasenscharten und Wolfsrachen eingehend dargelegt haben und sie nur bedingt anerkennen, ist bei dem rezessiven Erbgang, der ja Generationen überspringen kann und keine starke Durchschlagskraft hat, jede Nachkommenschaft mit einem gewissen Risiko verbunden. Wenn auch in der Mehrzahl der Fälle bei spaltnegativer Vorgeschichte und der Ehe mit einem völlig gesunden Partner gesunde Kinder geboren werden, so ist doch die Möglichkeit einer Mißbildung nicht völlig ausgeschlossen. In solchen Fällen sollten Frauen im zweiten bis dritten Schwangerschaftsmonat ihren behandelnden Spezialisten aufsuchen und sich beraten lassen. Eine sichere Prophylaxe gibt es bis heute nicht, doch werden zur Zeit Untersuchungen durchgeführt, bei denen zur Mißbildungsprophylaxe Vitamingaben (Kombinationen von Vitamin A + E) und sauerstoffaktivierende Medikamente verabreicht werden.

Absolut abzulehnen ist die Fortpflanzungsabsicht bei einer Ehe, in der beide Partner Spaltträger bzw. solche Fälle in beiden Familien bekannt sind. Hier ist nach unseren Erfahrungen mit an Sicherheit grenzender Wahrscheinlichkeit mit einem mißbildeten Kind zu rechnen.

XVII. Nachgehende Spaltträgerfürsorge

Unter der „Nachgehenden Spaltträgerfürsorge“, die insbesondere von der Thallwitzer- und Berliner Schule ins Leben gerufen wurde, verstehen wir, wie bereits angedeutet, den engen Kontakt zwischen Spaltträger und Spezialisten. Nur die Zusammenarbeit zwischen Eltern, Kind und Arzt ermöglicht das Ziel jeder Wolfsrachen- und Hasenschartenversorgung, nämlich die unauffällige Eingliederung des völlig konkurrenzfähigen Spaltträgers in die menschliche Gesellschaft.

Sowie ein Kind mit einer Hasenscharte oder einem Wolfsrachen geboren ist, sollten die Eltern nach Überwindung ihres anfänglichen Schreckmomentes Verbindung zu einem bekannten Spezialisten suchen. In den meisten Fällen wird das über die örtlichen Beratungsstellen für Körperbehinderte, über die Entbindungsanstalten und Frauenkliniken möglich sein, so daß das betreffende Kind im Alter von etwa 2 Monaten dem Fachchirurgen vorgestellt werden kann. Diese erste Vorstellung soll die Eltern über den weiteren Verlauf aufklären, soll ihnen einen möglichst engen Kontakt zum Arzt ermöglichen, der seinerseits das Kind in seine Kartei der „Nachgehenden Spaltträgerfürsorge“ aufnimmt. Je nach Art der Lippen- oder Gaumenspaltung kann den Eltern ein ungefährer Vorausblick gegeben werden, so daß sich die Eltern, wie im vorigen Kapitel beschrieben, auf eine sehr bewußte Erziehung ihres Kindes einstellen. Der beigefügte Plan (Tab. 23) gibt eine zusammengefaßte Übersicht, welche Stationen beispielsweise ein Kind mit einer einseitigen Lippen-Kiefer-Gaumenspalte durchlaufen muß.

Nach der Lippenplastik muß die Kieferentwicklung kontrolliert und der entsprechende Termin für die Gaumenplastik festgelegt werden. Vor der Gaumenplastik sollten die Eltern einen vom Fachchirurgen empfohlenen Ohrenarzt aufsuchen, der einen genauen Befund in bezug auf die leicht auftretende Mittelohrentzündung aufnimmt und entsprechende Behandlungsvorschläge macht.

Die Lippen- sowie die Gaumenplastik sind für die heutigen Verhältnisse (moderne Narkose, Chemotherapie und Antibiotika) praktisch ungefährlich. Wie bei allen operativen Eingriffen, ist aber ein gewisses Risiko immer vorhanden, doch ist die Sterblichkeit als Folge der Operation außerordentlich gering. Die Operation wird meistens gut überstanden und ein vorübergehender Gewichtsverlust wird durch die nun rasch einsetzende bessere Entwicklungsmöglichkeit schnell ausgeglichen.

Nach der Gaumenplastik bleibt das Kind in chirurgischer und kieferorthopädischer Kontrolle und wird nun etwa ein Vierteljahr nach der Operation dem Sprachheiltherapeuten vorgestellt, der den Beginn des Sprechunterrichts individuell festlegt. Zu

Tabelle 23

Schematische Übersicht zur Versorgung einer einseitigen Lippen-Kiefer-Gaumenspalte

Alter	Fachchirurg. Behandlung	Zahnärztl. kieferorth. Behandlung	Sprachheil-behandlung	Ohrenärztl. Behandlung	Sonstiges
1. Lebenshalbjahr	***1. Vorstellung***			***1. Vorstellung***	
2. Lebenshalbjahr	***Lippenplastik***	***1. Vorstellung***			
3. Lebenshalbjahr	Kontrolle	Kontrolle		Kontrolle	
4. Lebenshalbjahr	Kontrolle	Kontrolle		Kontrolle	
5. Lebenshalbjahr	Kontrolle	Kontrolle			
bis 6. Lebenshalbjahr	***Gaumen-plastik***	Kontrolle	***1. Vorstellung***		
4. Lebensjahr	Kontrolle	Kontrolle ***evtl. Behand-lung***	***Sprechunter-richt***		***Box- und Ring-unterricht***
5. Lebensjahr	Kontrolle	Kontrolle ***evtl. Behand-lung***	***Sprechunter-richt***	Kontrolle ***evtl. Behandl.***	***Box- und Ring-unterricht***
6. Lebensjahr	Kontrolle ***evtl. Korrek-tur***	Kontrolle	***Sprechunter-richt***		***Box- und Ring-unterricht***
7. Lebensjahr	Kontrolle	Kontrolle	Kontrolle		***Einschulung***
8. Lebensjahr	Kontrolle	Kontrolle	Kontrolle		***Sport in jeder Form***
9. Lebensjahr	Kontrolle	***Behandlung***	Kontrolle ***evtl. Wieder-holung***		***Sport in jeder Form***
10. Lebensjahr	Kontrolle	***Behandlung***	Kontrolle		***Sport in jeder Form***
11. Lebensjahr	Kontrolle	***Behandlung***	Kontrolle		***Sport in jeder Form***
12. Lebensjahr	Kontrolle	Kontrolle	Kontrolle		***Sport in jeder Form***
13. Lebensjahr	Kontrolle	Kontrolle	Kontrolle		***Sport in jeder Form***
14. Lebensjahr	Kontrolle	Kontrolle	Kontrolle	Kontrolle	***Sport in jeder Form***
15. Lebensjahr	***Kosmet. Korr. Plastik***	***Endgültige zahnärztl. Versorgung***	Kontrolle		***Lehre oder Oberschule***
16. Lebensjahr	***Abschluß-Kontrolle***				

gleicher Zeit soll mit der körperlichen Ertüchtigung, am besten in Form eines Box- oder Ringunterrichts begonnen werden. Auch eine weitere Vorstellung beim Ohrenarzt ist nach der Gaumenplastik empfehlenswert. Prinzipiell muß das Kind aber weiterhin engen Kontakt zu dem Fachchirurgen halten (am günstigsten sind vierteljährliche Vorstellungen). Dieser gibt nun weitere Ratschläge, die sich auch im Hinblick auf die Einschulung bewähren. Das Schema verdeutlicht weiterhin, daß die endgültige kieferorthopädische Behandlung nach Möglichkeit mit dem 12. Lebenjahr abgeschlossen sein sollte. Die Versorgung der Hasenscharten und Wolfsrachen wird durch zahnärztliche Maßnahmen und abschließende kosmetische Gesichtskorrekturen im Alter von 14 bis 16 Jahren beendet.

Ist das Spaltkind nach diesem Schema versorgt worden, wird es zweifellos ein Leben beginnen können, das dem anderer Menschen nicht nachsteht. Vornehmste Aufgabe der Eltern ist es also, gemeinsam mit Ärzten und Erziehern alle Kräfte einzusetzen, um Kinder mit Hasenscharten und Wolfsrachen sowohl geistig als auch körperlich besonders zu fördern und ihnen dadurch alle Lebensmöglichkeiten zu erschließen.

Spezieller Teil

Operationslehre der Lippen-Kiefer-Gaumenspalten

In Ergänzung des Kapitels X „Operative Versorgung der Hasenscharte und des Wolfsrachens" soll dieser Teil genaue Auskunft über die Operationen der Lippen-Kiefer-Gaumenspalten geben. Es soll über die heute allgemein übliche Operationstechnik berichtet und die bekanntesten Verfahren dargestellt werden. Hierbei werden die einzelnen Operationsmodifikationen kritisch gegeneinander abgewogen. Um einen klaren Überblick geben zu können, teilen wir dieses Kapitel systematisch ein und handeln die einzelnen Abschnitte wie folgt ab:

I. Lippenspalten
   1. Operationstechnik
   2. Instrumentarium
   3. Anaesthesie
   4. Lippenplastiken bei
      a) Lippenkniff und subtotaler Lippenspalte
      b) Lippen-Kieferspalte
      c) einseitiger Lippen-Kiefer-Gaumenspalte
      d) doppelseitiger subtotaler Lippenspalte
      e) doppelseitiger Lippen-Kieferspalte
      f) doppelseitiger Lippen-Kiefer-Gaumenspalte
      g) bei seltenen Spaltbildungen der Lippe
   5. Nachbehandlung

II. Gaumenspalten
   1. Operationstechnik
   2. Instrumentarium
   3. Anaesthesie
   4. Gaumenplastiken bei
      a) einseitig totaler Lippen-Kiefer-Gaumenspalte
      b) doppelseitiger Lippen-Kiefer-Gaumenspalte
      c) medianer Gaumenspalte
      d) Velumspalte
   5. Nachbehandlung

III. Korrekturoperationen
   1. Im Bereich der Lippe
   2. Im Bereich des Gaumens
   3. Fernlappenimplantionen
   4. Sprachverbessernde Operationen (Pharyngoplastik)

I. Lippenspalten

In Kapitel VII „Formen der Spaltbildungen und Diskussion der Operationstermine" (S. 42) haben wir anfangs die einfachen Hasenscharten abgehandelt und Auskunft darüber gegeben, wann unseres Erachtens am besten diese relativ harmlosen Mißbildungen operativ zu versorgen sind. Wie die Abbildungen 8 bis 13 (S. 42—44) zeigen, gibt es eine Vielzahl von verschiedenen Lippenmißbildungen, die aber im Grunde genommen fast alle relativ gleichmäßig versorgt werden können. Aufgabe dieses Kapitels ist es nun, die verschiedenen Operationsmethoden aufzuzeigen und insbesondere für den jungen Spaltchirurgen diejenigen Methoden darzustellen, die auf Grund langjähriger Erfahrungen günstige Resultate aufweisen und relativ einfach durchzuführen sind. Es sollen jedoch auch weiterhin die Methoden besprochen werden, die von bekannten Plastikern angegeben sind.

1. Operationstechnik

Grundbedingung für die Vornahme von Lippenplastiken sind spezielle Voruntersuchungen. Allgemein wird vorausgesetzt, daß das zur Einweisung kommende Kind vom Haus- bzw. Kinderarzt, in manchen Fällen auch von den überweisenden Kliniken bereits auf die Operationsfähigkeit untersucht worden ist. Das entbindet jedoch die aufnehmende Klinik keineswegs davon, eigene Voruntersuchungen durchzuführen. Als Vorbild für die deutschen Kliniken gilt diesbezüglich die *Nordwestdeutsche Kieferklinik, Hamburg,* die einen speziellen Säuglingspavillon neben der eigentlichen Klinik hat. Dort wird jedes Kind einer Quarantänezeit unterworfen und die speziellen Voruntersuchungen, insbesondere Nasen-Rachenabstriche usw. durchgeführt. Auch wir pflegen eine strenge Unterscheidung zwischen unoperierten und operierten Kindern einzuhalten. In speziellen Quarantäneboxen wird jedes aufgenommene Kind zuerst auf den Allgemeinzustand untersucht. Bei unklaren Befunden sollte immer ein Pädiater bzw. Infektiologe zu Rate gezogen werden. Bestimmte Erkrankungen, die eine Kontra-Indikation zur Operation darstellen, müssen ausgeschlossen werden (angeborene Herzfehler, Mittelohrentzündungen, fieberhafte Nasen-Rachenkatarrhe usw.).

Eine der wichtigsten Punkte der praeoperativen Versorgung vor der Lippenplastik stellt die Umstellung der Nahrung dar. Da wir mit Ausnahme der doppelseitigen Lippen-Kiefer-Gaumenspalten (S. 52) fast alle Lippenplastiken jenseits des 7. Monats durchführen, macht uns dieser Punkt nicht so große Schwierigkeiten. Viele Kliniken dagegen operieren auch heute noch die Kinder im Alter von 3 Monaten bei einem Mindestgewicht von 4500 g, so daß hier eine spezielle Vorsorge zu treffen ist. Diesbezüglich ist zu empfehlen, einen erfahrenen Kinderarzt zu Rate zu ziehen, der rein ernährungstechnisch die Anpassungszeit des Säuglings in so frühem Alter erleichtert. Erst nachdem alle diese Maßnahmen durchgeführt sind und das fieberfreie Kind bei steigender Gewichtskurve operationsreif ist, darf der Eingriff durchgeführt werden.

Hierzu muß jedoch bemerkt werden, daß es in seltenen Fällen vorkommt, daß Kinder trotz pädiatrischer Betreuung, steigender Gewichtskurve und normalem Allgemeinbefinden subfebrile Temperaturen aufweisen. Solche Kinder werden länger als gewöhnlich beobachtet, und es ergibt sich dann meistens, daß diese Kinder — es handelt sich dabei um einseitige oder doppelseitige Lippen-Kiefer-Gaumenspalten — infolge ihrer breiten Spaltbildung zuviel nicht vorgewärmte Luft inhalieren und dadurch an einem chronischen Infekt leiden. In solchen Fällen hilft, wenn alle anderen Erkrankungen ausgeschlossen sind, die Operation unter chemotherapeutischer Abschirmung. Es hat sich immer wieder gezeigt, daß diese Kinder postoperativ relativ schnell zur Normtemperatur zurückkehren, weil durch den Verschluß der Lippe weitgehend physiologische Bedingungen entstanden sind. Diese Atmungsumstellung, die gerade Kinder mit breiten Spalten betrifft, werden wir noch ausführlich unter dem Kapitel „Nachbehandlung“ (S. 171) beschreiben, weil sie bei dem von *Ombrédanne* und anderen beschriebenen „Syndrome de Pâleur et Hypertherme postoperative“ eine große Rolle spielt.

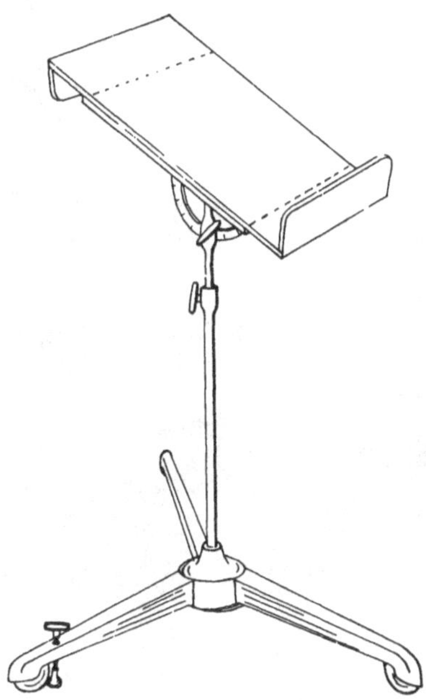

Abb. 62 a

In zwei Ebenen beweglicher Säuglingsoperationstisch, den wir zur Operation der Lippenspalte bevorzugen. Der bereits eingewickelte Säugling wird auf diesem Tisch fixiert und anschließend abgedeckt

Ein alter chirurgischer Grundsatz besagt, daß die Lagerung des Patienten die halbe Operation sei. Dementsprechend halten wir es für richtig, uns etwas eingehender mit der Lagerung des zur Operation kommenden Säuglings zu befassen. Im allgemeinen werden die Lippenplastiken auf den großen Operationstischen durchgeführt. Der Operateur sitzt links vorne (vom Kinde gesehen aus rechts vorne), das Kind ist wie alle zu operierenden Patienten an Händen und Füßen fixiert. Durch diese Anordnung ist der

Operatur infolge des großen Operationstisches etwas behindert, was sich insbesondere auf die Symmetrie der Lippe und Nase auswirken kann. *Schuchardt* schreibt „er zieht es vor, für die Lippe und den Gaumen hinter dem rückgebeugten Kopf des liegenden Kindes sitzend zu operieren und so von hinten oben in den Mund zu blicken“. Nur zur Beurteilung der genauen Symmetrieverhältnisse begibt sich *Schuchardt* zeitweise links vor den Patienten, wobei der Kopf des Kindes in einer speziellen Kopfstütze ruht, die für die Gaumen- tiefer, für die Lippenplastik dagegen höher eingestellt werden kann. Auch *Wassmund* hat einen speziell schwenkbaren Operationstisch bevorzugt, wobei der Kopf des Kindes in einer Kopfstütze ruht.

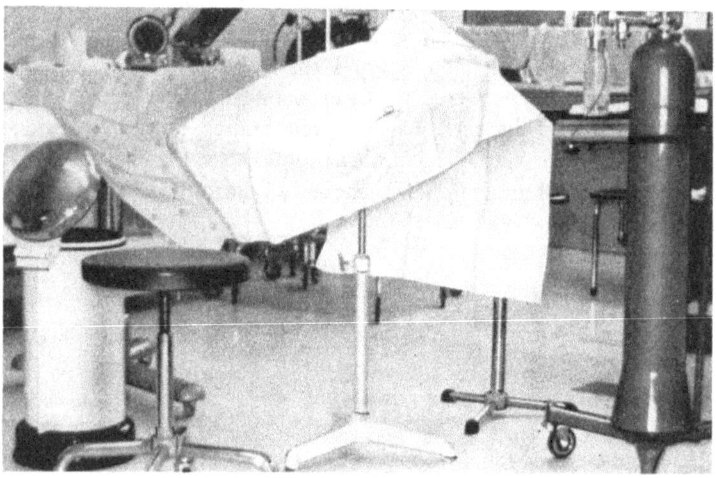

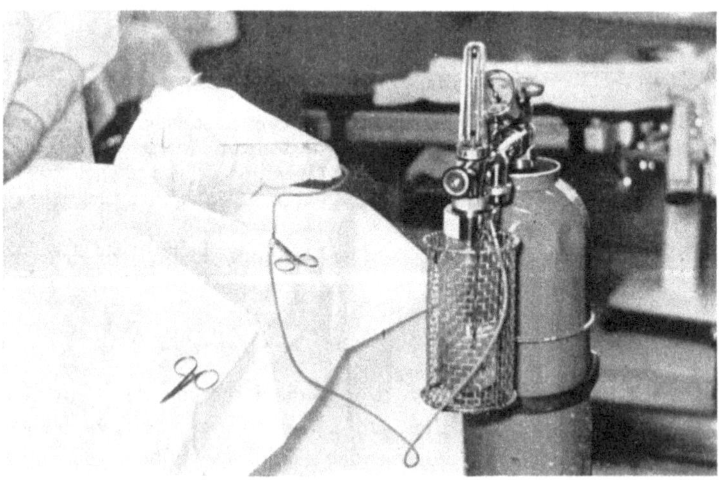

Abb. 62 b

zeigt die Verhältnisse im Operationssaal kurz vor Beginn einer Lippenplastik an dem sog. „Hasentisch“

Wir dagegen haben uns entsprechend den Vorschlägen von *Rosenthal* für einen speziellen kleinen Säuglingsoperationstisch entschlossen. Es handelt sich dabei im Grunde genommen nur um einen Kipptisch, der in einer Ebene drehbar und in der Höhe jeweils zu verstellen ist. Der Säugling wird nach Mumienart mit elastischen Binden, die mit Watte gepolstert sind, auf diesen Operationstisch gewickelt. Nachdem das Kind fixiert und abgedeckt ist, setzt sich der Operateur direkt vor das Kind, stellt Höhe und Kipplage ein, so daß er direkt vor dem Kind sitzt. Diese Technik bringt den Operateur dem zu operierenden Kinde sehr nahe, er sitzt gewissermaßen vis-à-vis und kann nun in Ruhe Symmetrie und Form der Lippenplastik überwachen (Abb. 62 a). Man könnte dagegen halten, daß infolge der Verschiebung des großen Operationstisches eine gewisse Unbequemlichkeit im Operationssaal durch diese Anordnung entsteht. Auf Grund jahrelanger Erfahrungen jedoch müssen wir feststellen, daß das nicht zutrifft und der beschriebene Operationstisch zweifellos eine sehr bequeme Lagerung für Säuglinge bietet, vorausgesetzt, daß keine Operationen im Bereich des harten Gaumens vorgenommen werden sollen (Abb. 62 b). Erweist es sich als notwendig, daß gleichzeitig mit der Lippenplastik Eingriffe am harten Gaumen durchgeführt werden, muß man der Lagerung nach *Schuchardt* den Vorzug geben.

2. Instrumentarium

Es kann nicht Sinn dieser Ausführungen sein, im einzelnen alle Instrumente aufzuzählen, die bei einer Lippenplastik benötigt werden. Es sollen hier nur diejenigen hervorgehoben werden, die nicht in den Rahmen des normalen chirurgischen Instrumentariums fallen. Voraussetzung für eine ästhetisch durchgeführte Lippenplastik ist heute zweifellos ein verstellbarer Zirkel. Jede Spaltchirurgenschule wird diesbezüglich ihre eigenen Zirkel besitzen. Auch wir haben anfangs nur mit einem normalen Zirkel gearbeitet, der durch ein sterilisiertes Metallzentimetermaß ergänzt wurde. Erst in letzter Zeit sind wir in Modifikation zu dem Zirkel von *Gillies* dazu übergegangen, einen Zirkel mit Zentimetereinstellung zu benutzen (Abb. 63 a u. b).

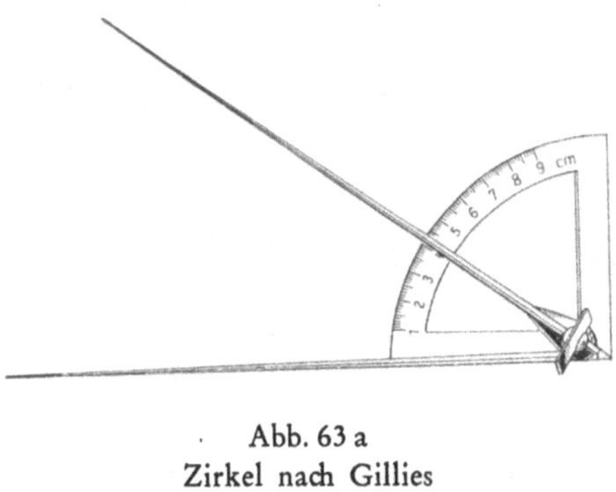

Abb. 63 a
Zirkel nach Gillies

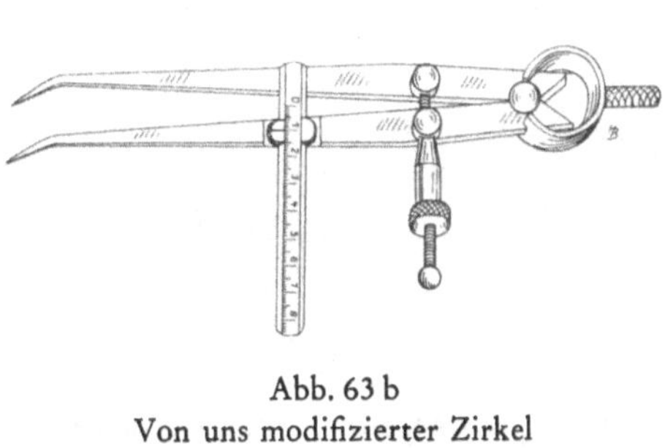

Abb. 63 b
Von uns modifizierter Zirkel

Langenbeck hat einen Satz von Gaumenmessern angegeben, die wir auch heute noch verwenden (Abb. 64 a). Als Skalpell haben sich uns ansonsten die auswechselbaren Messer bewährt, deren Ansatzstücke in verschiedenen Formen zu haben sind (Abb. 64 a u. b). Neben feinen chirurgischen und anatomischen Pinzetten haben sich uns auch die Hauthaken nach *Gillies* u. a. bewährt, die im Gegensatz zu den Pinzetten das Gewebe nicht

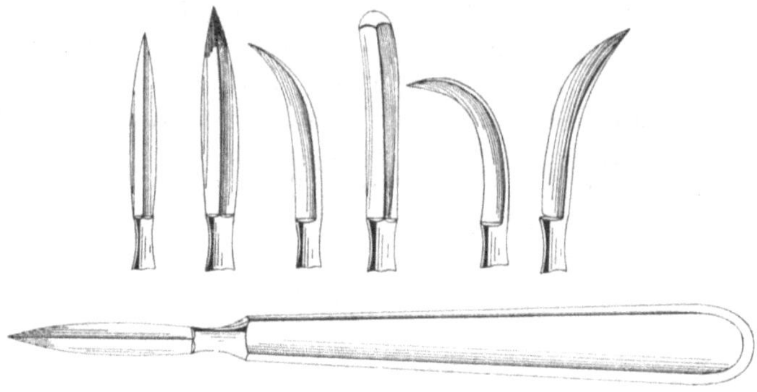

Abb. 64 a
Gaumenmesser nach von Langenbeck

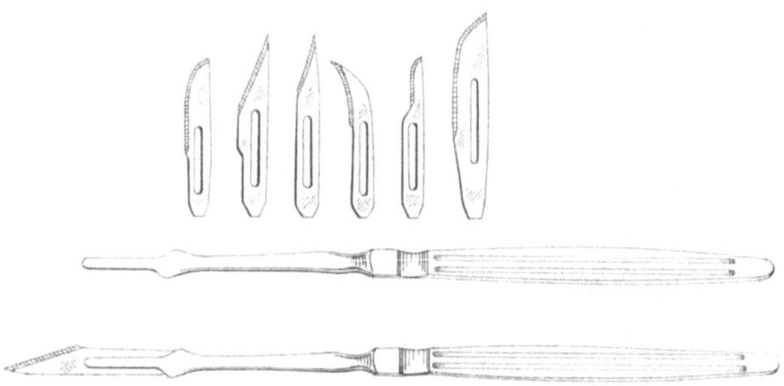

Abb. 64 b
Vorwiegend von uns benutzte auswechselbare Messer

quetschen (Abb. 65). Falls jedoch solche Hauthaken in manchen Fällen nicht vorhanden sein sollten, ist strengstens darauf zu achten, daß bei Benutzung von chirurgischen Pinzetten nur die einzinkige Branche die Epidermis greift. Bei empfindlichen Kindern kann es

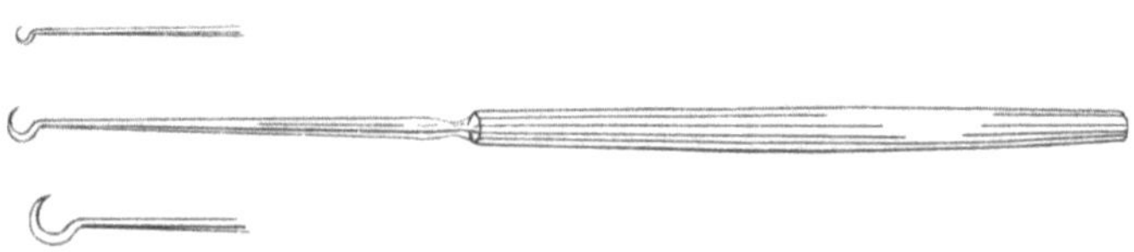

Abb. 65
Hauthaken

vorkommen, daß allein schon durch einen relativ starken Druck einer Pinzette — zweizinkig am Lippenweiß gefaßt — eine Narbe zurückbleibt. Wie wir später weiter ausführen werden, muß bei jeder Lippenplastik der Nasenboden korrigiert bzw. konstruiert werden. Es sind dementsprechend Nasenhaken erforderlich. Zu jedem Lippenplastik-Besteck gehören also ein- und zweizinkige Nasenhaken. Wir kommen mit einem einfachen stumpfen einzinkigen Nasenhaken (Abb. 66) und dem von *Joseph* empfohlenen Haken aus. Der letztere wird jedoch nur bei breiten, durchgehenden Spalten verwendet.

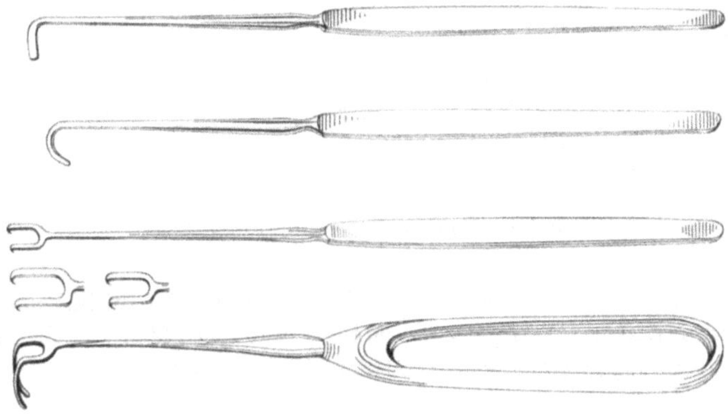

Abb. 66
Verschiedene Formen von ein- und zweizinkigen Nasenhaken

Weiterhin empfehlen wir dringend ein doppelendig-abgewinkeltes und in sich gebogenes Raspatorium, daß im Chirurgenmund oftmals als „Paddel“ bezeichnet wird (Abb. 67). Dieses Instrument bewährt sich insbesondere bei der Nasenbodenbildung, da hier die Vomerschleimhaut freigelegt werden muß. Ergänzend hierzu müssen die *Trélat*schen Raspatorien erwähnt werden, wobei eine Modifikation als sog. „abgebrochener *Trélat*“

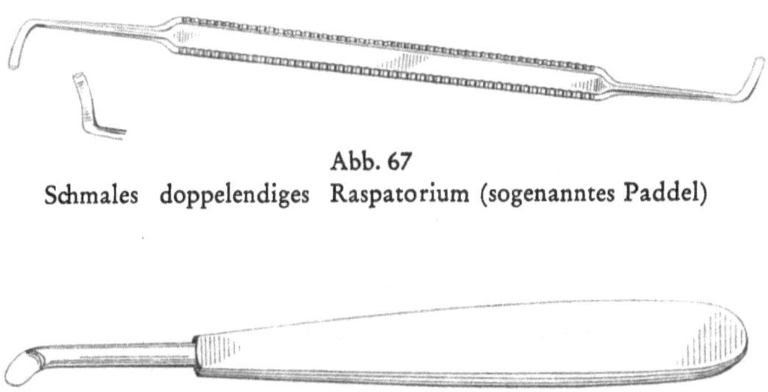

Abb. 67
Schmales doppelendiges Raspatorium (sogenanntes Paddel)

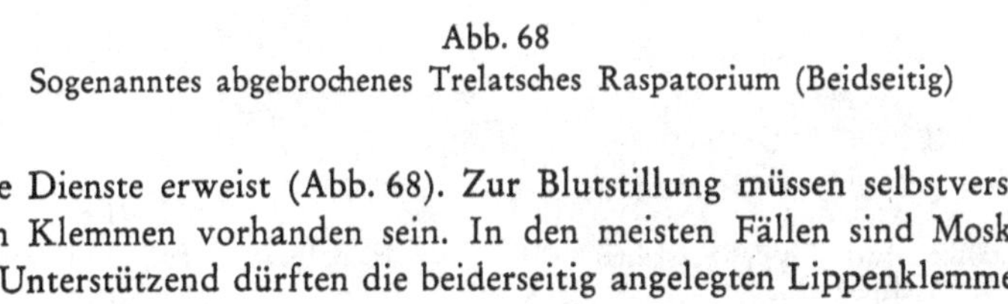

Abb. 68
Sogenanntes abgebrochenes Trelatsches Raspatorium (Beidseitig)

uns sehr gute Dienste erweist (Abb. 68). Zur Blutstillung müssen selbstverständlich die verschiedenen Klemmen vorhanden sein. In den meisten Fällen sind Moskitoklemmen ausreichend. Unterstützend dürften die beiderseitig angelegten Lippenklemmen (Abb. 69)

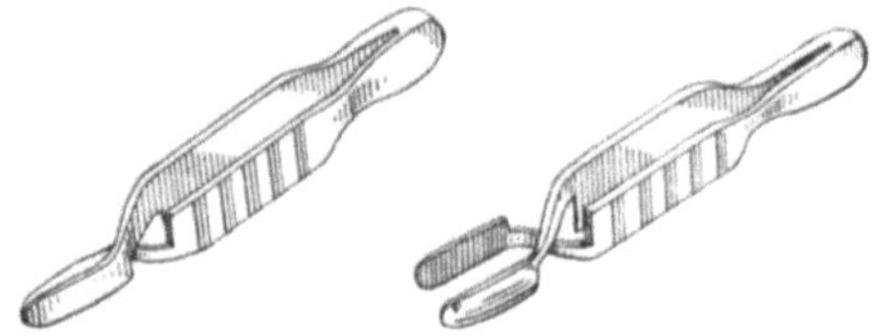

Abb. 69
Schematische Darstellung von Lippenklemmen

wirken. Als ein unentbehrliches Instrument bei bestimmten Nähten, insbesondere jedoch bei der von *Victor Veau* und *Wolfgang Rosenthal* empfohlenen Muskeldrahtverschnürung, dienen verschiedene Typen von *Reverdin*-Nadeln (Abb. 70). Hierbei bevorzugen wir eine

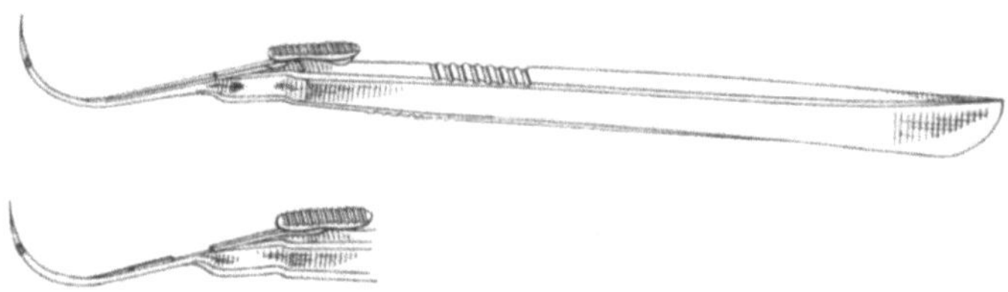

Abb. 70
Kleine Reverdin-Nadel

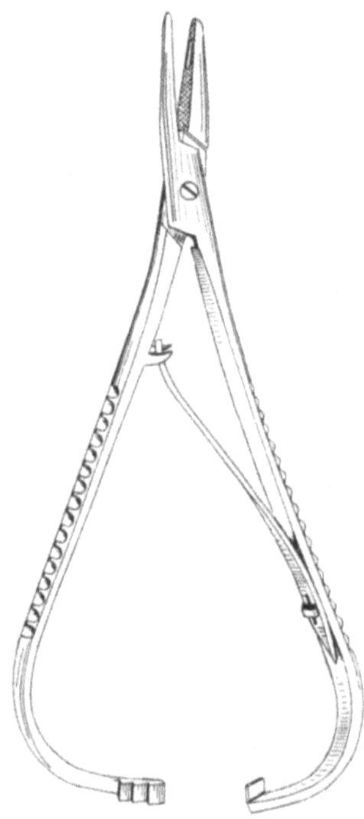

Abb. 71 a
Nadelhalter für Lippenplastiken nach Mathieu

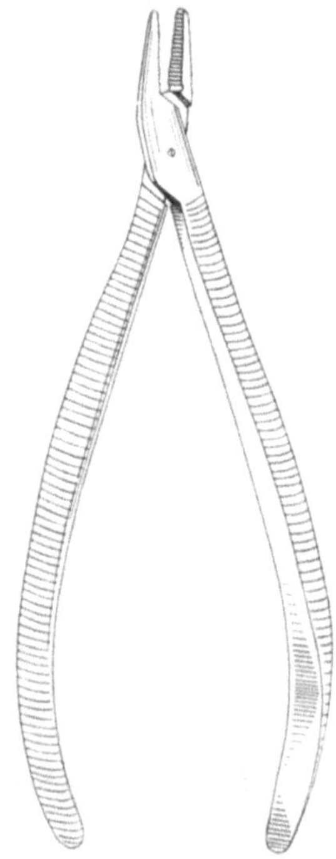

Abb. 71 b
Nadelhalter für Lippenplastiken nach Crile

sehr feine Ausführung, stark gekrümmt mit Schließkombination. Als Draht verwenden wir einen nicht rostenden Stahldraht von 0,3 mm (extra weich). Es gibt selbstverständlich auch eine Vielzahl von Nadelhaltern, die die einzelnen Spaltchirurgenschulen bevorzugen[1]) (Abb. 71).

Abschließend möchten wir hinsichtlich der Operationstechnik noch einen guten Tip geben. Viele Kollegen operieren die Hasenscharten mit Gummihandschuhen. Auf Grund unserer Erfahrungen hat sich jedoch das Tragen von Zwirnhandschuhen bei diffizilen Lippenplastiken außerordentlich bewährt. Der Übergang von Haut zu Schleimhaut und die entsprechende Speichelabsonderung unter der Operation machen es einem Gummihandschuhträger entschieden schwieriger, Maße und Schnittführung zu beachten. Weiße Zwirnhandschuhe, die es in verschiedenen Größen gibt, werden bei uns ausschließlich bei Lippenplastiken verwendet.

3. Anästhesie

Viele führende Spaltchirurgen haben bis vor kurzer Zeit den Standpunkt vertreten, daß sowohl die Lippen- als auch die Gaumenplastik in Lokalanästhesie durchzuführen wäre *(Wassmund, Axhausen)*. *Rosenthal* nahm schon immer einen anderen Standpunkt ein. Er bevorzugte zwar bei den Lippenplastiken nach Prämedikation auch die Lokalanästhesie, doch wurden die Gaumenplastiken immer schon in einem Äther-Sauerstoffgemisch durchgeführt. Heute wird nur noch in den seltensten Fällen eine Lokalanästhesie bei Operationen von Lippen-Kiefer-Gaumenspalten durchgeführt. Wie bekannte Autoren ausgeführt haben *(Ritter, Schuchardt, Trauner)*, sollte es sich eigentlich aufdrängen, daß die Lippenplastik, zumindest aber die Gaumenplastik mittels eines modernen Narkoseverfahrens durchgeführt wird. Dementsprechend sind auch viele Empfehlungen für die Intubationsnarkose bei Lippenplastiken erfolgt. Wenn man das von *Ayre* empfohlene offene endotracheale Narkoseverfahren anwendet, werden die Gefahren selbst bei Lippenplastiken auf ein Minimum reduziert, da der bei den geschlossenen Narkoseverfahren gefürchtete Totraum relativ gering ist. Wenn auch die Intubation bei Säuglingen einem Fachanästhesisten keine Schwierigkeiten bereitet, sollte jedoch, wenn im Lippenbereich gearbeitet werden soll, daran gedacht werden, daß der kindliche Kehlkopf Intubationsschäden viel eher ausgesetzt ist als der Erwachsener. Wir sind daher von der Intubation wieder abgekommen und bevorzugen bei der Versorgung von Säuglingen mit Lippenspalten das von *Dräger* hergestellte Insufflationsgerät, das ohne Schwierigkeiten eine oberflächliche Äther-Sauerstoffnarkose bewirkt (Abb. 72). Die ähnliche Methode wird auch von *Steffensen* und seinen Mitarbeitern empfohlen. Mittels eines Nelatonkatheters werden die angewärmten Sauerstoff-Ätherdämpfe mit Hilfe einer Sauerstoffbombe insuffliert, so daß das Kind völlig entspannt und ruhig die Operation über sich ergehen lassen kann. Ein weiterer Vorteil dieser Methode besteht darin, daß man sofort den Äther abstellen und statt dessen reinen Sauerstoff dem Kinde zuführen kann. Diese außerordentlich einfache Methode hat sich bei uns für Kinder bis zum Alter von 4 Jahren bewährt. Erst ab einem Lebensalter von 4 Jahren intubieren und relaxieren wir die Kinder. Kontra-indiziert dagegen ist diese Äther-Sauerstoffnarkose bei allen primären

[1]) Wir können jedoch in diesem Rahmen nicht alle Instrumente aufzählen, doch wird in kurzer Zeit im Verlag Walter de Gruyter, Berlin, das „Handbuch der Plastischen Chirurgie“ erscheinen, indem eine ausführliche Instrumentenkunde enthalten sein wird.

und sekundären Osteoplastiken, da hier zu Beginn der Operation ein Rippenstück reseziert wird.

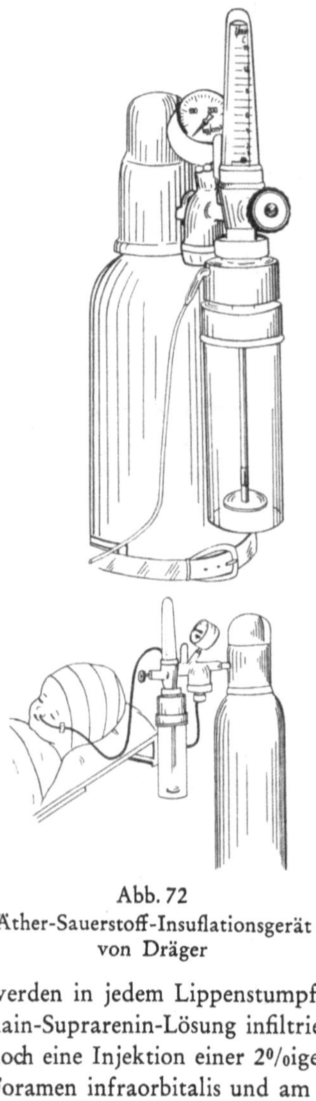

Abb. 72
Äther-Sauerstoff-Insuflationsgerät von Dräger

Ein sehr wichtiges Kapitel ist der Prämedikation dieser Kinder zu widmen. Ebenso wie *Schuchardt* und *Bücherl* bevorzugen wir zur Vorbereitung des Kindes das Luminal. Es wird bei uns am Abend vor der Operation in Form von 2 Luminaletten verabreicht, die im Hinblick auf die spätere Äthernarkose durch ein Peremisin forte Zäpfchen potenziert werden. Am Operationsmorgen erhält das Kind je nach dem Alter einige Teilstriche des bei uns üblichen Cocktail lytique, der sich aus 0,15 mg Atropin und 0,001 g Dolantin zusammensetzt (näheres S. 177).

Auch wenn eine ausreichende Prämedikation vorhanden ist, ist es unseres Erachtens in der modernen Spaltchirurgie nicht mehr möglich, einen Säugling in Lokalanästhesie zu operieren. Die komplizierten Schnittführungen, die meistens mit dem Zirkel vorgestochen bzw. mit einer von *Gelbke* empfohlenen Farblösung (Brillantgrün 1,0 Kristallviolett 1,0 Alkohol 50,0 Aqua dest. 50,0) vorgezeichnet werden, erlauben auch nicht mehr die Möglichkeit einer Bewegung des kindlichen Kopfes. Nur bei den älteren Operationsverfahren kann also dementsprechend noch die Lokalanästhesie angewendet werden.

Dabei ist die Lokalanästhesie keineswegs aus der Mode gekommen. Sie wird von vielen Chirurgen nach Ausmessen der Lippe bei laufender Narkose zusätzlich angewendet. Die meist verwendete Novokain-Suprarenin-Lösung reduziert die Blutung und ist dem Chirurgen willkommen. Dabei werden in jedem Lippenstumpf vom Mundwinkel aus 1–1½ ccm einer 1%igen Novokain-Suprarenin-Lösung infiltriert. Sollte man nur unter Lokalanästhesie arbeiten, käme noch eine Injektion einer 2%igen Lösung im Bereich der Nervenaustrittspunkte, also am Foramen infraorbitalis und am Foramen incisivus in Frage.

Im Gegensatz zu den Primärplastiken kommt jedoch der Lokalanästhesie noch eine große Bedeutung bei Sekundär- und Korrekturplastiken im Erwachsenenalter zu. Hier ist die Lokalanästhesie oftmals die Methode der Wahl. Doch auch hier gibt es Klippen, die verständlicherweise wiederum zur allgemeinen Anästhesie, also hier zur modernen Intubationsnarkose führen. Gerade bei Korrekturoperationen beobachtet man immer wieder, daß die Patienten sich ängstlich nach der Anästhesieart erkundigen und großen Wert auf eine Narkose legen. Das resultiert lediglich aus den schlechten Erfahrungen, die die Patienten als Kinder mit der Lokalanästhesie gemacht haben. Präzise kann man in diesem

Rahmen überhaupt nicht sagen, welche Anästhesie im einzelnen immer angebracht ist. Lediglich im Kindesalter wird prinzipiell in allgemeiner Anästhesie, im Erwachsenenalter jedoch des öfteren in Lokalanästhesie operiert.

4. Lippenplastiken

a) bei Lippenkniff und subtotaler Lippenspalte

Die in den Abbildungen 8—10 dargestellten relativ harmlosen Mißbildungen im Lippenbereich teilt man operativ in zwei Gruppen. In der einen Gruppe befinden sich die harmlosesten Spaltbildungen, also der Lippenkniff und die subtotale Oberlippenspalte ohne Nasendeformierung, wohingegen die andere diejenigen subtotalen Spaltarten beinhaltet, die meistens mit einer leichten Deformierung der Nase einhergehen. Wenn diese auch in der überwiegenden Zahl der Fälle relativ gering sind, so ist doch meistens der Naseneingang verbreitert. Die Nasenflügel-Septum-Abstände sind also verschieden groß.

Bei der ersten Gruppe, den subtotalen Lippenspalten ohne Nasendeformierung, empfiehlt sich oft noch das sog. anatomische Verfahren. Demgegenüber kommen bei der zweiten Gruppe neuartige Operationsverfahren in Frage, die meistens auf einer besonderen Schnittführung beruhen.

Operation der subtotalen Lippenspalte ohne Nasendeformierung

Wie bereits im allgemeinen Teil ausgeführt, hat mit *Victor Veau* ein neues Zeitalter in der Spaltchirurgie begonnen. Er war der erste, der bei der Totalspalte eine Nasenbodenrekonstruktion durchführte und das sogenannte „anatomische Verfahren" empfahl. Er gewann dadurch auf alle führenden Spaltchirurgen Einfluß. In Deutschland waren die führenden Vertreter des sog. anatomischen Verfahrens *Georg Axhausen, Wolfgang Rosenthal, Kurt Luhmann* und *Martin Wassmund*. Jeder von ihnen hat nun entsprechende Modifikation des *Veau*schen Verfahrens angegeben. Grundsätzlich soll diesen Ausführungen ein Ausspruch *Luhmanns* vorangestellt werden, der sich auf jede Lippenplastik erstreckt. *Luhmann* sagt:

„Bei der Operation der Lippenspalten sollen folgende Grundsätze befolgt werden:

1. die Gewebe müssen in richtiger Anordnung aufgeteilt und zusammengefügt werden,
2. kein Gewebe soll unnötig geopfert werden,
3. es sollen keine störenden Hilfsschnitte angelegt werden."

Gerade der letzte Punkt ist besonders wichtig, denn auch heute noch begegnen uns immer wieder voroperierte Patienten, die im Bereich beider Wangen umfangreiche Narbenbildungen aufweisen, die zur Entlastung der Lippenplastik gedient hatten. Das betrifft zwar nicht die subtotalen Spalten, doch werden wir später darauf noch im einzelnen zurückkommen.

Lippenplastik (subtotale Spalte) nach Axhausen

Bei der Operation von *Axhausen* handelt es sich um ein anatomisches Verfahren. Je nach der Größe der subtotalen Spalte — er erkennt den Umfang des wahren Defekts durch das Zusammenpressen beider Daumen an beiden Spaltfortsätzen — wird im Bereich der Lippenweiß-rot-Grenze die Lippe aufgespalten und darüber hinaus ein dreieckiger muskelfreier Hautbezirk exzidiert. Durch die von *Axhausen* angegebenen „Vestibulärschnitte" entlastet er die Lippenweichteile und ermöglicht so nach Vornaht eine Adaptation der Lippenlefzen. Eine speziell von ihm beschriebene Muskelhaltenaht, die vom gesunden Nasenloch aus angelegt wird, dient als zusätzliche Sicherung. Die folgenden Bilder (Abb. 73) zeigen deutlich diese relativ einfache Operationsmethode, bei der es hauptsächlich auf ein genaues Abmessen der Lippenhöhe und eine entsprechende Vornaht ankommt. Wie aus Abb. 73 deutlich zu ersehen ist, werden bei dieser Methode Lippenrotanteile exzidiert, um eine entsprechend der Schnittführung gegebene ästhetisch schöne Lippenmodellierung zu erzielen. Obwohl die Resultate oftmals ausgezeichnet sind, muß an diesen Lippenrotexzisionen eine gewisse Kritik geübt werden. Auch bei der totalen Spalte kommen diese Exzisionen vor und wie umfangreiche Nachuntersuchungen unsererseits zeigen konnten, kommt es trotz schön geschwungener Lippe zu einer mäßigen Verkleinerung der Mundöffnung.

Lippenplastik (subtotale Spalte) nach Rosenthal

Nach Überprüfung der verschiedenen Lippenplastik-Methoden anatomischen Charakters kommen wir zu dem Schluß, daß die *Veau*sche Modifikation nach *Rosenthal* am einfachsten ist und zweifellos auch die besten Resultate zeitigt. Als Schüler *Rosenthals* erlauben wir uns daher, diese Methode etwas eingehender zu beschreiben. Auch *Rosenthal* spaltet nach Bestimmung der Lippenhöhe auf der gesunden Seite die Lippenweiß- Lippenrotgrenze im Bereich der Spalte auf. Er muß infolge des Defektes über den Spaltbereich hinausgehen und erreicht in der Mehrzahl der Fälle dabei die Nasenöffnung. In medialer Richtung verlängert er nun den Lippenrotlappen bis zum Ansatz des Kubidobogens, so daß er nach der sog. Innenrotation der Wange (bei subtotalen Spalten sehr gering) einen vollen Lippenrotlappen erhält. Der laterale Spaltstumpf wird in der Lippenrot-Weißgrenze ebenfalls, jedoch etwas weiter aufgespalten, um das in Abb. 74 b deutlich zu sehende sog. Lippenrotbettchen zu schaffen. Hierbei kommt es darauf an, daß die laterale Lippenweiß-Rotgrenze länger als auf der Gegenseite ist. Der bereits medial liegende gebildete Lippenrotlappen, der die Höhe der Oberlippe darstellt, soll in dieses Bettchen hineingelegt werden können.

Abb. 73 Operation der subtotalen Lippenspalte nach Axhausen

Abb. 73 a Darstellung der Lippenspalte

Abb. 73 b Typische Schnittführung

Abb. 73 c Präparation der Lippenrotzipfel. Hierbei müssen die Hautecken am Spaltrand mit einer feinen Schere abgetragen werden

Abb. 73 d Schnittführung zur Vornaht

Abb. 73 e Mobilisierung des medianen Lippenanteils

Abb. 73 f Darstellung der Mobilisierung im Bereich des lateralen Lippenanteils

Abb. 73 g Muskelhaltenaht nach Axhausen

Abb. 73 h Darstellung der Vornaht im Bereich der Vestibularschleimhaut

Abb. 73 i Vereinigung beider Lippenlefzen zur Bildung eines ausgiebigen Mundvorhofs

Abb. 73 j Die letzten Nähte im Bereich des Vestibulums werden vorerst nur gelegt, noch nicht geknüpft, um spätere Korrekturen durch eine modellierende Lippenrotnaht zu ermöglichen

Abb. 73 k Lippenweißnaht

Abb. 73 l Zustand nach modellierender Lippenweiß- und Lippenrotnaht. — Endergebnis

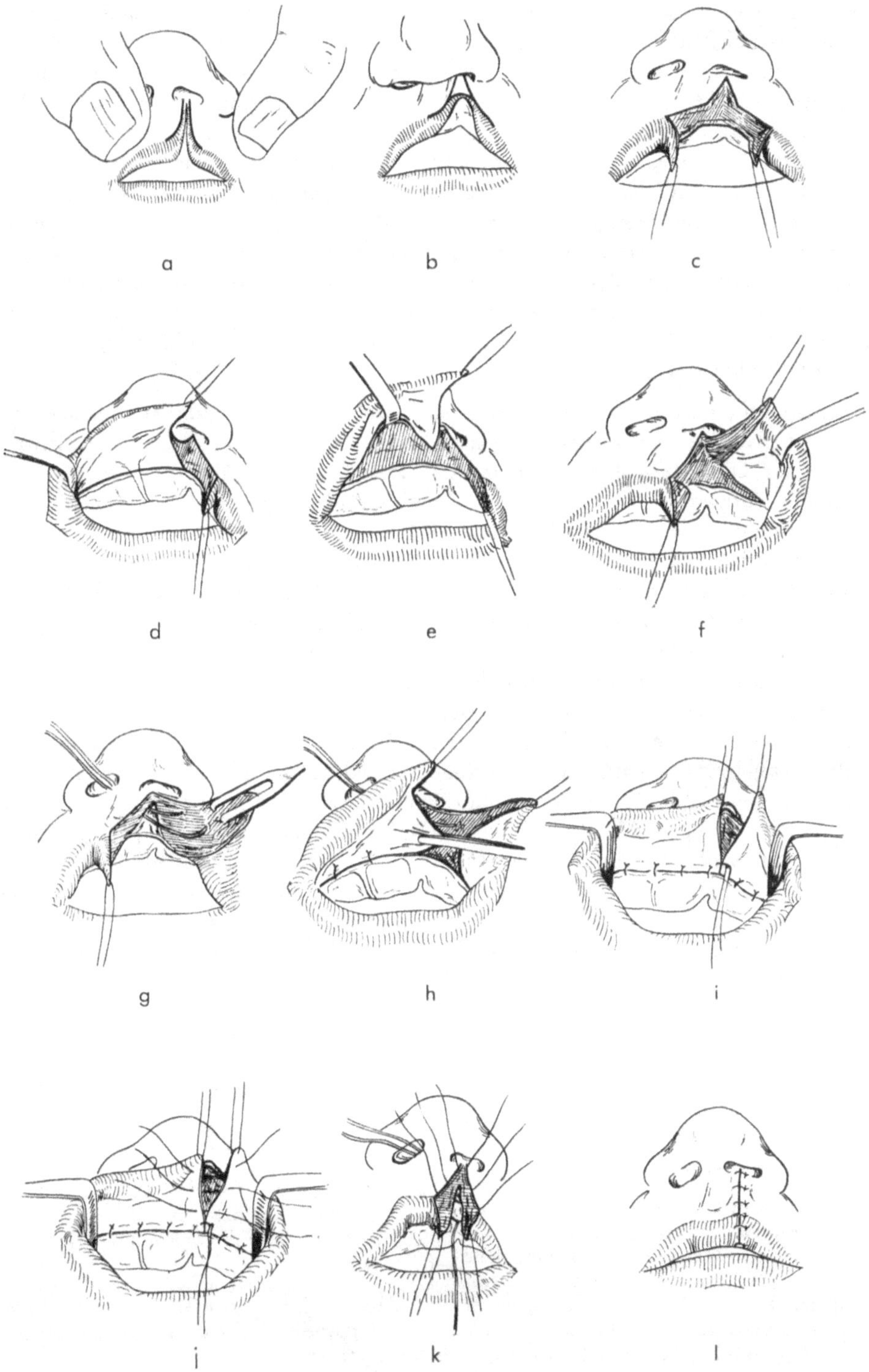
a
b
c
d
e
f
g
h
i
j
k
l

In diesem Stadium wird die gesamte Lippenhöhe noch einmal gemessen und verglichen, ob die augenblicklich bestehende Lippenhöhe mit der korrespondierenden Seite übereinstimmt. Nach einer weiteren Innenrotation der Gegenseite — also der Spaltseite — hierunter versteht *Rosenthal* einen Vestibulärschnitt mit anschließendem um 90 Grad gedrehten Entlastungsschnitt (Abb. 74 c) — durchtrennt er von diesem Entlastungsschnitt aus die Lippenweichteile, so daß zwei Blätter entstehen. Ein Blatt besteht aus der Schleimhaut und der halben Muskulatur, das andere Blatt besteht aus der halben Muskulatur und der deckenden Epidermis. Auf diese Weise ist eine Verschiebung innerhalb der Spaltränder viel leichter möglich als bei dem normalen von *Axhausen* angegebenen Vestibulärschnitt. Bei den hier beschriebenen subtotalen Lippenplastiken ist die eben dargestellte Innenrotation relativ gering, jedoch wird sie sorgfältig durchgeführt, damit die Muskulatur aufgespalten wird und Schleimhaut- sowie Hautblatt gegeneinander gut verschieblich sind.

Hierauf wird als erstes der Nasenfaden — also der der Nase am nächsten im Lippenweiß liegenden Faden — gelegt und überprüft, ob die Nase eine völlig normale Situation erreicht hat. Dieser Nasenfaden wird angeschlungen und sodann ähnlich wie bei *Axhausen* die Lippenvornaht begonnen. Durch die kleinen Entlastungsschnitte der Innenrotation steht verständlicherweise mehr Material zur Verfügung, das zum ausreichenden Mundvorhof verarbeitet in der Mitte adaptiert und fixiert wird. Nach diesen Manipulationen wird mit einer Reverdinnadel vom gesunden Nasenloch der Muskeldraht gelegt. Dieser ringförmig angelegte Draht wird locker gelassen und nun nochmals mit einem Zirkel die genaue Lippenhöhe bestimmt. Dabei zeigt sich, daß der Lippenrotlappen gut in das sorgfältig präparierte Lippenrotbettchen der lateralen Seite hineinpaßt. Es folgt also die Lippenrot-Lippenweiß-Naht, die die Höhe der Lippe genau festlegt (Zirkel!). Das Lippenweiß wird nun einschichtig, also ohne Muskelcatgutnaht genäht, da infolge des Aufspaltens der Muskulatur durch die Innenrotation lediglich zwei gegeneinander verschiebliche Gewebeblätter vorhanden sind. Bei der Naht kommt es aber darauf an, daß nicht nur die Haut, sondern auch die der Haut, bzw. Schleimhaut anliegende Muskulatur mitgegriffen wird. Den Abschluß der Plastik bildet nun eine modellierende Lippenrotnaht, die entscheidend für die Symmetrie des gesamten Lippenrot ist. Dabei werden aus beiden Lippenrotlefzen schmale Streifen überschüssigen Lippenrots entfernt. Nach diesen Maßnahmen wird als letztes die Muskeldrahtverschnürung im gesunden Nasenloch über einem kleinen Tupfer festgedreht. K e i n V e r b a n d.

Abb. 74 Operation der subtotalen Lippenspalte nach Rosenthal

Abb. 74 a Im Gegensatz zu Axhausen und auch Veau verzichtet Rosenthal auf eine manuelle Darstellung der Spalte

Abb. 74 b Schnittführung im Lippenrotbereich. Nach Ausmessung der Strecke a—b im Bereich des gesunden Nasenloches wird diese Strecke beiderseits als Lippenrot-weiß-Grenze benutzt. Das laterale Lippenrot wird durch Erweiterung bis zum Punkt c zum Lippenrotbettchen gemacht (d)

Abb. 74 c, d, e Darstellung der Innenrotation und der Entlastung

Abb. 74 f, g, h Vornaht, wobei deutlich zu erkennen ist, daß zusätzliches Lippenrotmaterial durch die Innenrotation gewonnen wird

Abb. 74 i, j, k Lippenweiß- und modellierende Lippenrotnaht und Anlage der Muskeldrahtverschnürung

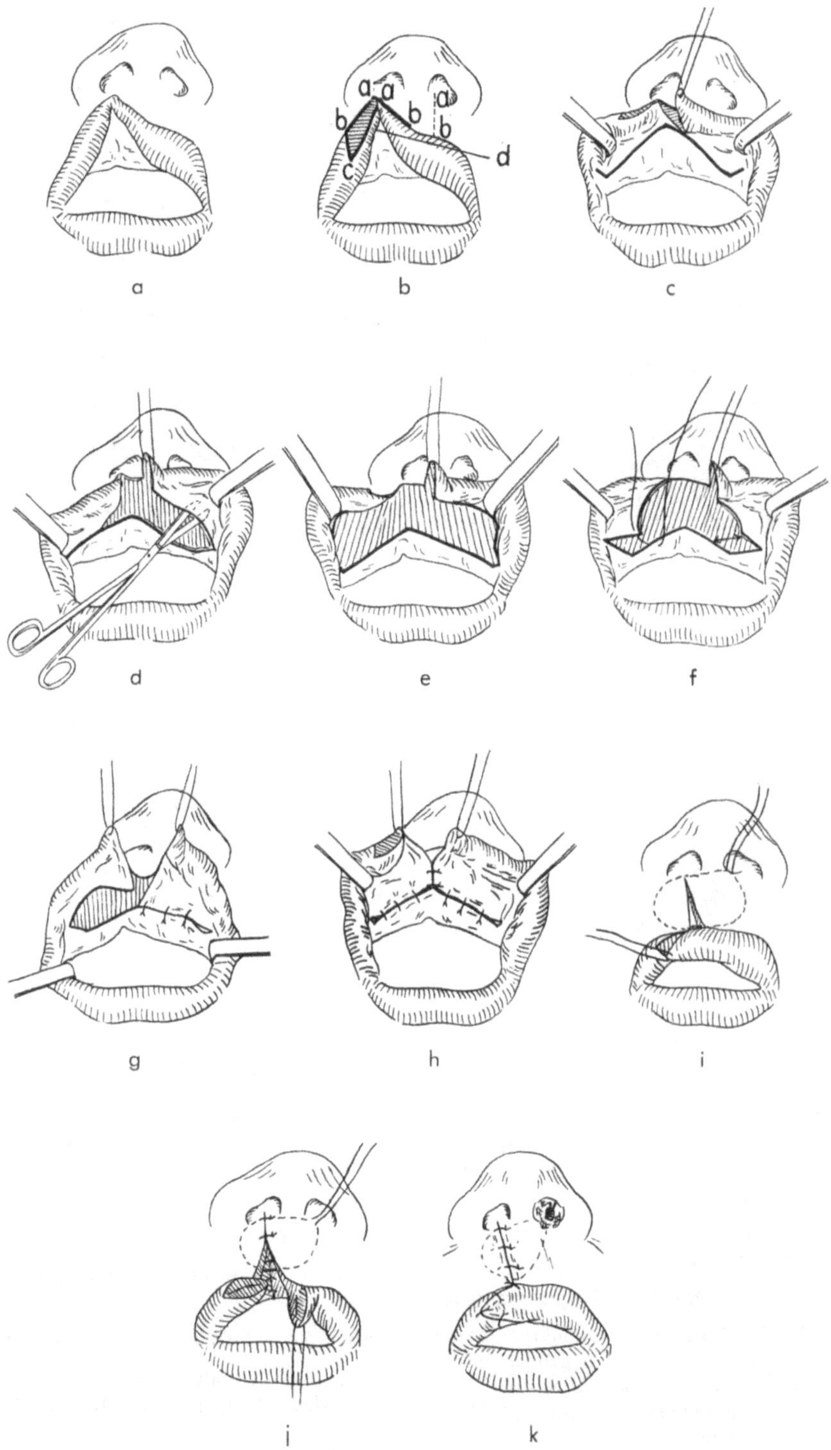
a a a
b b b
c
d
a
b
c
d
e
f
g
h
i
j
k

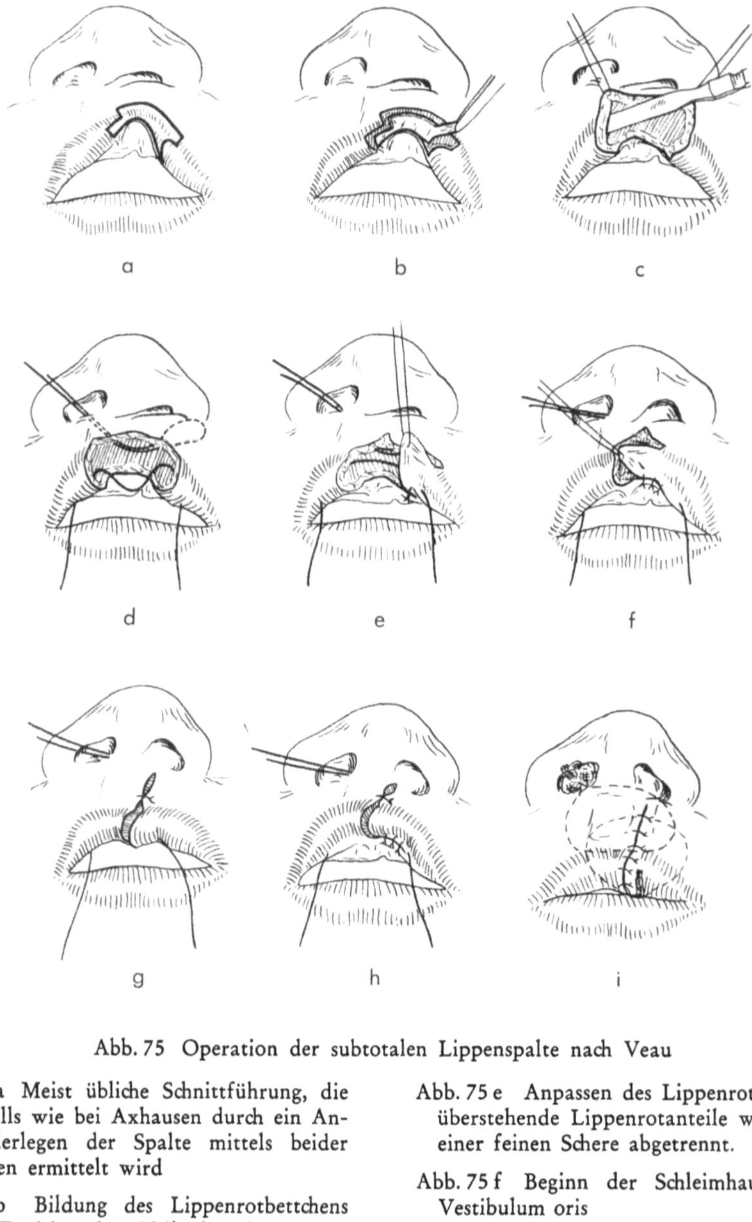

Abb. 75 Operation der subtotalen Lippenspalte nach Veau

Abb. 75 a Meist übliche Schnittführung, die ebenfalls wie bei Axhausen durch ein Aneinanderlegen der Spalte mittels beider Daumen ermittelt wird

Abb. 75 b Bildung des Lippenrotbettchens durch Exzision eines Teils des Lippenrot

Abb. 75 c Aufspaltung der Lippenrotanteile

Abb. 75 d Die Muskeldrahtverschnürung wird mit einer Reverdin-Nadel angelegt, wobei der Draht gleichzeitig die Aufgabe hat, den Nasenflügel zu stützen. Ein weiterer Muskeldraht umfaßt die Lippenrotanteile

Abb. 75 e Anpassen des Lippenrotläppchens, überstehende Lippenrotanteile werden mit einer feinen Schere abgetrennt.

Abb. 75 f Beginn der Schleimhautnaht im Vestibulum oris

Abb. 75 g Lippenrot-weißgrenze wird markiert

Abb. 75 h Modellierende Lippenrotnaht

Abb. 75 i Abschluß der Lippenplastik mit beiden geknüpften Muskeldrähten

Lippenplastik (subtotale Lippenspalte) nach Veau

Die *Veau*sche Operation ist im Prinzip Ausgangspunkt aller bekannten anatomischen Modifikationen gewesen. So unterscheidet sie sich auch nicht wesentlich von der eben beschriebenen *Rosenthalschen* Methode. Wie aus den Abbildungen 75 g—i hervorgeht, gibt es einige prinzipielle Unterschiede. *Veau* zeichnet sich die Lippenhöhe mit einem Messerchen an der Lippenrot-weißgrenze genau ein. Er entlastet die Gewebe von seiner ursprünglich in Abb. 75 a angegebenen Schnittführung und bildet den Lippenrotlappen von der lateralen Seite. Die Muskeldrahtverschnürung ist die gleiche, oftmals legt er sogar noch eine zweite zusätzliche Muskeldrahtverschnürung in den Mundvorhof (Abb. 75).
Im Gegensatz zu *Rosenthal* legt *Veau* sehr großen Wert auf eine Muskelcatgutnaht. Wie bereits ausgeführt — ist das bei *Rosenthal* infolge seiner Innenrotation der Wange nicht möglich. Entscheidend für *Veau* ist aber auch die bei einer subtotalen Spalte umfangreiche Weichteilmobilisierung.

Operation der subtotalen Lippenspalte mit Nasendeformierung

Mit den Lippenrotationsplastiken hat zweifellos ein neues Kapitel in der Spaltchirurgie begonnen. Wir wissen, daß die Plastiken nach *Le Mesurier, Tennison* und ihren Modifikationen gerade bei den Totalspalten hervorragende Ergebnisse zeitigen. Doch müssen wir auf Grund unserer Erfahrungen feststellen, daß bei den subtotalen Spaltformen ohne Nasendeformierung eine Zickzack-Narbenführung nicht immer angebracht ist. Bei diesen relativ harmlosen Gesichtsspaltbildungen bevorzugen wir manchmal auch heute noch die anatomischen Methoden, die eine viel unauffälligere Narbe ergeben. So hat *Wassmund* beispielsweise diese subtotalen Spaltbildungen anfangs nach den älteren Verfahren — so nach *Langenbeck* — in den letzten Jahren nach *Veau* versorgt.

Es kann jedoch kein Zweifel darüber herrschen, daß mit den neuen Techniken, deren Anstoß zweifellos von dem Kanadier *Le Mesurier* gekommen ist, eine Wendung in der Chirurgie der umfangreicheren Lippenspalten eingetreten ist. Das bezieht sich auch auf subtotale Lippenspalten mit einer Nasendeformierung.

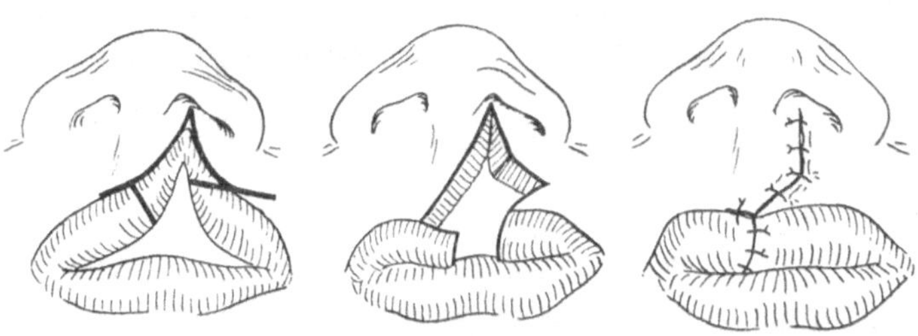

Abb. 76
Operation der einseitigen Lippenspalte nach Langenbeck

Prinzipiell geht die Technik von *Le Mesurier* sowohl auf die *Langenbeck*sche und auf die *Hagedorn*sche Lippenplastik zurück. Um den Fortschritt der kanadischen Plastik hervorzuheben, wollen wir noch einmal rekapitulieren, wie *Langenbeck* und *Hagedorn* ihre Lippenoperationen durchführten. Die *Langenbeck*sche Plastik ist der bereits beschriebenen *Veau*schen Technik relativ verwandt. Durch einen Entlastungsschnitt auf der Spaltseite verlängert *Langenbeck* die Lippe bis zur Lippenhöhe, nivelliert die Schnittführung und fügt dann die Spaltränder anatomisch zusammen (Abb. 76). Wie bei allen

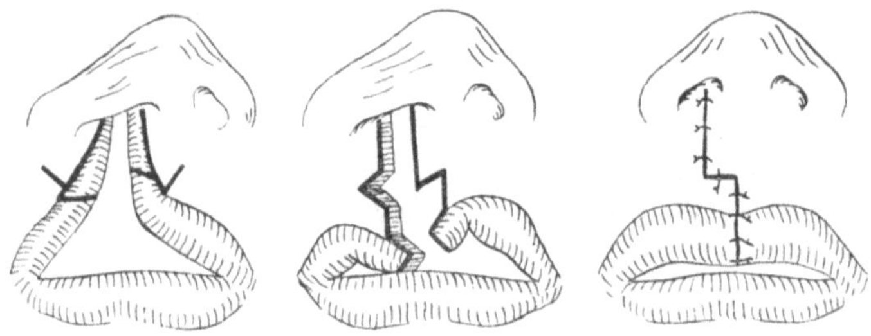

Abb. 77
Operation der einseitigen Lippenspalte nach Hagedorn

anatomischen Verfahren kommt es hier zu einer geraden Narbe und zu einem vollen Lippenrot ohne Kubidobogen. Doch auch hier ist ein Narbenzug im Bereich der Lippenweißnarbe nicht ausgeschlossen, so daß oftmals unsymmetrische Lippen resultieren. Aber nicht allein die Narbenschrumpfung ist es, die die anatomischen Verfahren für umfangreichere Spalten nicht empfehlen lassen. Die anatomische Schnittführung führt zu einem Lippenweißklaffen im Bereich des Überganges zum Lippenrot. Dieser rautenförmige Defekt ergibt letztlich ein relativ knappes Lippenweiß bei vollem Lippenrot. Und das wirkt sich um so stärker aus, je breiter die Lippenspalte ist. Aus diesem Grunde hat 1892 *Hagedorn* ein anderes Verfahren vorgeschlagen. Dabei handelt es sich zum ersten Mal um eine Zickzack-Schnittführung, die jedoch einen Nachteil hatte: Infolge der etwas komplizierten Operationstechnik (Abb. 77), die auf einer Rotation im Lippenweißanteil beruht, wurde die Lippe in den meisten Fällen zu lang. Doch gilt als Grundsatz in der Lippenchirurgie: „Lieber eine Oberlippe zu kurz zu operieren, als zu lang!“ Ein langes Lippenrot entstellt jeden Menschen, so daß aus diesem Grunde sich auch das *Hagedorn*sche Verfahren zunächst nicht durchsetzte. Das gleiche gilt für die *Lindemann*sche Plastik, die wir auf Grund der umfangreichen Narbenbildung ablehnen (Abb. 78).

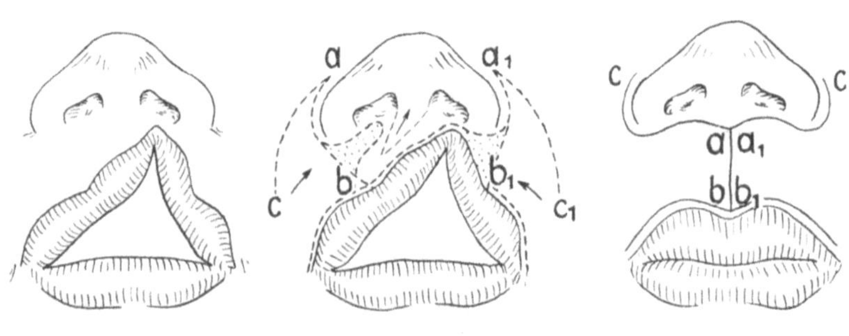

Abb. 78
Lippenplastik nach Lindemann

Das oben schon geschilderte anatomische Verfahren zur Versorgung von Lippenspalten trat durch die Bemühungen *Victor Veaus* dann wieder mehr in den Vordergrund. Unseres Erachtens wird dieses Verfahren auch in der Zukunft — wenn auch wesentlich eingeschränkt — bedeutungsvoll bleiben. Eine wirklich ästhetisch befriedigende Lösung des Problems der Lippenschnittführung und eine Wende der Chirurgie der Lippenplastiken verdanken wir *Le Mesurier*. Er verstand es, eine Rotationsplastik zu schaffen, die den funktionellen und ästhetischen Gegebenheiten entspricht. Das kommt besonders durch die lockere Oberlippe und das volle Lippenrot mit erhaltenem Kubidobogen zum Ausdruck.

Lippenplastik (subtotale Lippenspalte) nach Le Mesurier

Die Voraussetzung für jede Plastik nach *Le Mesurier* und ihren Modifikationen ist ein völlig entspanntes, also narkotisiertes Kind, denn bei jeder dieser Plastiken kommt es auf die exakt abgemessene Schnittführung an. Jede Abweichung von dem individuell vorgeschriebenen Vorgehen zieht bestimmte später zu beschreibende Nachteile nach sich. Da die Methode nach *Le Mesurier* Ausgangspunkt aller neueren Modifikationen ist, soll sie hier im einzelnen etwas näher beschrieben werden.

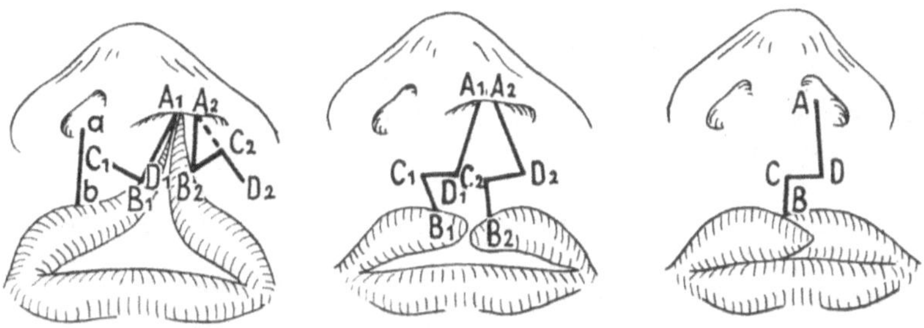

Abb. 79
Operation der einseitigen Lippenspalte nach Le Mesurier siehe Text

Als erstes wird die Lippenweißhöhe der gesunden Seite gemessen, und zwar vom Naseneingangspunkt zum Lippenrot, also die Strecke a—b gemessen (Abb. 79). Auf der korrespondierenden, also auf der gespaltenen Seite, erkennt man deutlich die entsprechenden Punkte A 1 — A 2, die später vereinigt werden sollen. Im zweiten Akt wird nun die genaue Schnittführung mittels Zirkel festgelegt. Man geht also von den Punkten A 1 und A 2 in bestimmter Weise vor.

Am günstigsten ist dabei folgende einfache Methode. Da die normale Höhe einer Säuglingslippe zwischen 12 und 15 mm liegt, und da es sich bei der *Mesurier*schen Methode um eine Rotationsplastik handelt, die auf exakten Drittelwerten beruht, teilt man die Höhe der Lippe — also Strecke a—b — durch 3. Bei einer Lippe von beispielsweise 12 mm Höhe erhält man dementsprechend den neuen Zirkelwert von 4 mm. Auf der medialen Seite der Spalte sticht man sich nun die vorgeschriebene Figur — ein umgekehrtes großes L — an, so daß also die Strecke A 1 — D 1, B 1 zweimal 4 mm beträgt. Von diesem Stichpunkt, der genau an der Lippenrot-Weiß-Grenze liegen soll, wird nun der Punkt C 1 ermittelt. Hierbei muß darauf geachtet werden, daß der spätere Schnitt

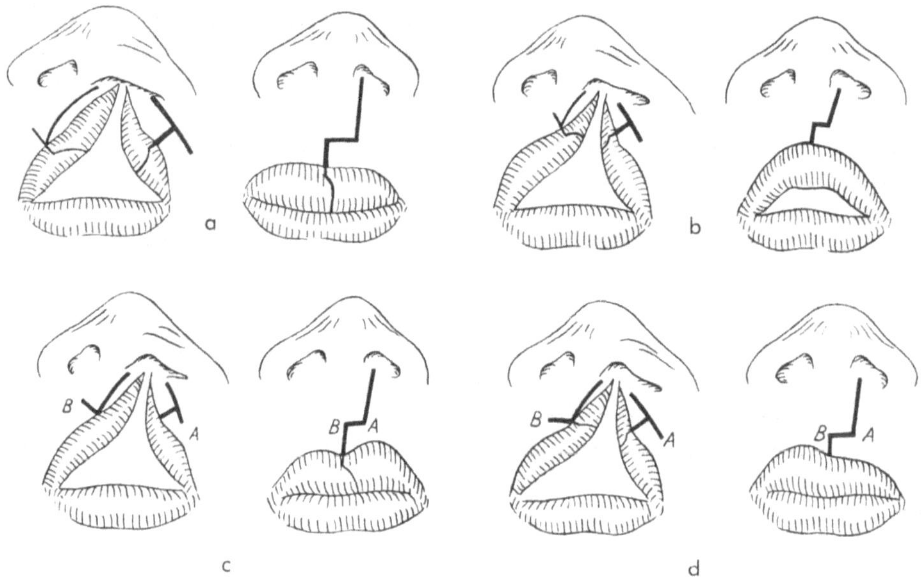

Abb. 80 Fehlerquellen bei der Methode nach Le Mesurier

Abb. 80 a Die Lippe wird zu lang und zu eng, wenn der laterale viereckige Lappen zu tief und zu groß geschnitten wird

Abb. 80 b Die Lippe wird zu kurz, wenn der viereckige Lappen zu hoch angesetzt und zu klein gerät

Abb. 80 c Auf der lateralen Seite nimmt die Lippenlänge um so mehr zu, je weiter der Punkt A von der Lippenrot-Lippenweiß-Grenze entfernt ist

Abb. 80 d Ist im Bereich der medialen Seite der Einschnitt nicht rechtwinkelig, sondern wie hier ein stumpfer Winkel (Punkt B), kommt es zu einer Asymmetrie im Bereich des Kubidobogens

genau senkrecht auf dem Lippenrot liegt, und 4 mm lang ist. Auf der lateralen Seite der Spalte wird eine entsprechende Figur — ein großes liegendes T — A 2 — C 2 — D 2 — B 2 vorgezeichnet, bzw. vorgestochen. Wir verändern hierbei etwas die Plastik, indem wir vom Punkt A 2 erst 4 mm weit entfernt in der Lippenrot-Weiß-Grenze den Punkt B 2 erreichen. Hier wiederum senkrecht auf dem Lippenrot stehend, wird der Punkt C 2 erreicht und hier wiederum parallel zum Lippenrot der Punkt D 2 gekennzeichnet. Durch diese Zickzack-Schnittführung wird genau wie auf der anderen Seite die Höhe der Lippe aus 3 × 4 mm vorgestochen und jetzt nach Durchführung der zusätzlichen Lokalanästhesie durchtrennt. Hierbei kommt es darauf an, daß man die gesamten Lippenweichteile durchschneidet, also die dazugehörige darunterliegende Schleimhaut ebenfalls miterfaßt. Im weiteren Verlauf der Operation geht man entsprechend den bereits bei der *Rosenthal*schen Operation angegebenen Schnittführungen vor, führt eine Innenrotation der Wange durch, so daß nach Vornaht und Muskeldrahtverschnürung die Lippe in die jeweils korrespondierenden Punkte gelegt wird. Die Lippenhöhe wird durch die Punkte A B festgelegt.

Folgende Fehlerquellen, wie sie *Le Mesurier* selbst beschrieben hat, seien kurz dargestellt, damit jeder Operateur orientiert ist, wie sehr es auf ein exaktes Messen ankommt. Wenn

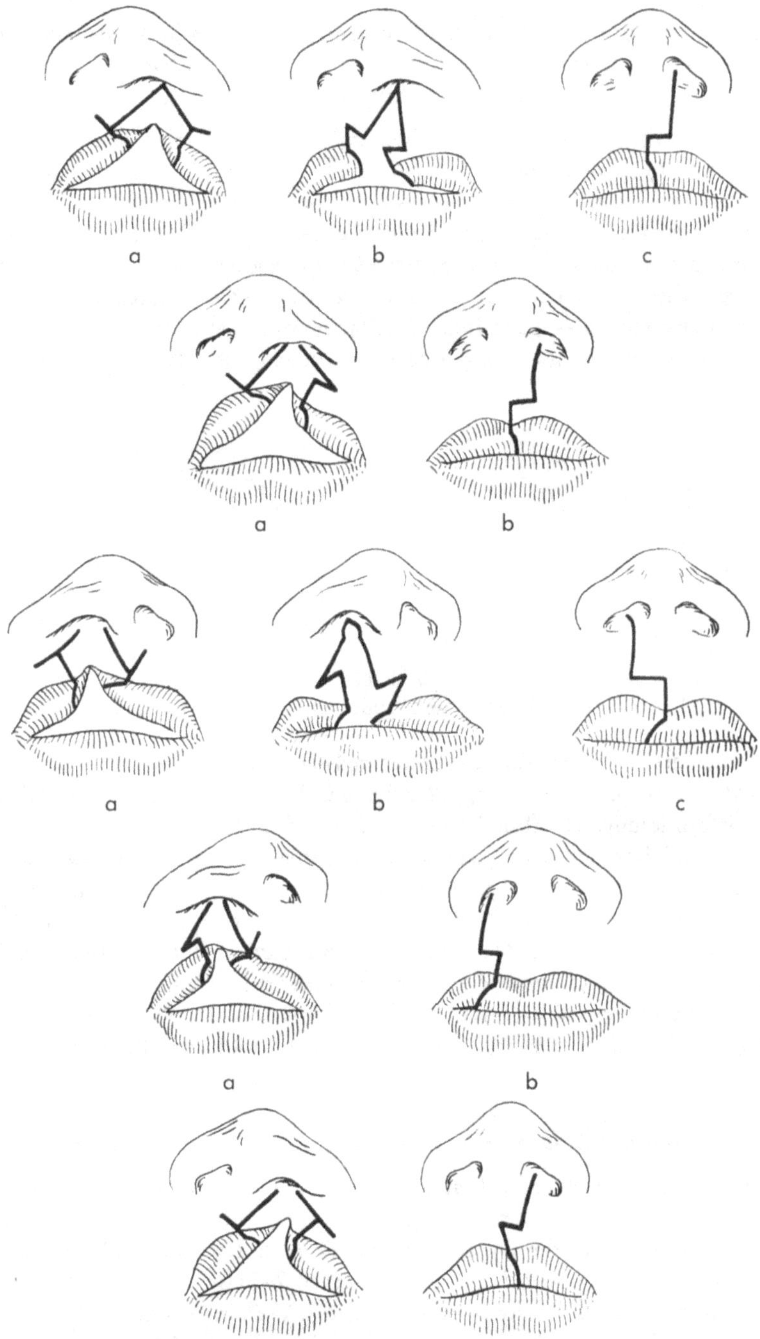

Abb. 81
Verschiedene individuelle Modifikationen der Le Mesurierschen Operationsmethode bei subtotalen Lippenspalten

es beim anatomischen Operieren früher noch möglich war, mit Augenmaß die korrespondierenden Punkte festzulegen, so kann hier ein geringes Abweichen der Länge der Schnitte bzw. der Parallelität einen Mißerfolg zeitigen (Abb. 80).

Wenn dieses Verfahren in der Mehrzahl der Fälle bei den totalen Spalten angewendet wird, so hielten wir es doch für erforderlich, diese seit *Hagedorn* erstmalige Rotationsplastik an den Beginn dieses Kapitels zu stellen. Wir verfügen heute über eine gewisse Anzahl von Modifikationen auch von *Le Mesurier* selbst (Abb. 81), die für eine subtotale Lippenspalte zu empfehlen sind. In dem erst kürzlich erschienenen Buch von *Le Mesurier* „Hare-lips and their treatment" hat der Autor verschiedene Verfahren angegeben, die — obwohl genau abgemessen — ganz individuell angewendet werden müssen. Im einzelnen soll dies an den folgenden Abbildungen gezeigt werden (Abb. 81).

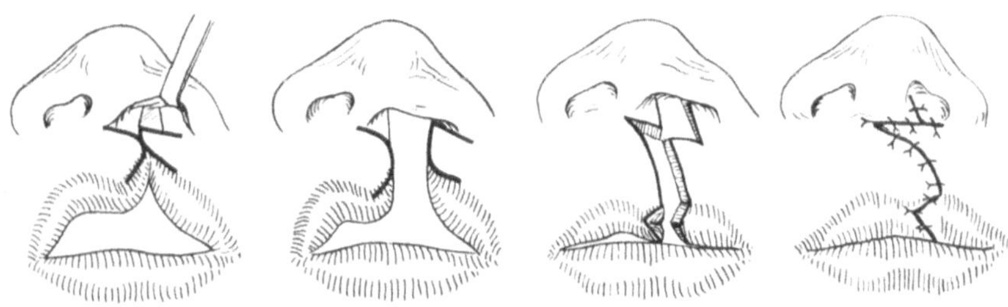

Abb. 82
Operation der subtotalen und totalen Lippenspalte nach Millard

Als eine der interessantesten Modifikationen müssen wir hier weiterhin das Verfahren von *Millard* nennen. Die Abbildung 82 zeigt das Verfahren bei der subtotalen Spalte mit Nasendeformierung. Deutlich ist zu erkennen, daß *Millard* erst den verbreiterten Nasenboden korrigiert und sodann seine Rotationsschnitte im Bereich des Lippenweiß setzt. Entscheidend für dieses Vorgehen ist die genaue Länge der Schnittführungen. Auch hier werden wiederum die Schnitte vorerst mit dem Zirkel festgelegt, jedoch erfolgt hierbei das Abmessen von der Naseneingangsebene zum gesunden Anteil des Kubidobogens. Durch diese zuerst etwas eigentümlich anmutende Schnittführung erreicht man einen schönen Kubidobogen, eine symmetrische Lippe und oftmals einen symmetrischen Naseneingang. Weiterhin vermeidet man die Zick-zacknarbe im Mittelbereich der Oberlippe.

Lippenplastik (subtotale Lippenspalte) nach Steffensen, Tennison, Trauner

Ein ähnliches Verfahren stellt die Schnittführung nach *Steffensen* dar, die jedoch wiederum etwas komplizierter ist. Aus der Abbildung 83 lassen sich die Prinzipien auch dieses Verfahrens erkennen. Auch die Operationsmethode nach *Tennison* zählt zu den neueren Modifikationen (Abb. 84), wobei das Prinzip einer Z-Plastik durchgeführt wird. Der Vorteil liegt hierbei in der relativen Einfachheit des Verfahrens und in der Möglichkeit, den Nasenflügel günstig zu korrigieren. Das letztere gelingt jedoch noch besser mit der Methode von *Trauner*, die jedoch in ihrer Schnittführung ungleich schwerer ist. Die auf Abb. 85 dargestellte Lippenplastik beinhaltet gleichzeitig eine Z-Plastik, die in der Lage ist, auch abgeflachte Nasenflügel zu korrigieren.

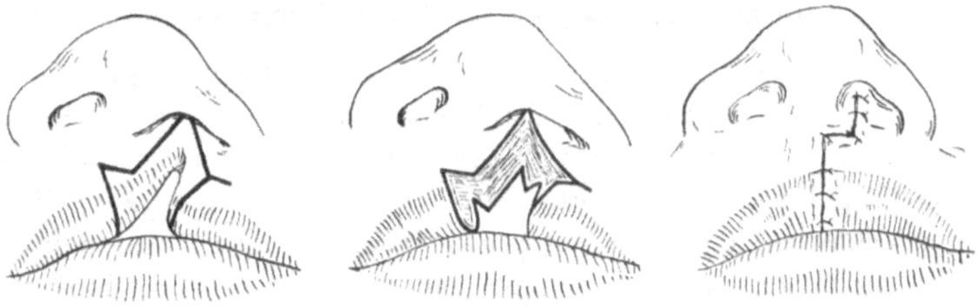

Abb. 83
Operation der subtotalen Lippenspalte nach Steffenson

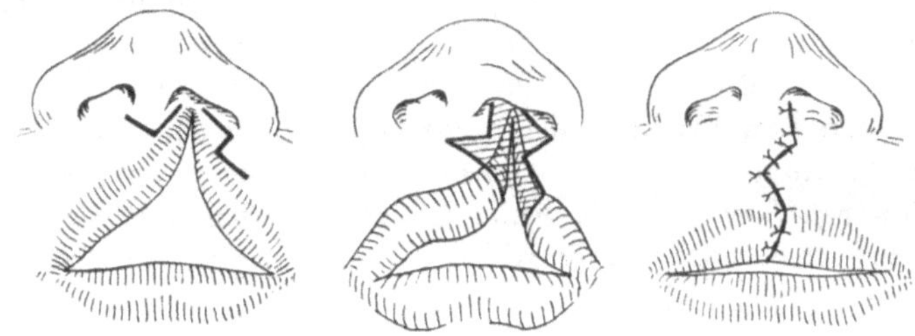

Abb. 84
Operation der subtotalen Lippenspalte nach Tennison

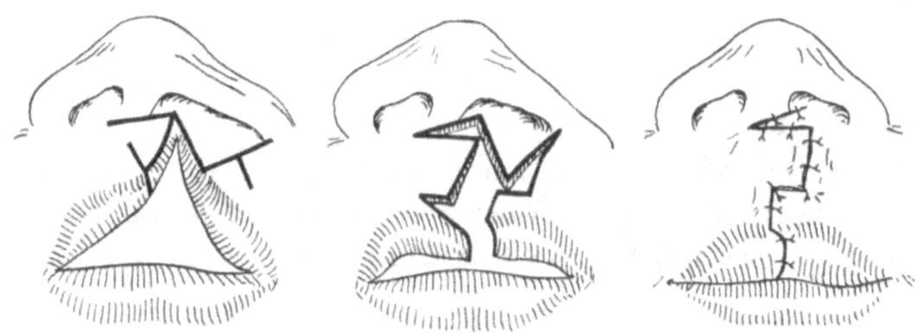

Abb. 85
Operation der subtotalen Lippenspalte nach Trauner

b) Lippen-Kiefer-Spalte

Die Lippen-Kiefer-Spalte ist für die Chirurgen eigentlich nur eine Vorstufe der totalen einseitigen Lippen-Kiefer-Gaumenspalte. Es erübrigt sich daher an dieser Stelle, einzelne Verfahren aufzuzählen, denn im Grunde genommen stimmen sie mit den bereits beschriebenen bzw. mit den folgenden Methoden überein. Man muß sich nur prinzipiell darüber im klaren sein, daß bei einer Lippen-Kiefer-Spalte, wie bereits schon auf Seite 45 bemerkt worden ist, der vordere Nasenbodenanteil fehlt, und es bei der Operation darauf ankommt, eine sorgfältige Nasenbodenplastik durchzuführen. Diese Nasenbodenplastik muß Anschluß an den normalen verschlossenen Gaumen finden, sonst bleibt gerade am Übergang zum physiologischen Gaumenanteil ein Restloch zurück. Es kommt also darauf an, mit der Lippenplastik eine der bekannten weiter unten beschriebenen Nasenbodenplastiken eventuell in Kombination mit einer primären Osteoplastik (nur bei breiten Kieferspalten) durchzuführen.

c) einseitige totale Lippen-Kiefer-Gaumenspalte

Wie auf Seite 39 ausgeführt wurde, kommen die einseitigen Lippen-Kiefer-Gaumenspalten mit 38,2 % am häufigsten unter den foetalen Gesichtsspalten vor. Bei dieser Spaltart kommt das vorher beschriebene und früher oftmals angewandte anatomische Operieren nicht mehr in Frage. Die neueren Rotationsverfahren haben die älteren Verfahren verdrängt. Da es jedoch bei dem ersten Akt jeder Lippen-Kiefer-Gaumenspalte, also bei der Lippenplastik, besonders darauf ankommt, daß der vordere Nasenbodenanteil primär verschlossen wird, sei es uns gestattet, noch einmal kurz auf die Verfahren einzugehen, die als Vorläufer für die heutige Nasenbodenbildung in Frage kommen. Der grundsätzliche Unterschied zwischen den jetzt folgenden Verfahren und den heutigen Nasenbodenplastiken liegt darin, daß in den zwanziger und dreißiger Jahren des Jahrhunderts schon bei der Lippenplastik selbst der gesamte Nasenboden gebildet wurde, so daß bei der Gaumenplastik nur noch ein Eingriff im Bereich des Velums erforderlich war. *Veaus* klassiche Operation zum Verschluß der Lippe beinhaltet sowohl Verschluß der Lippe wie auch Bildung des gesamten Nasenbodens (Abb. 86), somit also den Verschluß der gesamten knöchernen Gaumenanteile. Ähnliche Verfahren waren jedoch auch schon vorhanden. Es seien hier nur die *Campbell*sche und *Pichler*sche Operation zur Konstruktion des Nasenbodens erwähnt und kurz dargestellt (Abb. 87). Um einen besseren Überblick zu geben, haben wir in der folgenden Abbildung 88 die Nasenbodenplastiken von *Campbell, Pichler* und *Veau* im Schnitt dargestellt. Die *Rosenthal*sche Plastik unterscheidet sich nicht wesentlich von dem Verfahren *Victor Veaus* — bei *Rosenthal* wird lediglich noch das Nasenseptum durchtrennt. Auf Grund dieser Abbildungsserie kann man jedoch ermessen, daß viele Chirurgen das *Campbell-Pichler*sche Verfahren vorziehen. Wir müssen jedoch feststellen, daß sich uns auf Grund der einfachen Schnittführung das *Veau-Rosenthal*sche Verfahren bewährt hat. Aus der Abb. 89 ist zu ersehen, wie sich bei einer einseitigen Totalspalte das Nasenknorpelskelett und damit auch das gesamte Nasenseptum verschiebt. Mittels der *Rosenthal*schen Septumdurchtrennung, auf die wir weiter unten noch näher eingehen, kommt es zu einer primären Korrektur der Schiefnase

---

Abb. 86 Operation der einseitig totalen Lippen-Kiefer-Gaumenspalte nach Veau

Abb. 86 a Schnittführung im Bereich des Gaumens und des lateralen Nasenflügels

Abb. 86 b Nasale Naht

Abb. 86 c Bildung des Palatinal-Lappens

Abb. 86 d Aufsteppen des Palatinal-Lappens auf die nasale Naht

Abb. 86 e Bildung des medialen Lippenrotbettchens und laterale Lippenschnittführung

Abb. 86 f Bildung des lateralen Lippenrotläppchens durch Mobilisierung der lateralen Lippenweichteile

Abb. 86 g Nasenflügel-Mobilisation

Abb. 86 h Anlegen der Muskeldrahtverschnürung. In manchen Fällen benutzte Veau hier auch einen Nasenflügelfaden

Abb. 86 i Die erste Muskelnaht im Bereich der Nase wird gelegt

Abb. 86 j Genaue Kontrolle im Bereich der Lippenrotlefzen

Abb. 86 k Naht im Bereich der Lippenrot-Weißgrenze

Abb. 86 l Nachdem alle Muskel-catgut-Nähte gelegt sind, erfolgt Naht des Lippenrots

Abb. 86 m Modellierende Lippenrotnaht und Anlegen eines 2. Muskeldrahtes

Abb. 86 n Abschluß der Plastik mit beiden geknüpften Muskeldrähten

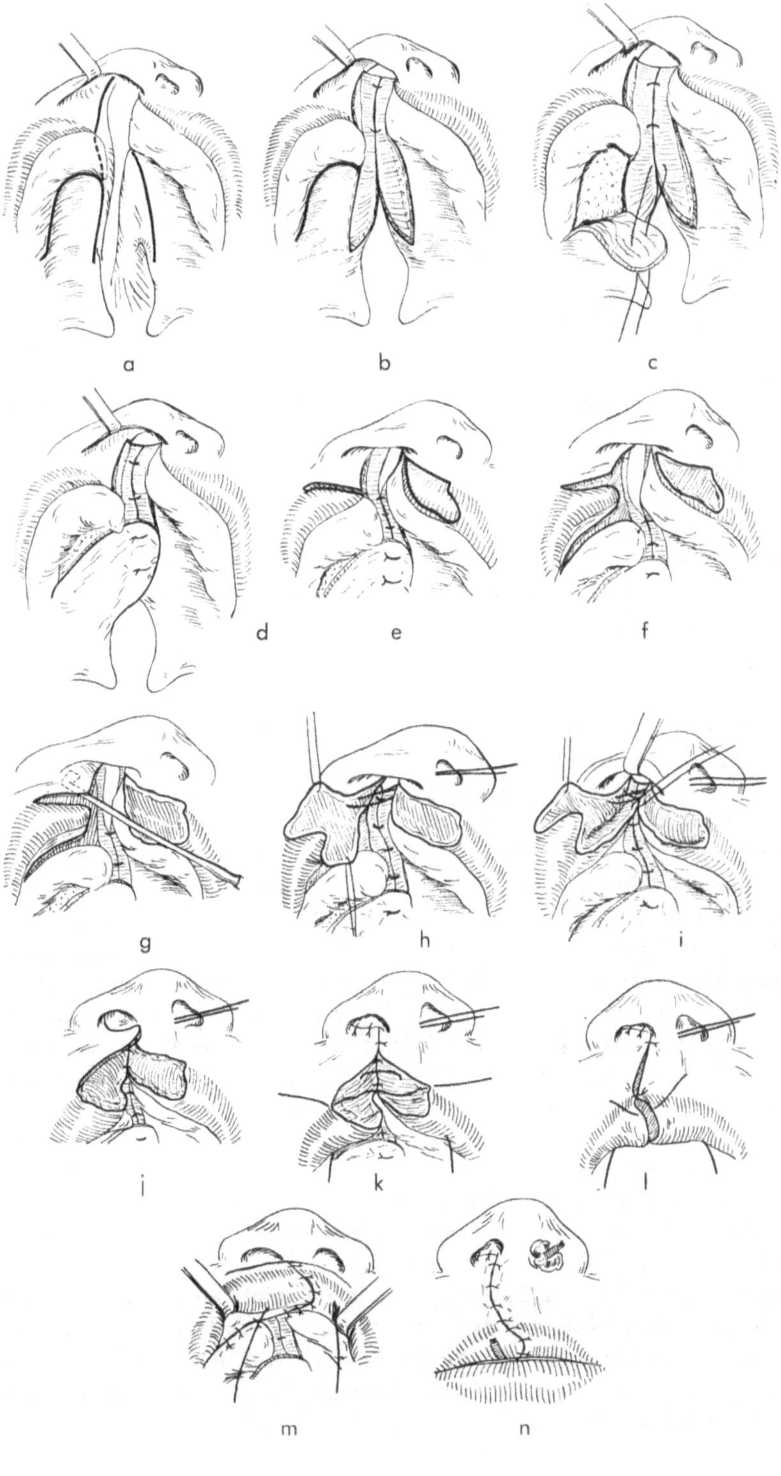
a
b
c
d
e
f
g
h
i
j
k
l
m
n

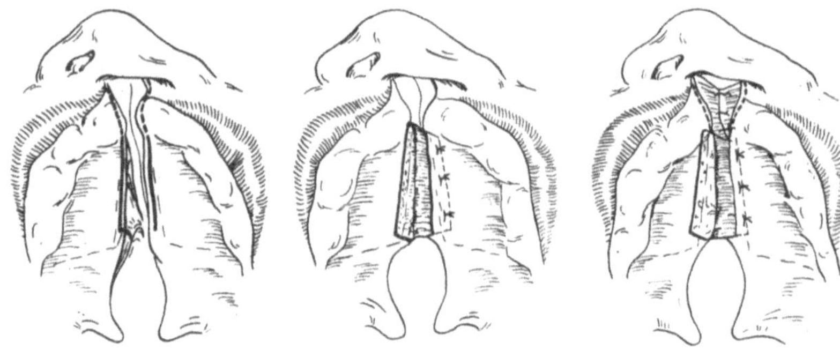

Abb. 87
Nasenboden-Verschluß der Spalte im harten Gaumen nach Campbell-Pichler

in Kombination mit der Nasenbodenbildung. Hierbei muß jedoch bemerkt werden, daß *Rosenthal* immer nur eine Nasenbodenplastik im Bereich der Alveolarfortsätze durchführte. Er stand also damit schon damals im Gegensatz zu *Veau, Wassmund* u. a., die gleich bei der Lippenplastik den harten Gaumen versorgten.

Ein großer Teil der Spaltchirurgen lehnt heute diese frühzeitige Operation am harten Gaumen ab. Wir haben uns bereits auf Seite 47 damit auseinandergesetzt, daß die bei Spaltträgern sehr häufig aufgetretenen Mittelgesichtsentstellungen nichts anderes als postoperative Schäden sind und daß diese Oberkieferverkrüppelungen nach Möglichkeit zu meiden sind. Man muß sich jedoch darüber im klaren sein, daß die Chirurgie der Spaltbildungen sich erst langsam entwickelte, und heute erscheint es uns verständlich, daß sowohl *Wassmund*, der nach seinen Angaben ein ähnliches Verfahren wie *Campbell* entwickelt hatte und durchgeführt hat, wie auch *Veau* sich letztlich von dieser Plastik distanzierten und sich mit einer Lippenplastik und dem Verschluß des vorderen Nasenbodenanteils begnügten. Dementsprechend werden bei den Lippenplastiken heute die von *Veau, Wassmund* und *Rosenthal* angegebenen Nasenbodenplastiken durchgeführt. Die folgende Abbildungsserie 90 zeigt die von *Wassmund* inaugurierte Methode, die vielenorts Anhänger gefunden hat. Infolge der oftmals schwierigen Lappenumschneidungen und -verschiebungen jedoch ziehen andere Schulen das Verfahren von *Veau* vor, der im Gegensatz zu *Wassmund* den vorderen Nasenbodenanteil nur einschichtig deckte. *Rosenthals* Methode der Nasenbodenbildung gleicht in vielen Details den Angaben von *Victor Veau*. Das wird schon allein aus der Tatsache verständlich, daß *Rosenthal* längere Zeit bei *Veau* in Paris weilte. Von vielen führenden Spaltchirurgen wird *Rosenthal* oftmals vorgeworfen, er hätte keine eigene Methode. Seine Verfahren seien im Grunde genommen *Veau*sche Modifikationen. Das mag bis zu einem gewissen Grade stimmen. Unverkennbar an *Rosenthals* Operationen ist der Einfluß *Victor Veaus*. Aber es ist ein großer Verdienst *Rosenthals*, nur dasjenige übernommen zu haben, was ihm am wichtigsten erschien. Viele kleine Einzelheiten hat er ergänzt, so daß es unseres Erachtens angebracht ist, ganz kurz die von *Rosenthal* seinen Schülern übermittelte Lippen- und Nasenbodenplastik aufzuzeigen.

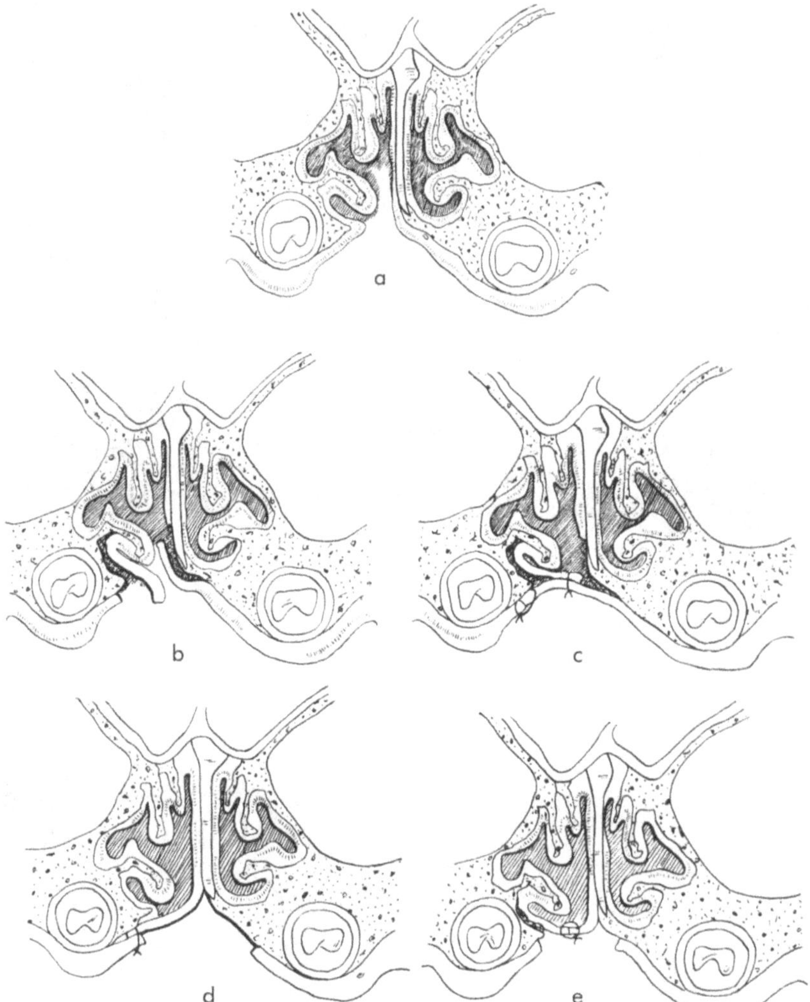

Abb. 88 Gegenüberstellung der verschiedenen Nasenbodenplastiken

Abb. 88 a zeigt die unoperierte Spalte

Abb. 88 b u. c die Methode nach Campbell

Abb. 88 d die Methode nach Pichler

Abb. 88 e die Methode nach Veau

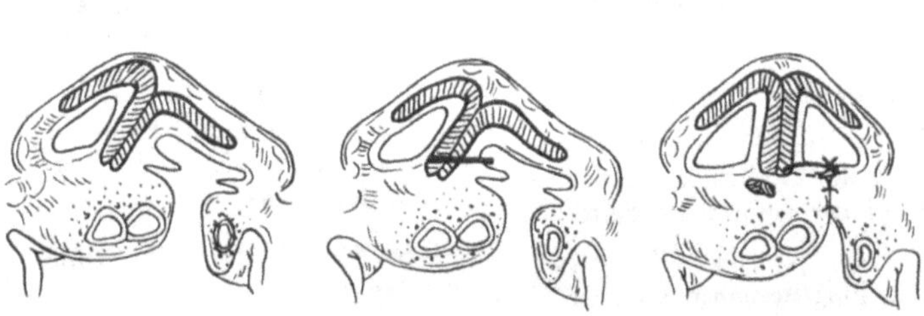

Abb. 89

Schematische Darstellung der Rosenthalschen Nasenbodenplastik mittels Septumdurchtrennung

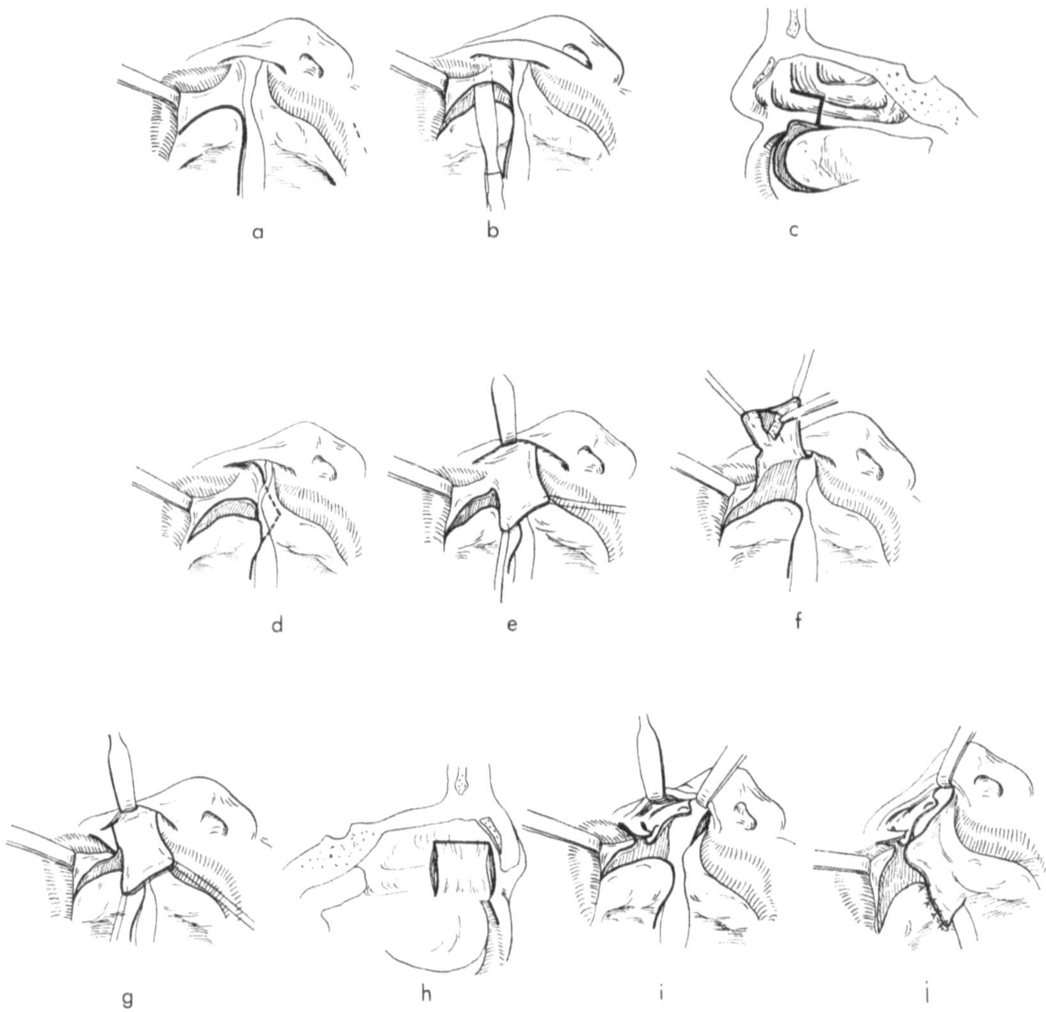

Abb. 90 Operation einer einsitigen Lippen-Kiefer-Gaumenspalte nach Wassmund (Darstellung der Nasenbodenplastik)

Abb. 90 a Schnittführung im Bereich des harten Gaumens

Abb. 90 b Mobilisierung im Lippen- und Nasenbereich

Abb. 90 c Größe des Schleimhaut-Muschellappens, der auf der gespaltenen Seite gebildet wird

Abb. 90 d Darstellung desselben Lappens

Abb. 90 e Der Schleimhaut-Muschellappen ist mobilisiert

Abb. 90 f Ein oft vorhandenes Stückchen des Muschelknochens wird ausgelöst

Abb. 90 g Der Muschellappen ist dadurch breiter geworden, Schnittführung im Lippenweiß-Bereich und Bildung des Lippenrotläppchens

Abb. 90 h Bildung des Septum-Schleimhautlappens

Abb. 90 i Isolierung des dreieckigen Hautzipfels auf der gespaltenen Seite

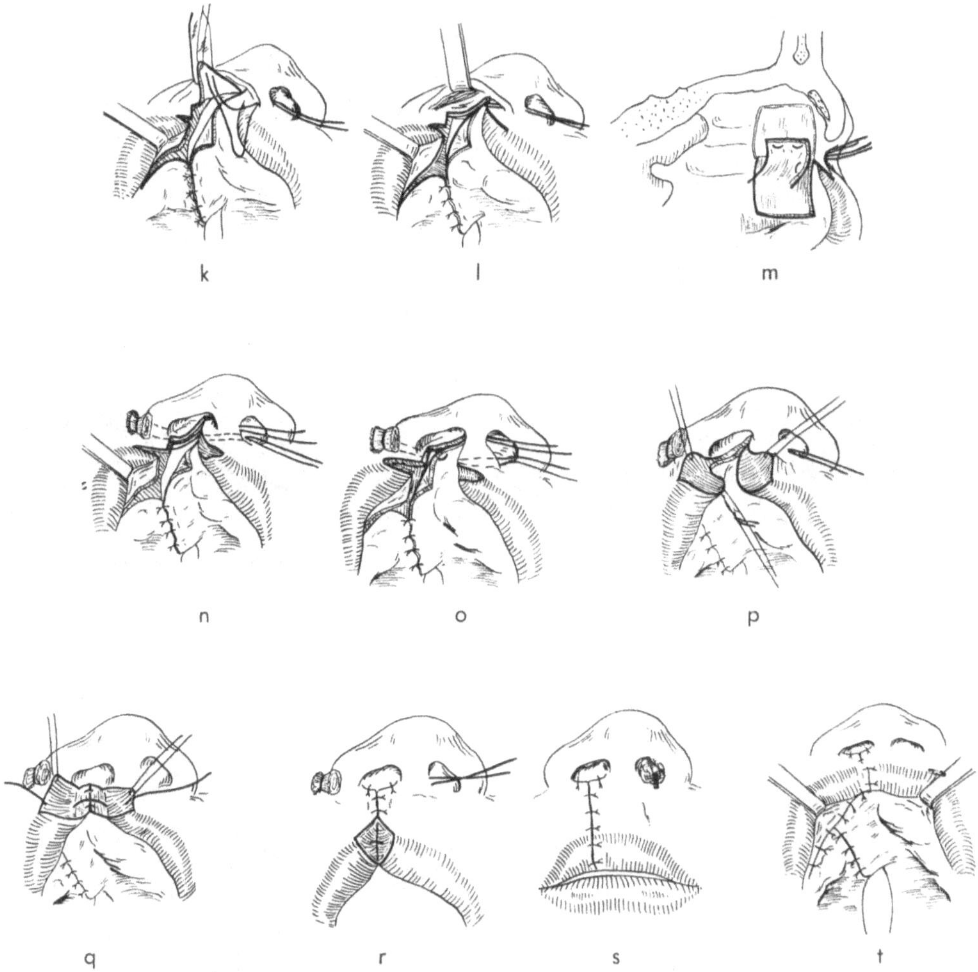

Abb. 90 j Der Septum-Schleimhautlappen wird heruntergeklappt und am Spaltfortsatz fixiert

Abb. 90 k Die Steppnaht des Muschellappens wird durch das Septum geführt

Abb. 90 l Der Muschellappen kommt durch Fadenzug in die richtige Lage

Abb. 90 m Der Muschellappen legt sich an die Wundfläche des Vomers und wird durch zwei Steppnähte fixiert

Abb. 90 n Ein Nasenflügeldraht wird im gesunden Nasenloch fixiert

Abb. 90 o Durch diesen Nasenflügeldraht nähern sich die Lefzen der beiden Lappen, so daß die doppelte Schleimhautdecke des Nasenbodens gebildet wird
Fertige Nasenbodenplastik nach Wassmund

Abb. 90 p Darstellung des fertig gebildeten Nasenbodens und der Lippenstümpfe

Abb. 90 q Dreischichtige Naht der Lippe

Abb. 90 r Lippenweißnaht

Abb. 90 s Lippenrotnaht

Abb. 90 t Zustand nach Nasenboden- und Lippenplastik nach Wassmund

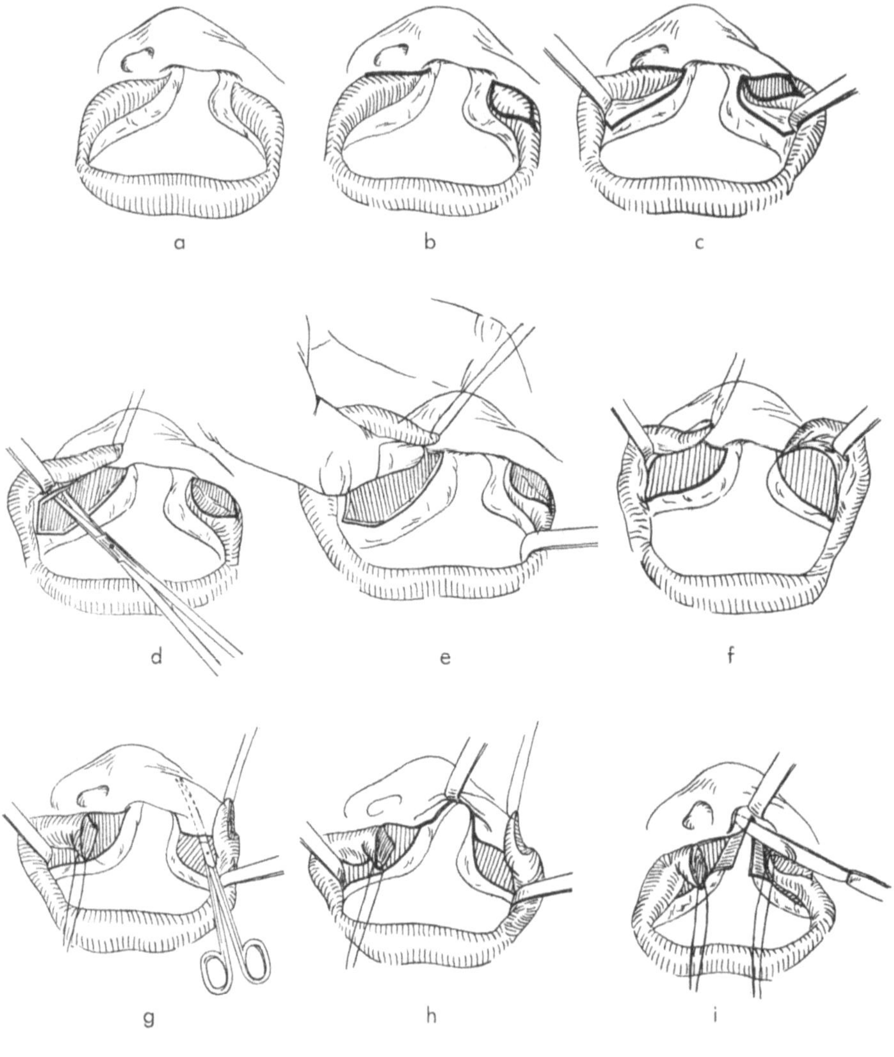

Abb. 91 Operation der einseitigen Lippen-Kiefer-Gaumenspalte nach Rosenthal (Darstellung der Nasenbodenplastik)

Abb. 91 a Darstellung einer breiten einseitigen Lippen-Kiefer-Gaumenspalte

Abb. 91 b Schnittführung. Maßgebend ist immer die Länge der Oberlippe im gesunden Anteil, so daß zur Bildung des medialen Spaltrotläppchens genau dieser Meßwert benutzt wird (s. Abb. 74 b).

Zur Bildung des lateralen Spaltrotläppchens muß der ermittelte Wert um 3 mm überschritten werden

Abb. 91 c, d, e, f Darstellung der Innenrotation der Wangen, die bei breiten Spalten umfangreich durchgeführt werden muß

Abb. 91 g Mobilisierung des Nasenflügelknorpels

Abb. 91 h Schnittführung zur Nasenbodenbildung

Abb. 91 i Septum-Durchtrennung

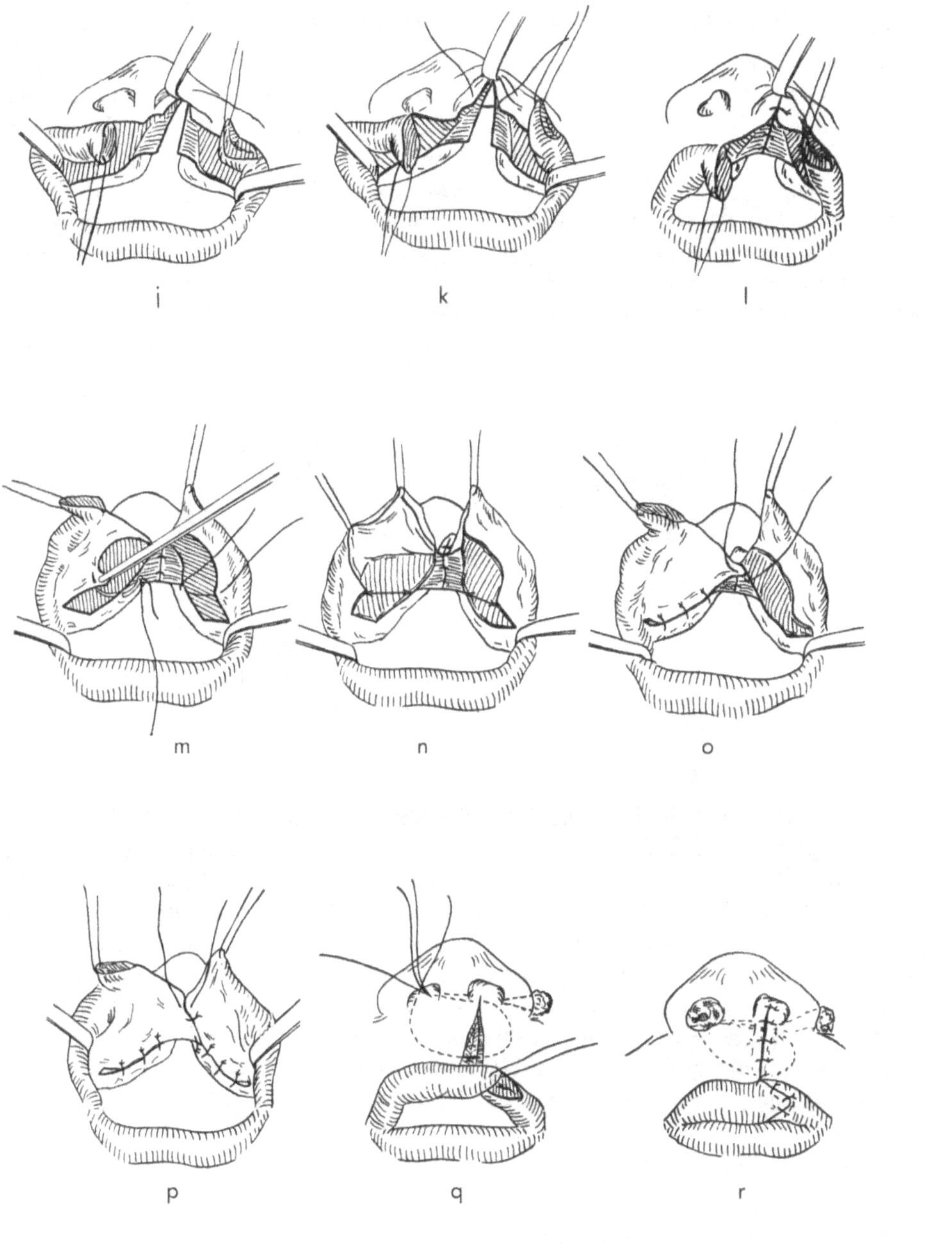

Abb. 91 j, k, l Nasenbodenbildung

Abb. 91 m, n, o, p Vornaht, wobei deutlich wird, wieviel Material durch die Innenrotation gewonnen wird

Abb. 91 q, r Lippenweiß-modellierende Lippenrotnaht, sowie Muskeldrahtverschnürung und Nasenflügelfaden

Lippenplastik (totale Lippen-Kiefer-Gaumenspalte) nach Rosenthal

Bei dieser Methode handelt es sich um ein anatomisches Verfahren, das sich durch typisch *Rosenthal*sche Modifikationen von der *Veau*schen Lippenplastik unterscheidet. Wenn *Rosenthal* auch heute — wie wir weiter unten sehen werden (S. 145) — nicht mehr rein anatomisch operiert und sich eine von *Heiner* modifizierte Schnittführung nach *Le Mesurier* zu eigen gemacht hat, so bleibt doch das Prinzipielle dieser Lippenplastik bestehen. Es handelt sich dabei einmal um die sogenannte Innenrotation der Wangen, die wir schon beschrieben haben, und zum anderen, um die *Rosenthal*sche Nasenbodenplastik. In der Abbildung 89 haben wir schon dargestellt, daß durch die Nasenseptum-Durchtrennung und die ausgiebige Mobilisierung des gespaltenen Nasenflügelanteils der Nasenboden konstruiert wird. So ist auch im einzelnen die Schnittführung der *Rosenthal*schen

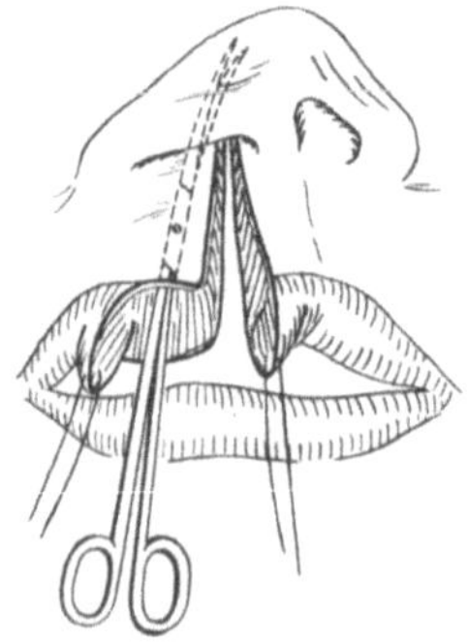

Abb. 92
Die von McDowell angegebene Nasenknorpelmobilisation

Operation aus der Abbildungsserie 91 ersichtlich. In ähnlicher Weise wie bei den subtotalen Spalten wird anfangs hier auch ein mediales Spaltrotläppchen gebildet, wobei diese Schnittführung entscheidend für die Höhe der Lippe wird (Zirkel). Nach Bildung des lateralen Spaltrotläppchens wird die sogenannte Innenrotation der Wangen angeschlossen und die gesamten Lippenweichteile stumpf mobilisiert (Abb. 91 e, f). Sind die Lippenweichteile entsprechend frei präpariert, folgt nun die Schnittführung zur Nasenbodenplastik (Abb. 91 i, j). Hierbei wird die Vomerschleimhaut und anschließend das gesamte knorpelige Nasenseptum durchtrennt und von der spina nas. ant. abgelöst. Auf der lateralen Seite erfolgt eine ausgiebige Mobilisierung des Nasenflügelanteils. Die von *McDowall* angegebene Mobilisierung des Nasenflügelknorpels (Abb. 92) hat zweifellos Eingang in die Literatur gefunden. *Rosenthal* hat jedoch zur Nasenbodenplastik eine ähnliche Methode schon längere Zeit angewendet.

Diese relativ einfache Nasenbodenplastik hat mehrere Vorteile. Bekanntlich ist bei den einseitigen Lippen-Kiefer-Gaumenspalten das Nasenseptum immer zur gesunden Seite abgewichen. Daraus ergibt sich von vornherein also eine Schiefnase. Durch die Septumdurchtrennung am unteren Pol unter Erhaltung der Nasenschleimhaut der gesunden Seite und entsprechenden Mobilisierung gelingt es nach Präparation des Nasenflügelanteils, Septum und Nasenflügelanteil ohne Spannung zusammenzufügen und damit einen Nasenboden zu bilden, der kosmetisch sowie funktionell befriedigt. Funktionell, weil nicht nur der Nasenboden gebildet, sondern auch die Schiefnase beseitigt wurde, kosmetisch, weil

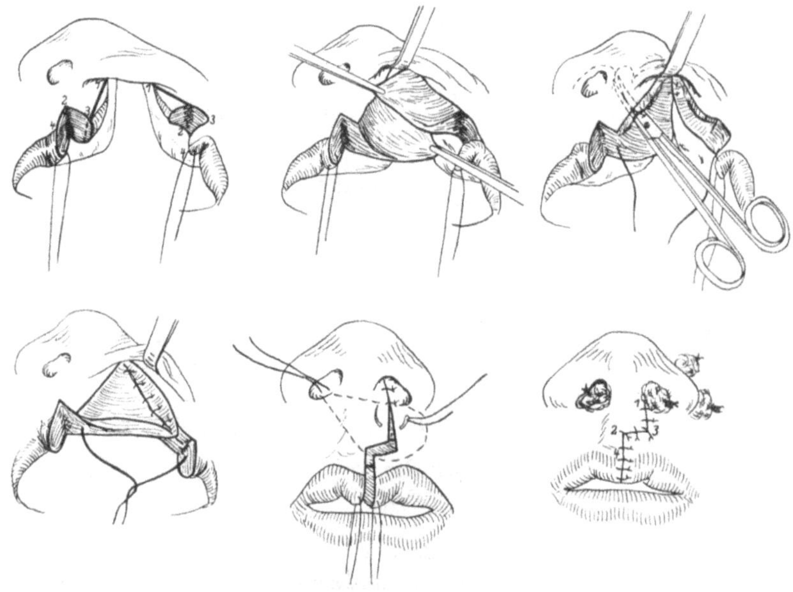

Abb. 93

Von Heiner modifizierte Lippenplastik nach Le Mesurier. Das Prinzip dieser Methode liegt lediglich darin, möglichst wenig Lippenweißgewebe wegzuschneiden. Heiner klappt das Epithel des sonst zu exzidierenden T-Stücks im Bereich der Spaltseite ein und erhält dadurch eine weitere Muskelschicht. Die Rosenthalsche Nasenbodenplastik bleibt davon unberührt

durch die Verschiebung des Knorpelseptums in Richtung zum Nasenflügel eine formschöne Apertura piriformis gebildet worden ist, ohne den Naseneingang zu verengen.

Aus der Abbildungsserie 91 ist deutlich zu ersehen, wie nach Nasenbodenplastik die erhebliche Vornaht erfolgt und nun die Muskeldrahtverschnürung und in manchen Fällen sogar ein Nasenflügelfaden angelegt wird. Das Einnähen des medialen Spaltrotläppchens in das laterale Bettchen beendet den Eingriff.

Wie wir schon betont haben, ist *Rosenthal* in der letzten Zeit dazu übergegangen, die Lippen nach einer Modifikation seines Schülers *Heiner* zu operieren (Abb. 93).

Lippenplastik (totale Lippen-Kiefer-Gaumenspalte) nach Le Mesurier u. a.

Zur Nasenbodenplastik benutzt *Le Mesurier* ein ähnliches Verfahren. Hierbei mobilisiert er Septum- und Nasenflügelschleimhaut in bestimmter Weise (Abb. 94) und fügt sie einschichtig zusammen. Durch Exzision vorgezeichneter Haut- bzw. Schleimhautpartien erreicht auch er einen formschönen Naseneingang, doch erscheint uns die Septumdurchtrennung *Rosenthals* mit Korrektur der Schiefnase einfach und doch sehr effektvoll.

Diese und andere Nasenbodenplastiken werden heute noch von den verschiedenen Spaltchirurgenschulen durchgeführt. Es kann nun aber nicht Sinn dieser Ausführung sein, im einzelnen alle noch bekannten Modifikationen von Nasenbodenplastiken aufzuzählen.

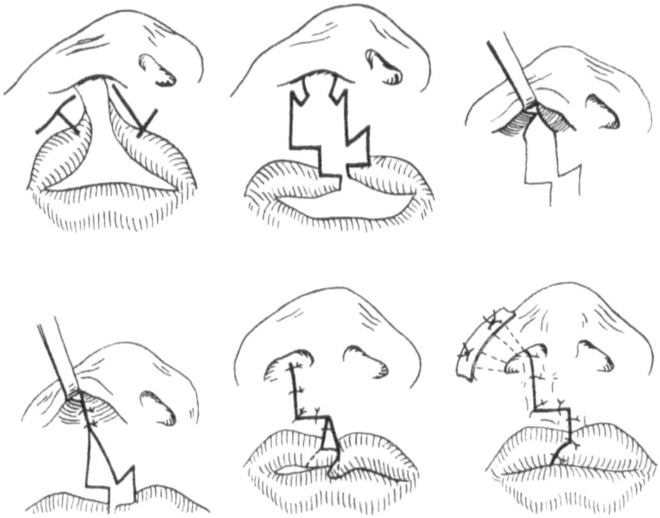

Abb. 94
Die von Le Mesurier angegebene Nasenbodenplastik bei einer einseitig totalen Lippen-Kiefer-Gaumenspalte

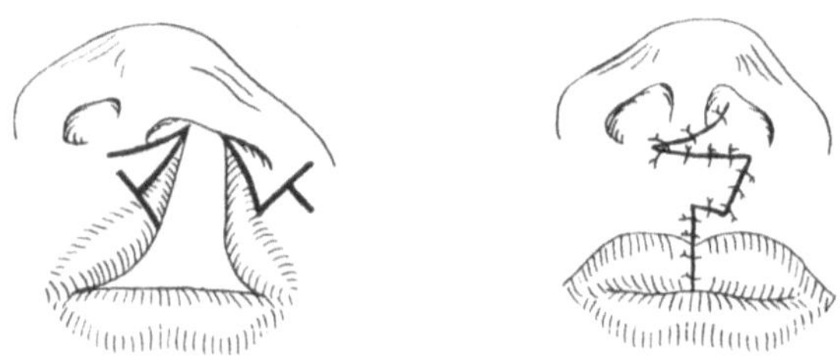

Abb. 95
Lippenplastik nach Trauner mit Z-Plastik zur ästhetischen Rekonstruktion des Naseneinganges

An sich ist es auch gleich, welche Methode der Operateur anwendet; letztlich kommt es uns auf das Ziel, den Operationserfolg, an, der sich auszeichnet durch:

1. einen formschönen, symmetrischen Naseneingang,
2. einen verschlossenen vorderen Nasenbodenanteil,
3. die richtige Höhe des Lippenweiß,
4. keine Entlastungsnarben,
5. volles, lockeres und schön geschwungenes Lippenrot ohne Narbenstellen und
6. einen funtkionell ausreichenden Mundvorhof.

Wir wollen hier zeigen, welche Möglichkeiten zum Verschluß einer totalen Lippen-Kiefer-Gaumenspalte vorhanden sind und welche Methoden im ersten Akt dieser Versorgung — der Lippenplastik also — angewendet werden.

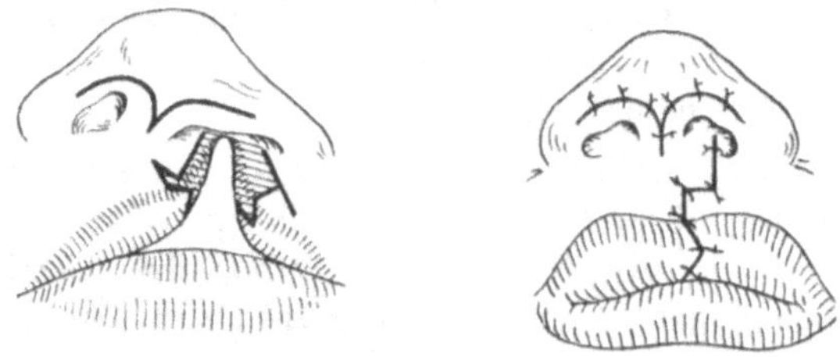

Abb. 96
Von Gelbke modifizierte Schnittführung nach Le Mesurier mit primärer Nasenknorpelkonstruktion

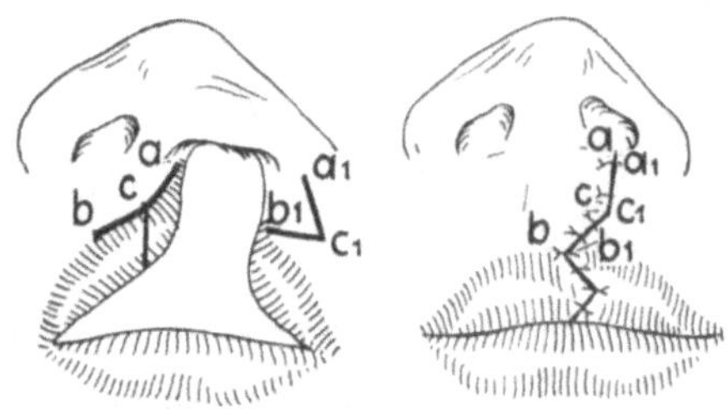

Abb. 97
Lippenplastik nach Mirault-Blair-Brown

Wie schon ausgeführt, kommen die anatomischen Verfahren für den Verschluß der Lippe bei einseitigen Totalspalten nicht mehr in Frage. Die Originalmethode *Le Mesuriers* sei noch einmal dargestellt (Abb. 94). Der Autor selbst bezeichnet sie als „quadrilateral flap operation" — wir sagen demgegenüber Rotationsplastik —, weil gerade aus den Angaben *Mesuriers* zu ersehen ist, daß viele Modifikationen möglich sind. So sollen nun noch einige Verfahren folgen, die ebenfalls ausgezeichnete Verfahren zeitigten.

Eine etwas komplizierte, aber hervorragende Operation zum Verschluß der einseitigen Totalspalte stellt die *Trauner*sche Methode mit Z-Plastik am Naseneingang dar (Abb. 95). Der große Vorteil dieses Vorgehens besteht darin, daß *Trauner* mit seiner Z-Plastik die Nasenflügellage korrigieren kann und somit imstande ist, die Symmetrie der apertura piriformis von vornherein zu verbessern. Das Exzidieren von Epithel im Bereich des Naseneinganges fällt infolge dieser doppelten Rotationsplastik weg. So kann man in Kombination mit der *Veau-* bzw. der *Rosenthal*schen Nasenbodenplastik zweifellos einen kosmetisch befriedigenden Naseneingang erreichen.

Gelbke geht einen ganz anderen Weg. Auch er hat die *Mesurier*sche Technik modifiziert (Abb. 96). Doch versucht er primär nicht, wie *Trauner,* nur den Nasenflügelansatz zu korrigieren, sondern richtet seine Bemühungen auf das Nasenknorpelskelett. Durch Freilegung der Nasenflügelknorpel modelliert er die Nasenspitze, um somit von vornherein das Problem der Form des Naseneinganges zu lösen. Obwohl die Methode der Nasenflügelknorpelkorrektur nicht neu ist — hierfür gibt es verschiedene Autoren (*Gillies, Herfert* u. a.) —, so scheint uns doch die primäre Nasenknorpelkorrektur etwas gewagt. Wir kennen *Gelbke* jedoch als einen sehr zuverlässigen und ruhigen Plastiker und können in Ermangelung der Nachprüfung dieser Methode nichts darüber sagen. Die von ihm dargestellten Fälle sind hervorragend gelungen, doch scheint u. E. ein so früher Eingriff im Bereich des Nasenskeletts nicht risikofrei.

Ein weiteres Verfahren, das weitgehend in Amerika Anwendung findet, ist die Methode nach *Mirault-Blair-Brown.* Diese Methode muß zwar immer mit einer geläufigen Nasenbodenplastik kombiniert werden, doch zeigt sie infolge ihrer Schnittführung deutlich, daß eine Rotation des Lippenweiß immer ein besseres Resultat zeitigt als ein anatomisches Zusammenfügen (Abb. 97).

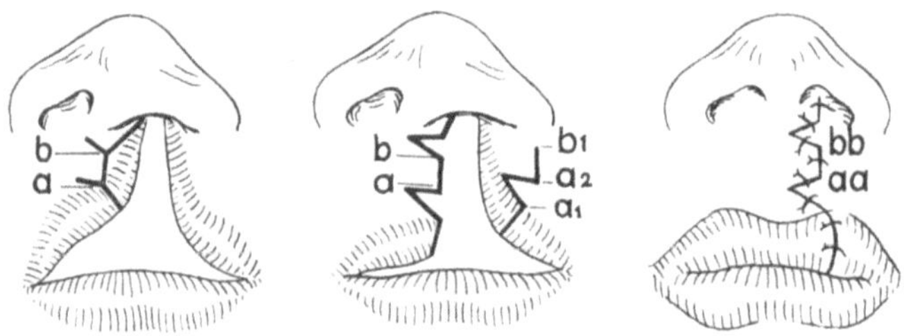

Abb. 98
Lippenplastik nach Skoog

Das wird auch wiederum klar, wenn man sich die Lippenplastik von *Skoog* vergegenwärtigt. Angeregt durch das Verfahren von *Tennisson* (Abb. 84) und den Publikationen von *Marcks* und Mitarbeitern sowie der *Millard*schen Plastik (Abb. 82) entwickelte *Skoog* eine neue Operationsmethode. Das Prinzip dieses Vorgehens besteht genau wie bei *Trauner* darin, daß zur Verlängerung der Spaltseite zwei Lappen benutzt werden. Dadurch wird ein Maximum von Lippengewebe erhalten, insbesondere jedoch der Kubidobogen gut dargestellt. Neben verschiedenen anderen vom Verfasser vorgetragenen Vorzügen muß hier hervorgehoben werden, daß die Anwendung der Schnitte bei dieser Plastik nicht auf streng geometrischen Zusammenhängen beruht. Diese Schnittführung kann sowohl nach den individuellen Erfordernissen wie auch nach dem ästhetischen Empfinden des Chirurgen abgeändert werden (Abb. 98).

Als neueres Verfahren hat sich die sogenannte primäre Osteoplastik in der Spaltchirurgie einen Platz erobert. Seitdem *Schrudde* und *Stellmach* sowie *Johanson* erstmalig dieses Verfahren bei den doppelseitigen Lippen-Kiefer-Gaumenspalten durchführten, wird es in letzter Zeit auch bei den einseitigen Totalspalten angewendet. Wir werden bei den doppelseitigen Totalspalten näher auf dieses Verfahren eingehen, doch soll schon hier festgestellt werden, daß, wie erst kürzlich *Pfeiffer* aus der *Schuchardt*schen Klinik berichtete, die primäre Osteoplastik bei einseitigen Totalspalten in ein Neustadium getreten ist. *Schuchardt* scheint es gelungen zu sein, mit heteroplastischem Knochenmaterial den Kieferspalt auszufüllen und somit alle Voraussetzungen für ein normales Knochenwachstum geschaffen zu haben. Die Vorteile eines solchen Verfahrens lägen auf der Hand: Fremdknochen wird implantiert, der Alveolarbogen wird geschlossen, so daß das Problem der Termination der Lippenplastik im Hinblick auf spätere Wachstumshemmungen entfallen würde.

Doch kommen auch aus prominentem Munde gegenteilige Meinungen So fragt *Sanvenero-Rosselli* — vielleicht sogar mit Recht —, warum dieser große Aufwand? Das Operationsrisiko bei einer Knochenimplantation ist bekanntlich größer als bei einer Weichteiloperation, wobei man auch berücksichtigen sollte, daß es bei der Cheiloplastik letztlich nur auf das ästhetische Ergebnis der Lippe ankommt.

Der Verfasser kann sich aber zur Methodik der Osteoplastik einseitiger Spalten mit Fremdknochen nicht äußern, weil er große Erfahrungen auf dem Gebiete der heteroplastischen Implantationen besitzt und diese leider nicht so günstig sind wie die von *Pfeiffer* beschriebenen Erfolge. Wir lehnen daher bis jetzt bei einseitigen Spalten jede primäre Osteoplastik mit denaturierten heteroplastischen Knochenspänen ab, weil uns das Risiko des Erfolges bei einer ausgesprochen ästhetischen Operation zu groß ist. Inzwischen konnte der Verfasser erfahren, daß die Hamburger Schule sich von Inplantationen mit heteroplastischen Knochenspänen distanziert hat. *Pfeiffer* empfiehlt nur noch die Verwendung von autogenem Knochenmaterial.

d) doppelseitige subtotale Lippenspalte

Bei den doppelseitigen Spaltbildungen muß man sich genauestens überlegen, welche Operationsmethoden in Frage kommen. Wie wir schon im vorigen Kapitel (S. 129) ausgeführt haben, wissen wir seit der Veröffentlichung von *Le Mesurier,* daß die linear verlaufende Narbe des anatomischen Verfahrens bei weitem nicht so schöne Lippenformen aufweist, wie sie durch das Rotationsverfahren zustande kommen. Leider betrifft diese Schlußfolgerung nur das Lippenrot. Bei den doppelseitigen Spalten kann die zweifache Zickzacknarbe einen ästhetisch ungünstigen Effekt zeitigen. Obwohl wir in der ersten Zeit nach dem Bekanntwerden der *Mesurier*-Methode und ihren Modifikationen entsprechend operierten, mußten wir in kurzer Zeit erkennen, daß die Oberlippe infolge der Zickzacknarbe kosmetisch ausgesprochen ungünstig wirkt. Insbesondere bei Kindern, die eine Keloidneigung besitzen, wirkte die Oberlippe wie eine Narbenplatte. Wir sind daher entsprechend der Spaltbreite zu verschiedenen Methoden übergegangen. In diesem Kapitel, also bei den subtotalen doppelseitigen Lippenspalten, gehen wir neuerdings wieder nach der anatomischen Methode vor. Wir erzielen dabei zwei lineare Narben, die sich — falls notwendig — viel leichter korrigieren lassen, als die durch ein Rotationsverfahren hervorgerufenen Narben. Bei den subtotalen Spalten ist meistens auch die Nasenform nicht wesentlich deformiert, so daß hier u. E. nur ein Operationsverfahren zur Anwendung kommen kann, das es dem Patienten ermöglicht, spätere ästhetische Korrekturen ohne großes Risiko vornehmen zu lassen. Näheres haben wir schon auf S. 70 ausgeführt, die Abb. 36 zeigt eine schematische Darstellung und das klinische Ergebnis.

Lippenplastik (dpp. subt. Lippenspalte) nach Veau-Rosenthal

Aus diesem Grunde sind wir wieder zu der *Veau-Rosenthal*schen Operationsmethode zurückgekehrt, bei der wir zweizeitig die Lippenplastik durchführen. Die Operationstechnik braucht im einzelnen nicht so eingehend geschildert zu werden, da die folgende Abbildungsserie 99 sehr deutlich den Operationsverlauf veranschaulicht. Prinzipiell soll jedoch noch einmal festgestellt werden, es wird hierbei immer die breitere Seite zuerst operiert, und zwar kommt es darauf an, einen der Oberlippenhöhe entsprechendes laterales Lippenrotläppchen zu bilden, das nach Aufspaltung im Bereich der Lippenrot-Weiß-Grenze des Zwischenkieferanteils in das vorbereitete Bett gelegt wird. Zur Sicherung der jeweiligen Operation wird auch hier wieder eine Muskeldrahtverschnürung angelegt..

Sechs bis acht Wochen nach dem Eingriff erfolgt dann die Operation der anderen Seite, die insofern etwas schwieriger ist, als es nun genau auf Form des Lippenrots und Symmetrie des Lippenweiß ankommt. Eine umfangreiche Innenrotation der jeweiligen Spaltseite erleichtert die Eingriffe wesentlich. *Le Mesurier* geht — wie Abb. 100 zeigt — in ähnlicher Weise vor. Bei geringgradigen subtotalen Spalten führt er ebenfalls das anatomische Verfahren durch (Abb. 100 a), bei umfangreicheren Lippenweißdefekten mit kurzem epithialem Anteil der Prämaxilla nimmt er jedoch eine Modifikation nach *Hagedorn* vor (Abb. 100 b).

Lippenplastik (dpp. subt. Lippenspalte) nach Millard

Ein bestechendes Verfahren zur Versorgung doppelseitig subtotaler Lippenspalten stellt zweifellos das Vorgehen von *Millard* dar. Hier muß aber darauf geachtet werden, daß die Lippe voll, ja besser noch wulstig ist, denn bei einem knappen Lippenrot sind nicht so gute Erfolg zu erzielen (Abb. 101).

e) doppelseitige Lippen-Kiefer-Spalten

Die Lippenplastik der doppelseitigen Lippen-Kiefer-Spalten gehört zu den schwierigen Eingriffen. Wie wir schon auf Seite 45/46 ausgeführt haben, handelt es sich bei dieser Spaltart sehr häufig um eine beidseitige Totalspaltung der Lippe und des Kiefers, so daß der Zwischenkiefer isoliert vor dem normalen verschlossenen Gaumenanteil liegt. Der vordere Anteil des Nasenbodens ist hierbei offen, muß also unter der Lippenplastik verschlossen werden. Das ist aber keineswegs einfach, weil infolge der isolierten Stellung der Prämaxilla eine einfache Nasenbodenplastik nicht ausreicht. Vielmehr muß in ähnlicher Form — wie wir es bei den Gaumenrestlöchern tun — die Nasen-Mund-Verbindung sorgfältig verschlossen werden. Wir gehen daher folgendermaßen vor:

Wie schon betont, wird zweizeiitg operiert, wobei der erste Operationsakt ebenso wie bei den doppelseitigen totalen Lippen-Kiefer-Gaumenspalten im Alter von 3 bis 4 Lebensmonaten durchgeführt werden soll. Über den Operationstermin haben wir schon aus-

---

Abb. 99 Lippenplastik bei doppelseitigen subtotalen Lippenspalten nach Rosenthal

Abb. 99 a Typische doppelseitige subtotale Lippenspalte

Abb. 99 b Schnittführung

Abb. 99 c Im medialen Spaltanteil wird ein Lippenrotbettchen vorbereitet, dagegen wird im lateralen Teil ein Lippenrotläppchen vorbereitet

Abb. 99 d, e Unfangreiche Innenrotation zur Mobilisierung des lateralen Spaltanteils

Abb. 99 f Nach Anlegen einer Muskeldrahtverschnürung wird die Vornaht beendet und das Lippenweiß vernäht

Abb. 99 g Das laterale Spaltrotläppchen wird in das bereits vorbereitete Bettchen eingenäht

Abb. 99 h Schnittführung auf der Gegenseite

Abb. 99 i u. j Darstellung der Innenrotation

Abb. 99 k Vornaht

Abb. 99 l Nach Anlage der Muskeldrahtverschnürung Anlage der Lippenweißnaht

Abb. 99 m Modellierende Lippenrotnaht mit Einlegen des Läppchens in das vorbereitete Spaltrotbettchen

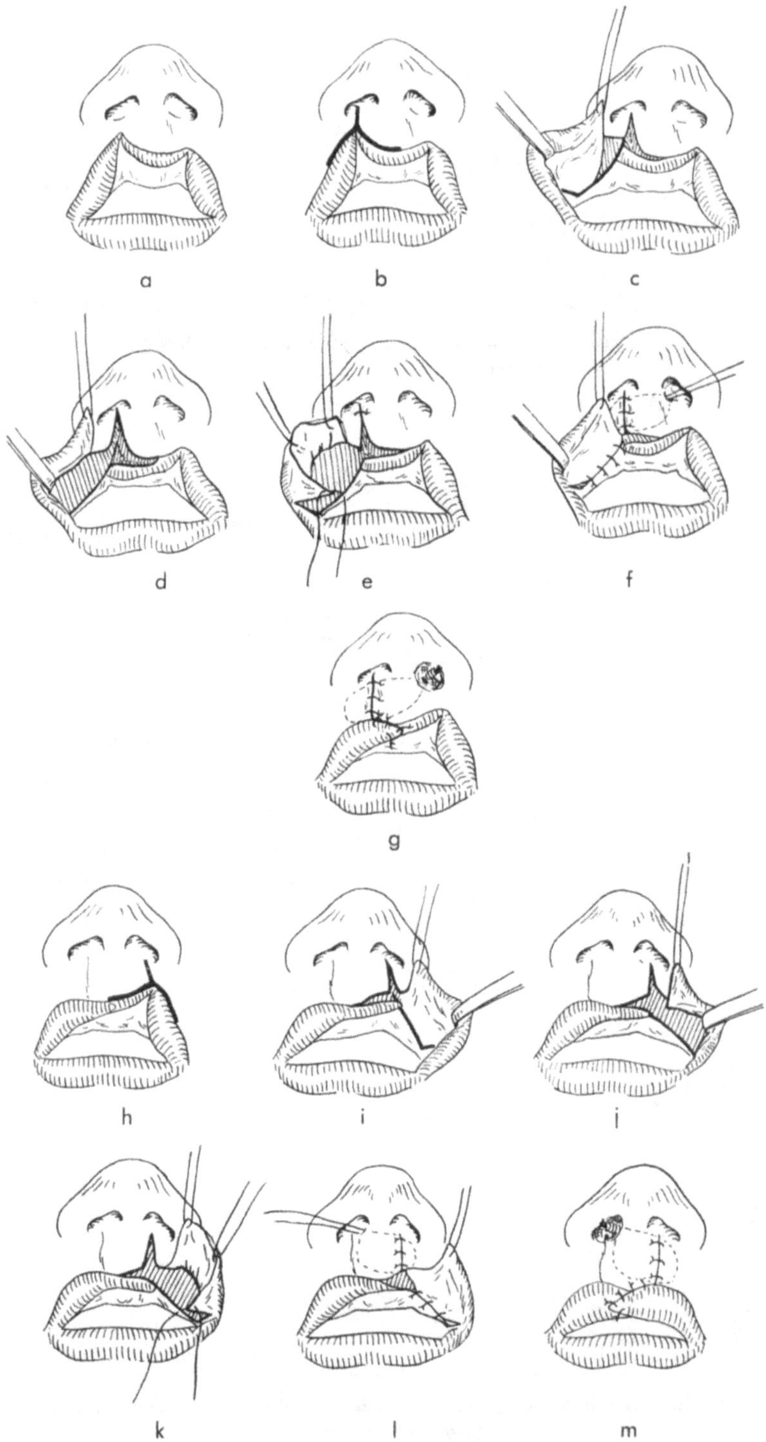
a
b
c
d
e
f
g
h
i
j
k
l
m

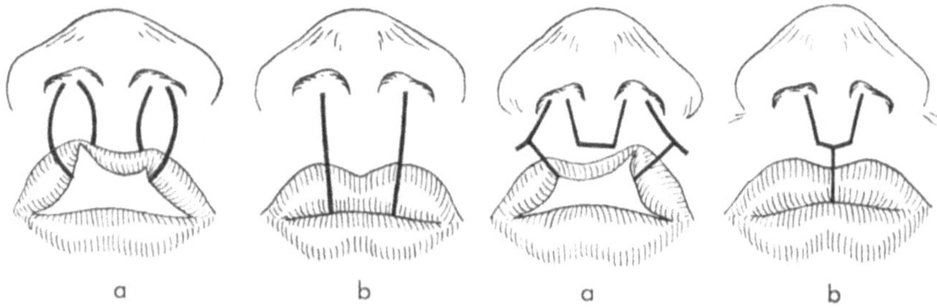

Abb. 100 Le Mesuriers Vorgehen bei doppelseitig subtotalen Lippenspalten

Abb. 100 a Einzeitig anatomisches Verfahren bei großem Prämaxillaanteil

Abb. 100 b Modifiziert nach Hagedorn

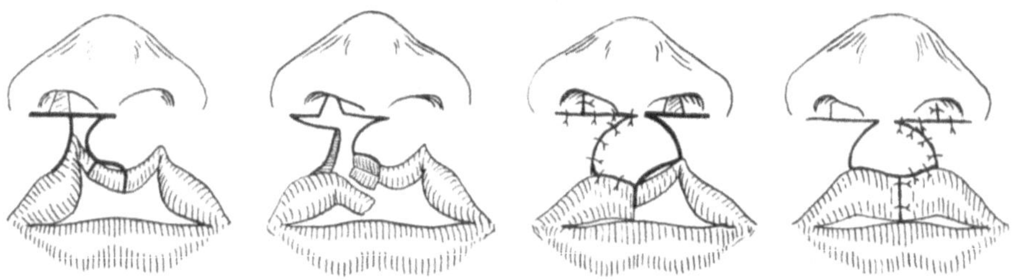

Abb. 101
Versorgung der doppelseitig subtotalen Lippenspalte nach Millard

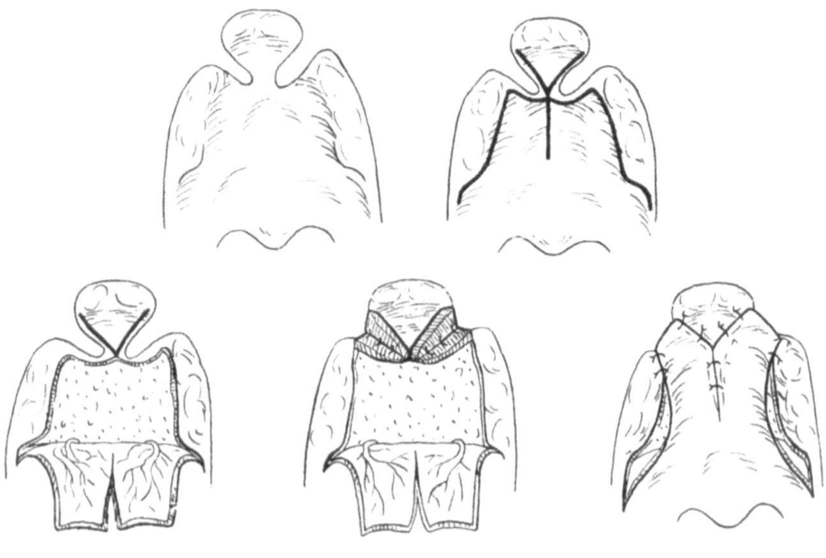

Abb. 102
Schematische Darstellung der Versorgung der doppelseitigen Lippen-Kiefer-Spalte (eigenes Vorgehen)

führlich gesprochen (S. 54). Beim ersten Eingriff wird immer die breitere Seite der Lippen-Kiefer-Spalte zuerst operiert. Prinzipiell gesehen weicht die Technik nicht von der Operation der doppelseitigen Totalspalte ab, sie unterscheidet sich lediglich dadurch, daß wir nicht imstande sind, eine Vomernaht durchzuführen. Man wird also auch hier, beginnend mit einem anatomischen oder Rotationsverfahren, die Lippe präparieren, eine umfangreiche einseitige Innenrotation der Wange bzw. Vornaht nach *Axhausen* durchführen und kommt nun zu dem schwierigeren Teil des Eingriffs, nämlich der sogenannten Nasenboden-Gaumenplastik im Prämaxillateil. Hierbei wird bereits der gesamte Nasenboden im Gaumenbereich gedeckt. Wir bevorzugen diese einzeitige Nasenbodenplastik, weil damit keine umfangreiche Vernarbung im Bereich der Gaumenteile einsetzt. Wie Abb. 102 zeigt, wird also eine nasale Schicht durch Prämaxilla- und Gaumenschleimhautanteile gebildet, die mit beiden Palatinallappen gedeckt werden. Wir erreichen damit den Verschluß der einen Lippenseite und des gesamten Nasenbodens und damit bereits eine Fixierung des Zwischenkiefers. Bei breiten Kieferspalten wird gleichzeitig eine primäre Osteoplastik (S. 163) durchgeführt.

Der zweite Eingriff — meistens zwei Monate später durchgeführt — verschließt die andere Seite der gespaltenen Lippe, wobei nur auf einen sorgfältigen Anschluß an die bereits vorhandene Nasenbodendeckung geachtet werden muß. Die Lippenzweitplastik selbst stellt nun schon einige Erfordernisse an das Können des jeweiligen Chirurgen, weil gerade diese Anschlußplastik entscheidend für Form und Funktion der Lippe ist. Prinzipiell muß aber gesagt werden, daß es gerade bei der Anschlußplastik oftmals zweckmäßiger ist, einen gewissen Überschuß an Lippengewebe zu erzielen, als auf Biegen und Brechen zu versuchen, eine endgültige Plastik durchzuführen. Zartes und schonendes Vorgehen ist gerade hier besonders angebracht! So machen zweifellos die doppelseitigen Totalspalten — ob es eine Lippen-Kiefer- bzw. Lippen-Kiefer-Gaumenspalte ist — oftmals Schwierigkeiten. Die relativ kurze Kolumella mit dem oftmals ausgesprochen kleinen Lippenweißanteil im Bereich des Zwischenkiefers erfordern individuelle Beurteilung und lassen beim plastischen Vorgehen eine abwartende Haltung einnehmen. Was an Gewebematerial einmal geopfert wurde, ist nicht mehr zu ersetzen. Eine etwas zu volle Lippe dagegen kann jederzeit korrigiert werden.

In manchen Fällen kommt es aber bei den doppelseitigen Lippen-Kieferspalten zu erheblichen Spaltbreiten. Dann sollen die später zu beschreibenden Verfahren zur Anwendung kommen.

f) doppelseitige Lippen-Kiefer-Gaumenplastik

Auf Seite 70 bis 76 haben wir uns schon näher mit Operationsverfahren und -terminen der doppelseitigen Totalspalten beschäftigt. Wir können daher hier auf einleitende Bemerkungen verzichten, und möchten nun an Hand von Abbildungsserien die einzelnen Operationsverfahren darstellen.

Wir haben bereits ausführlich erörtert, daß wir zwei Typen von doppelseitigen Lippen-Kiefer-Gaumenspalten unterscheiden, die naturgemäß auch unterschiedliches Operieren verlangen. Bei den doppelseitigen Lippen-Kiefer-Gaumenspalten vom Typ 1, also mit mäßig prominentem Zwischenkiefer, kommt meistens ein zweizeitiges Vorgehen in Frage.

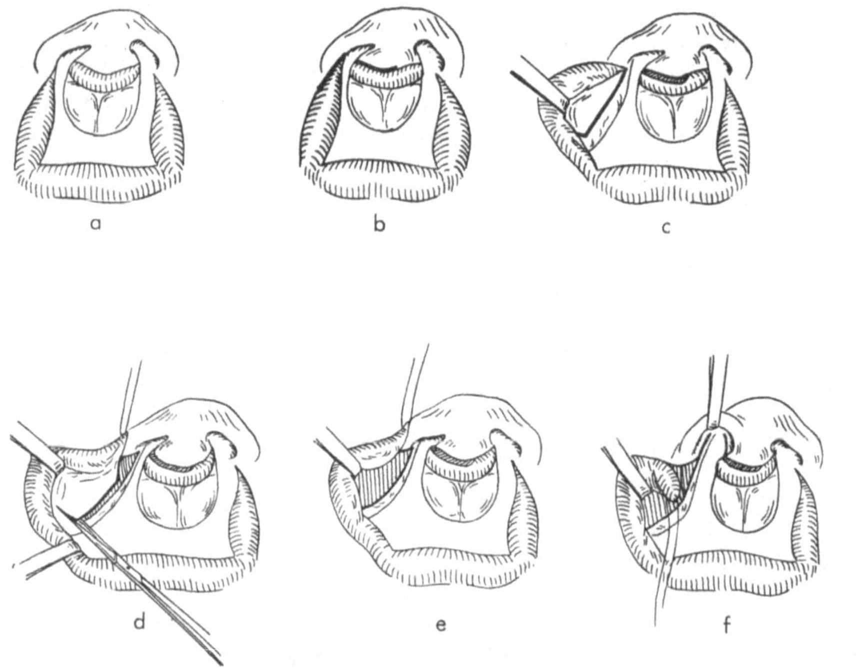

Abb. 103 Lippenplastik bei doppelseitigen Lippen-Kiefer-Gaumenspalten (nach Rosenthal)

Abb. 103 a Schematische Darstellung der doppelseitigen totalen Lippen-Kiefer-Gaumenspalte. Der Eingriff wird immer im schwierigsten Teil begonnen, entweder dort, wo die Spalte breiter ist, oder bei gleicher Breite im rechten Anteil

Abb. 103 b Schnittführung

Abb. 103 c Anlage des medialen Spaltrotläppchens und Schnittführung zur Innenrotation der Wange

Abb. 103 d, e Innenrotation der Wangen

Abb. 103 f Schnittführung der Nasenbodenbildung

Abb. 103 g u. h Nasenbodenplastik

Abb. 103 i Vornaht und Anlegen der Muskeldrahtverschnürung

Abb. 103 j Der laterale Lippenrotlappen wird an die Unterseite des Bettchens fixiert und mit der Lippenweißnaht begonnen

Abb. 103 k Nach Anlegen der Muskeldrahtverschnürung Lippenweißnaht

Abb. 103 l Einlegen des Läppchens in das bereitete mediale Läppchen

2. Seite: Vorgehen links

Abb. 103 m, n Schnittführung und Mobilisation

Abb. 103 o Innenrotation

Abb. 103 p Schnittführung zur Nasenbodenplastik

Abb. 103 q Nasenbodenbildung und schematische Darstellung der Vornaht

Abb. 103 r Vornaht

Abb. 103 s Abschluß der Nasenbodenbildung, wobei deutlich zu ersehen ist, wie das laterale Spaltrotläppchen nach medial gelegt werden kann

Abb. 103 t Nach Legen der Muskeldrahtverschnürung erfolgt Lippenweißnaht

Abb. 103 u Durch modellierende Lippenrotplastik
Abschluß der Lippenplastik

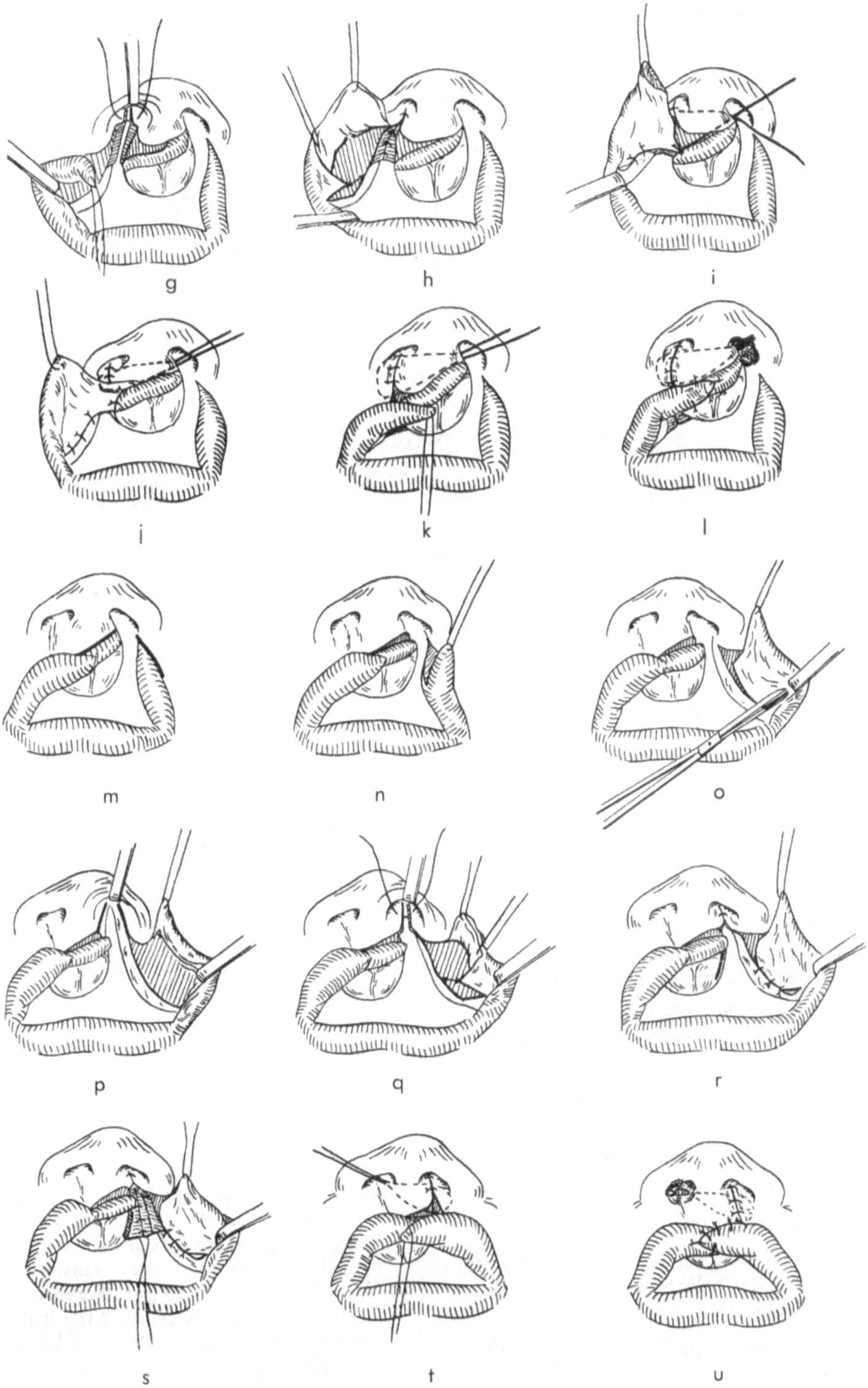
g
h
i
j
k
l
m
n
o
p
q
r
s
t
u

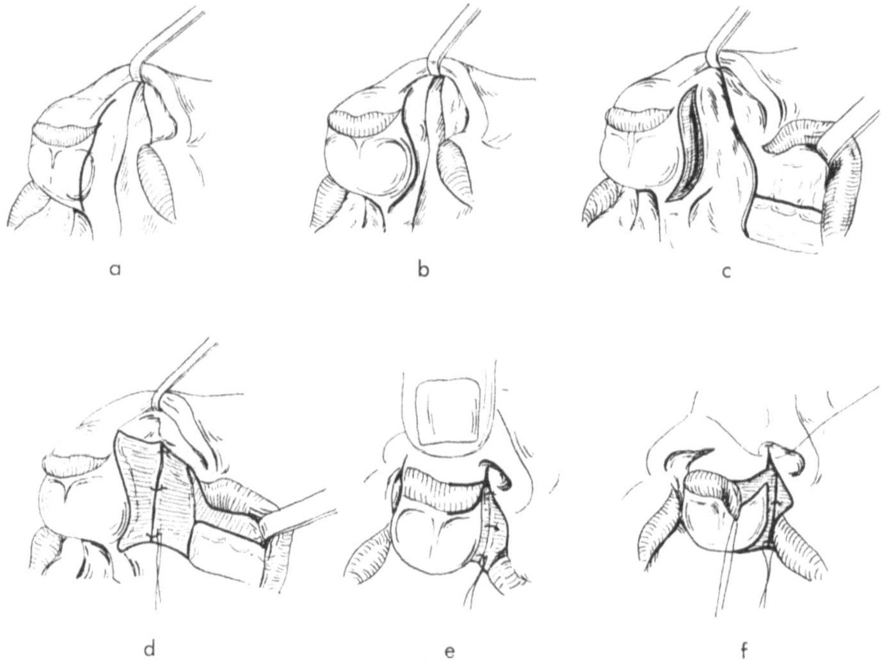

Abb. 104 Lippenplastik nach Axhausen bei doppelseitigen Lippen-Kiefer-Gaumenspalten

Abb. 104 a Schnittführung im Bereich der Prämaxilla bei relativ kleinem Zwischenkiefer

Abb. 104 b Schnittführung im Bereich der Prämaxilla bei größerem Zwischenkiefer

Abb. 104 c Schnittführung im Bereich des Spaltfortsatzes

Abb. 104 d Nasenbodenplastik sowie Entlastung des lateralen Spaltrotanteils

Abb. 104 e Schnittführung im Bereich des Lippenrotanteils im Bereich des Zwischenkiefers

Abb. 104 f Mobilisierung des medialen Spaltrotläppchens

Abb. 104 g Mobilisierung der Schleimhaut im Zwischenkieferspaltbereich

Abb. 104 h Vornaht

Abb. 104 i Deckung der Nasenbodenplastik mit dem durch Vornaht gewonnenen lateralen Lippenrotanteil

Abb. 104 j Fixierung desselben am Zwischenkiefer

Abb. 104 k Abschluß des ersten Operationsaktes mit fertiger Lippenweiß- und Lippenrotnaht
Zweiter Operationsakt

Abb. 104 l Schnittführung im Bereich der noch gespaltenen Seite

Abb. 104 m Nasenbodenbildung

Abb. 104 n Schnittführung des medialen Spaltrotläppchens

Abb. 104 o Vornaht und Darstellung des medialen Spaltrotläppchens

Abb. 104 p Deckung der Nasenbodenplastik mit dem lateralen mobilisierten Spaltanteil

Abb. 104 q Lippenweiß- und Lippenrotnaht

Abb. 104 r—w Bei der subtotalen doppelseitigen Lippenplastik wird in derselben Weise vorgegangen. Auch hier wird noch auf die Bildung des Nasenbodens Wert gelegt. Das mediale Spaltrotläppchen wird durch eine modellierende Lippenrotnaht in das vorderseitige laterale Schleimhautbett eingelegt

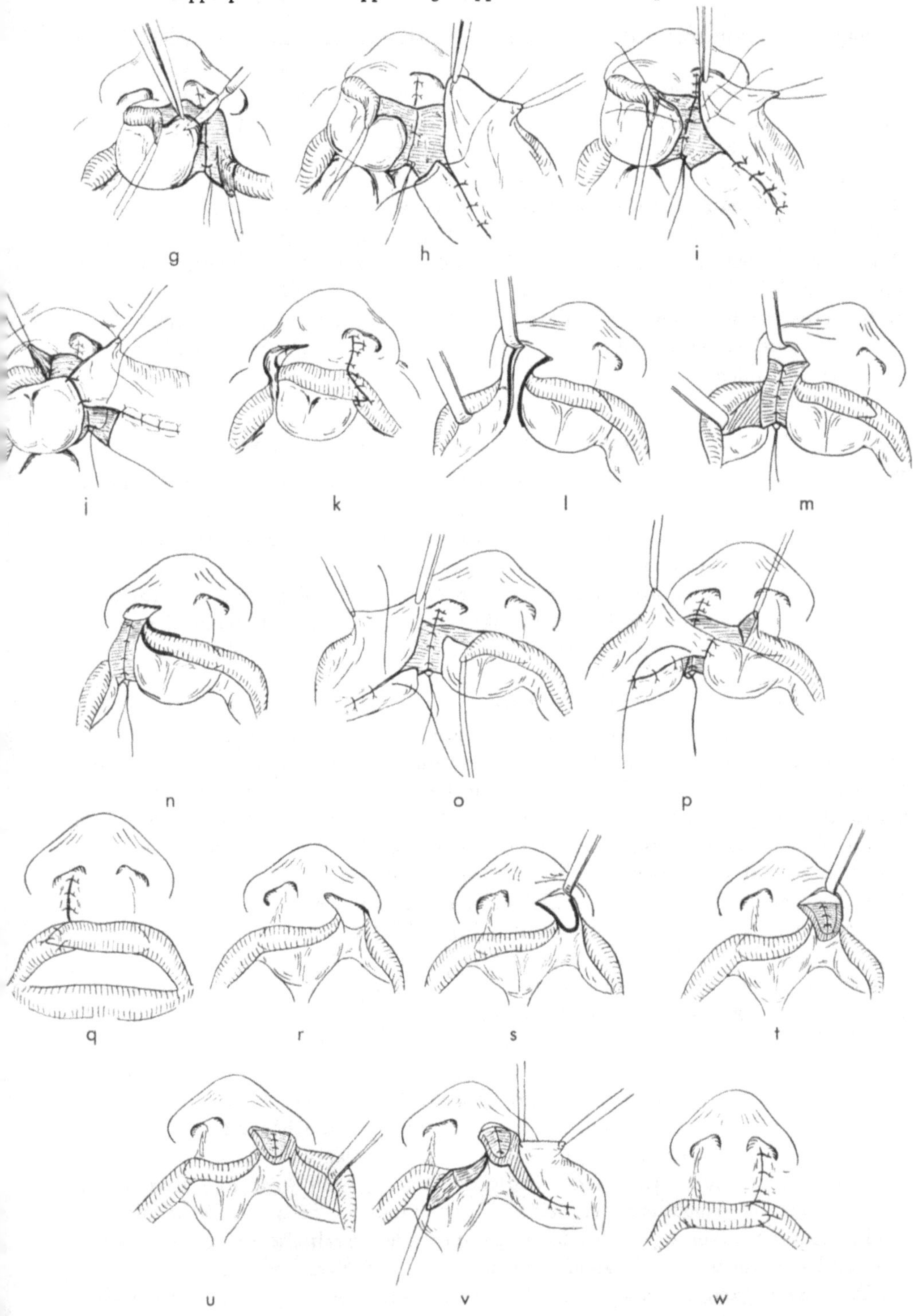
g
h
i
j
k
l
m
n
o
p
q
r
s
t
u
v
w

Dahingegen machen solche doppelseitigen Lippen-Kiefer-Gaumenspalten vom Typ 2, also mit extrem prominentem Zwischenkiefer, eine einzeitige Operation mit Rücklagerung der Prämaxilla erforderlich. Das allein genügt jedoch nicht, auch im Hinblick auf die einzelnen Schnittführungen müssen wir weitere individuelle Unterscheidungen treffen. Bei den meistens vorkommenden doppelseitigen Spalten vom Typ 1 kommt es nun sowohl auf die Spaltbreite wie auch auf den Umfang des Lippenweißmaterials besonders im Prämaxillabereich an. Dementsprechend werden wir bei den schmaleren Spalten mit reichlichem Lippenweißgewebe das anatomische Verfahren, bei den breiteren dagegen die Rotationsverfahren bevorzugen. Bei der Vielzahl dieser Mißbildungsformen wird jeder versierte Spaltchirurg seine eigene Technik haben und in entsprechender Weise vorgehen. So bevorzugen z. B. *Trauner* und *Rosenthal* noch die *Veau*sche Methode, während *Rehrmann* u. a. auch bei der doppelseitigen Totalspalte in den meisten Fällen die Rotationsverfahren anwenden.

Lippenplastik (dpp. tot. Lippen-Kiefer-Gaumenspalte) nach Veau-Rosenthal

Bei der zweizeitigen Lippenplastik nach *Veau-Rosenthal* (Abb. 103) wird, wie es schon bei der Lippenplastik der subtotalen Spalte beschrieben wurde, die Höhe der Lippe mit dem Zirkel abgemessen und dementsprechend zuerst auf der breiteren lateralen Seite die Lippenrot-Weiß-Grenze aufgespalten. Man erhält somit ein der Lippenhöhe entsprechendes laterales Spaltrotläppchen, das nun durch die Innenrotation der Wange umfangreich mobilisiert wird. Am medial liegenden Zwischenkieferteil wird nun ebenfalls im Bereich der Lippenrot-Weiß-Grenze ein Schnitt gelegt, der 2 mm länger sein soll als das laterale Spaltrotläppchen, zumindest aber über die Mittellinie hinüberreichen soll. Da hier das Lappenbett gebildet wird, muß es sorgfältigst durch Aufspalten des Lippenweiß und Lippenrots vorbereitet werden. Im Gegensatz zur einseitigen Spalte — dort exzidieren wir einen kleinen Lippenrotanteil — wird bei den doppelseitigen Spalten das Lappenbettchen also nur durch ein Aufspalten und Mobilisieren im Bereich der Lippenrot-Weiß-Grenze gebildet. Jedes Opfern von Gewebeanteilen wäre hier ein Fehler! Nachdem diese beiden Schnitt- und Präparationsakte beendet sind, wird die Nasenbodenplastik im vorderen Anteil in Angriff genommen. Hierbei muß sehr sorgfältig die nasale Schleimhaut im Nasenflügelbereich und die Septumschleimhaut dargestellt werden, so daß völlig spannungsfrei der Nasenboden gebildet werden kann. Hier liegen auch die ersten Nähte, die auch für die Nasenflügelbildung entscheidend sind. Es folgt dann die schon beschriebene umfangreiche Vornaht nach Innenrotation, die für die Nasenvorhofbildung verantwortlich ist und bereits die orale Wundlefze des Lappenbettchens miteinbezieht. Anschließend wird die Muskeldrahtverschnürung angelegt, die wir bei der einseitigen Totalspalte bereits genau beschrieben haben. Infolge des Fehlens von Muskulatur im Prämaxillaanteil ist der Draht besonders zart zu legen. Oftmals verzichten wir aus diesem Grunde auf die Muskeldrahtverschnürung. Die Lippenweißnaht und der Rest der Lippenrotnaht — also das Einnähen des lateralen Spaltrotläppchens in das vorbereitete Schleimhautbett beenden den Eingriff. Zur Sicherung der Naht wird noch abschließend die Muskeldrahtverschnürung über einem Tamponröllchen geknüpft. Sechs bis acht Wochen später wird in entsprechender Weise die andere Spaltseite verschlossen, wobei auch wiederum auf eine umfangreiche Innenrotation und Nasenbodenplastik zu achten ist. Die Schwierigkeit und die ästhetische Erfolgschance liegen nun im symmetrischen

Aufbau des Lippenweiß und dem Zusammenfügen des Lippenrots, das im Gegensatz zum ersten Eingriff, bei dem kein Material geopfert werden soll, nur durch eine modellierende Lippenrotnaht zu erreichen ist (Abb. 103).

In ähnlicher Weise erfolgt die Lippenplastik bei doppelseitigen Totalspalten nach *Axhausen.* Hierbei wird der Nasenboden zuerst gebildet, wobei dasselbe Verfahren zur Anwendung kommt wie bei der einseitigen Spalte. Nach sorgfältiger Präparation der medialen Vomerlefze und des lateralen Nasenbodenanteils wird somit zuerst der Nasenboden konstruiert. Es folgt dann die Bildung und Ablösung des Nasenflügelzipfels, eine Maßnahme, die den Naseneingang verbessern soll. Im Gegensatz zum *Rosenthal*schen Verfahren wird dann auch hier nach der üblichen Vornaht ein mediales Spaltrotläppchen — also ein Lappen im Bereich der Prämaxilla — gebildet, der nach dem weiteren Vorgehen, das ungefähr dem *Veau*schen Verfahren entspricht, in ein laterales Bett gelegt wird. Nach etwa zwei Monaten erfolgt dann der plastische Verschluß der anderen Lippenseite. Auch hier verläuft die Operation wie oben angegeben, doch ist gerade die zweite Operation wie bei allen zweizeitigen Verfahren für den Erfolg entscheidend (Abb. 104). *Schuchardt* verwendet zur Versorgung der doppelseitigen totalen Lippen-Kiefer-Gaumenspalten das Verfahren von *Campbell-Pichler,* wobei er entsprechend der Abb. 105 den harten Gaumen gleichzeitig versorgt. Die Lippe wird dann zweizeitig entweder nach *Veau* bzw. nach *Le Mesurier* versorgt.

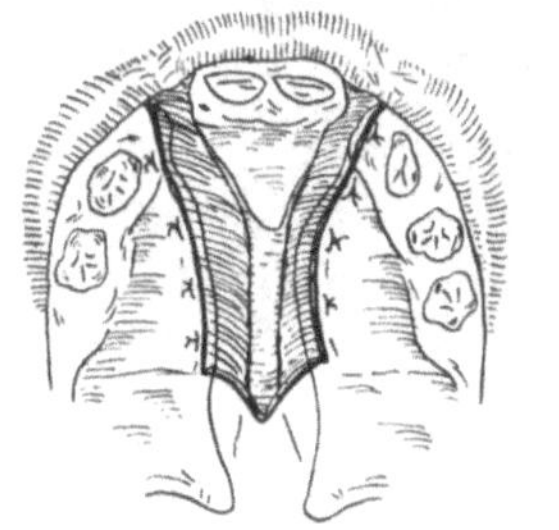

Abb. 105
Schematische Darstellung des von Schuchardt geübten Verfahrens von Campbell-Picher zur Deckung der nasalen Schleimhaut im Bereich des harten Gaumens

Lippenplastik (dpp. tot. Lippen-Kiefer-Gaumenspalte) nach Le Mesurier

Le Mesurier ist der alten *Hagedorn*schen Technik treu geblieben (Abb. 106). Geringfügig modifiziert ist sein Verfahren aus der Abbildungsserie 106 zu ersehen. Er exzidiert immer einen Teil des Lippenrots im Prämaxillaanteil und fügt dann einzeitig beide Lippenweiß- und -rotanteile zusammen. Die von *Mesurier* angegebenen Entlastungsnähte bzw, -drähte, die beidseitig auf der Oberlippe über einem Knopf fixiert werden, lehnen wir wegen der möglichen Narbenbildung ab. In vielen Fällen wird die *Le Mesuriers* Methode gute Resultate erzielen, doch befürchten wir auf Grund älterer Erfahrungen und einzelner Illustrationen *Mesuriers* eine zu lange Oberlippe. Wir wenden dieses Verfahren manchmal auch an, und zwar gibt es immer wieder Fälle, bei denen die Lippenweiß- und -rotanteile im Zwischenkieferbereich so atropiert sind, daß eine zu kurze Oberlippe resultieren würde. Dann ist die *Hagedorn-Mesurier*sche Methode indiziert und führt zu guten Ergebnissen.

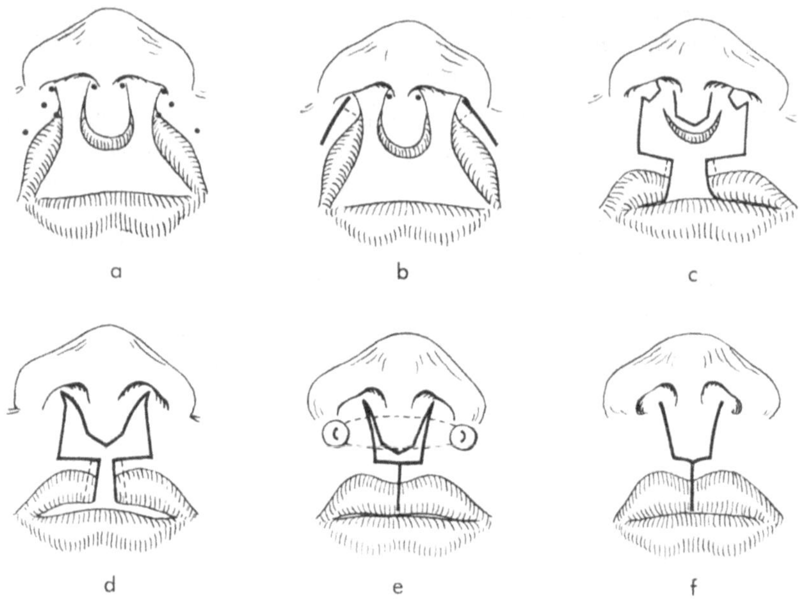

Abb. 106 Von Le Mesurier modifizierte Operationstechnik zum Verschluß doppelseitiger Lippenspalten nach Hagedorn

Abb. 106 a u. b Meßpunkte und Schnittführung

Abb. 106 c Exzision des Lippenrot im Prämaxilla-Anteil

Abb. 106 d Zustand nach Nasenbodenbildung

Abb. 106 e Entlastungsnaht

Abb. 106 f Zustand nach Operation

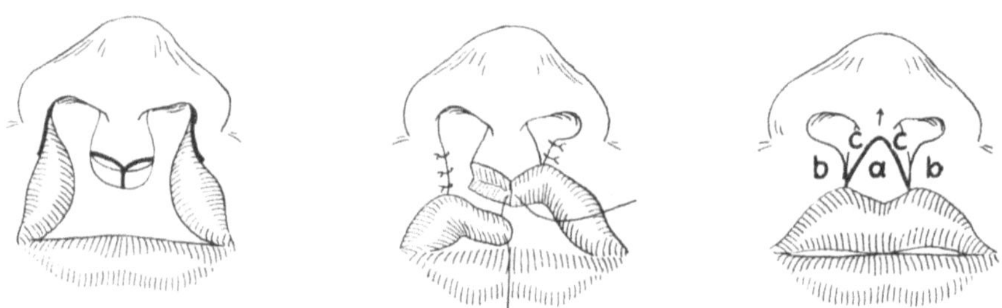

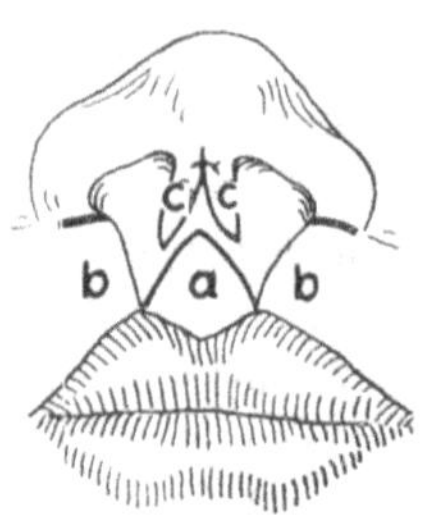

Abb. 107
Zweizeitiges Verfahren zur Deckung von doppelseitigen Lippenspalten nach Millard

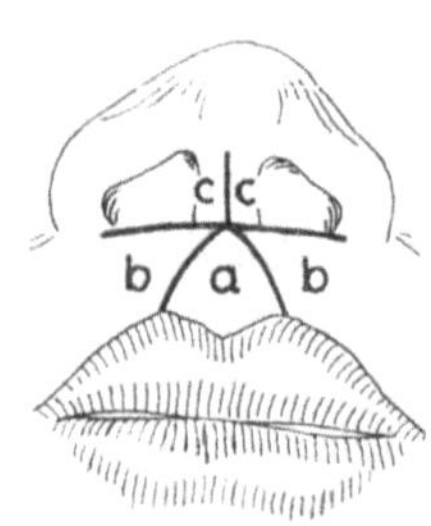

Lippenplastik (dpp. tot. Lippen-Kiefer-Gaumenspalte) nach Millard

Bei einem vollen Lippenrot insbesondere der lateralen Anteile gehen wir nach *Millard* vor. Die Erstplastik unterscheidet sich dabei nicht wesentlich von dem *Veau-Rosenthal*schen Verfahren, jedoch zeigt die Abbildung 107 die ausgezeichnete Korrekturmöglichkeit auch anatomischer Verfahren nach *Millard*. Wir erhalten dabei einen wesentlich längeren Nasensteg und kosmetisch befriedigende Naseneingänge. Dieses Verfahren stellt zweifellos einen bedeutenden Fortschritt zu der Operation doppelseitiger Lippenspalten dar, ist doch hier durch die relativ einfache Technik das Problem der sogenannten „Schafsnase" hervorragend gelöst worden.

Primäre Osteoplastik bei doppelseitigen, totalen Lippen-Kiefer-Gaumenspalten
Verfahren nach Schrudde, Stellmach

Ein außerordentlich interessantes und zweifellos für die Zukunft bedeutsames Verfahren liegt in der primären Osteoplastik nach *Schrudde* und *Stellmach* bzw. dem Verfahren nach *Johanson*. Es handelt sich hierbei um die Implantation autogener Knochentransplantate in die Kieferspalte.

Wie wir bereits auf Seite 72 ausführten, handelt es sich bei dieser primären Knochenplastik zwischen Kieferstumpf und Prämaxilla um ein Verfahren, das die Fixierung des Zwischenkiefers gewährleistet. Die Beweglichkeit der Prämaxilla nach der Lippenplastik bzw. nach der gesamten Versorgung bilateraler Lippen-Kiefer-Gaumenspalten war schon immer eines der großen Probleme, auch wenn es in manchen Fällen zu relativ festen bindegewebigen Fixierungen kam. Die einzige Möglichkeit, einen Zwischenkiefer zu stabilisieren, bestand in der Eingliederung eines festsitzenden prothetischen Ersatzes (Brücke) im Erwachsenenalter. Infolge der Eigenbeweglichkeit des Bürzels wurde aber die Fixierung des Brückenersatzes beeinträchtigt, so daß nur selten ein Dauererfolg resultierte.

Diese primäre Osteoplastik ist daher zweifellos ein großer Fortschritt in der Spaltchirurgie. Sie bezweckt

1. die Beweglichkeit des Zwischenkiefers zu beseitigen,
2. eine Hypoplasie des Alveolarbogens auszugleichen und
3. die gespaltenen Kieferstümpfe knöchern zu verbinden.

Zu Beginn der Operation wird das Knochentransplantat entnommen. Die Düsseldorfer benutzen Rippenknochen, weil die Entnahme keine Erschwerung des Eingriffs für den Säugling darstellt und die Rippe zum Zeitpunkt der Operation schon gut verknöchert ist. Die Entnahme geschieht in der Axillarlinie. Hier ist die zu durchtrennende Muskelschicht dünn, und es verbleiben keine störenden Narben. Die Rippe wird von einem 2 bis 3 cm langen Hautschnitt aus freigelegt, das Periost geschlitzt und mit Hilfe des Paddels wird die Rippe zur Resektion vorbereitet. Der Span soll eine solche Länge haben, daß er den Spalt vollständig überbrückt. Die Rippe wird dann in einer Länge von ca. 3 cm in solo reseziert und nach sorgfältiger Abdeckung der Pleura die Wunde mit Schichtnaht verschlossen. *Matthews* reseziert einen größeren Teil der Rippe und implantiert den nach der ersten Operation übriggebliebenen Knochenspan in die Weichteile. Auf diese Weise kann er beim zweiten Eingriff auf die Lippenresektion verzichten.

Die Schnittführung im Kiefer-Gaumenbereich (Abb. 108) wählen *Schrudde-Stellmach* so, daß der Spaltverschluß nur im vorderen Gaumenanteil erfolgt, wobei die Kieferspalte

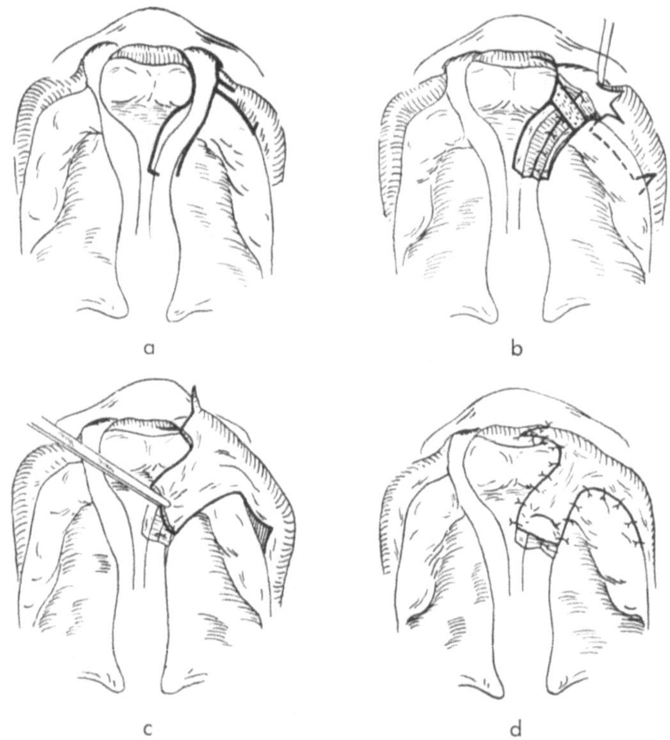

Abb. 108 Darstellung der primären Osteoplastik bei doppelseitigen Lippen-Kiefer-Gaumenspalten nach Schrudde-Stellmach

Abb. 108 a Schnittführung

Abb. 108 b Nach Bildung des Nasenbodens wird der Span und der Knochenkontakt im Bereich der Prämaxilla und des Alveolarfortsatzes implantiert

Abb. 108 c Durch eine umfangreiche Entlastung der Lippenweichteile wird zur Dekkung der Nasenbodenplastik ein Teil der Wangenschleimhaut herangezogen und diese

Abb. 108 d auf den Nasenboden gesteppt. Abschließende Lippenplastik

jedoch vollständig geschlossen wird. In Übereinstimmung mit *Trauner* und *Ullik* wird der harte Gaumen erst im Alter von vier Jahren verschlossen, um eine Beeinträchtigung des frühen Knochenwachstums zu vermeiden. Zur Nasenbodenbildung wird die seitliche Schleimhaut des Zwischenkiefers und des Vomers mit der nasalen Schleimhaut des Spaltfortsatzes vernäht. Durch die Verwendung der bedeckenden Schleimhaut zur Nasenbodenbildung werden sowohl der Zwischenkiefer als auch der Alveolarfortsatz für die Implantation des Rippenknochens genügend freigelegt. Bei der Einlagerung von Knochen ist darauf zu achten, daß das Transplantat regelrecht in die Kieferspalte eingefalzt wird, so daß es gewissermaßen fixiert ist.

Zur Deckung des Transplantates verwenden *Schrudde-Stellmach* Vestibulumschleimhaut. Am lateralen Ende eines queren Schnitts entlang der Außenfläche des Alveolarfortsatzes wird ein senkrechter Entlastungsschnitt angebracht. Man präpariert und mobilisiert ein nicht zu dünnes Schleimhautblatt, das eine weite Vornähung ermöglicht (Innenrotation). An seinem vorderen Teil wird parallel zum ersten ein weiterer Querschnitt gesetzt, der ein der Breite der Kieferspalte entsprechendes Schleimhautläppchen umgrenzt. Die Läppchenbildung erfolgt in ähnlicher Weise, wie sie von *Trauner* für die Doppeldeckung der Kieferspalte angewendet wird. Das Schleimhautläppchen wird in die Kieferspalte verzogen und zur Bedeckung des Transplantates benutzt. An seinem hinteren Ende sorgt eine breite Steppnaht für eine sichere Auflage auf dem Nasenboden. Seitlich werden Knopfnähte gelegt, die die Verbindung mit den Schleimhauträndern des Zwischenkiefers und des Alveolarfortsatzes herstellen. Die Lippenplastik kann in beliebiger Schnittführung ausgeführt werden. Hierbei wird die Modifikation der *Hagedorn-Le-Mesurier*-Methode von *Schrudde* angewendet.

Wichtig ist die orthopädische Operationsnachbehandlung zur Kieferbogenformung. Der eingepflanzte Rippenknochen wird in die Nachbehandlung mit dem Aktivator einbezogen. Befürchtungen, daß der Apparat das Transplantat durch seine Einwirkung gefährden könnte, haben sich nicht bestätigt. Die Rücklagerung des protrudierten Zwischenkiefers wird der Lippenfunktion allein überlassen.

Eigenes Verfahren

Dieses von *Schrudde* und *Stellmach* beschriebene Verfahren ist von uns modifiziert übernommen worden. Auch wir gewinnen das Knochentransplantat aus den Rippenknochen (oftmals benutzen wir wie *Schuchardt-Pfeiffer* ein 3 cm langes Rippenstück), gehen jedoch bei der Implantation des Spans etwas anders vor. Durch eine spezielle Schnittführung (Abb. 109), die die Bildung eines vorderen Nasenbodenanteils ermöglicht, legen wir die korrespondierenden Knochenbereiche des Alveolarfortsatzes und der Prämaxilla frei. Nach sorgfältigem Abpräparieren der nasalen Schleimhaut am Spaltfortsatz sowie der unteren Lefze der Vomerschleimhaut wird der vordere Nasenbodenanteil konstruiert. Auf diese relativ feste Schleimhautauflage wird nun der die Spalte jeweils mindestens um 3 mm überragende Knochenspan gelegt, d. h. er wird so vorbereitet in die Kieferspalte eingepaßt, daß ein Vor- bzw. Zurückweichen des Spans unmöglich wird; er wird also eingefalzt. Oft setzen wir eine Grünholzfraktur des Spans, um die Einlagerung zu erleichtern. Nach dieser Implantation erfolgt die Deckung des Spans wiederum durch die nasale und Vomerschleimhaut. Hierbei werden mit der ersten Naht die unteren und die oberen Wundlefzen und in der Folge die oberen Wundränder vernäht, wodurch sowohl eine doppelte Nasenbodennaht entsteht, wie auch gute Deckung des Spans erreicht wird. Ein weiterer Vorteil dieser Methode ergibt sich aus der Innenrotation der Wange. Infolge der gut mobilisierten und gegeneinander verschieblichen Epithel-Muskel und oralen Schleimhaut-Muskelblätter kommt es bei der nun folgenden Lippenplastik noch zur Deckung des Spans mit dem Epithelmuskelblatt. So ist das Knochenimplantat direkt von Weichgeweben umgeben — eine gute Voraussetzung für jedes Gelingen von Osteoplastiken.

In den meisten Fällen von doppelten Totalspalten wird bei diesem Vorgehen von uns die Lippenplastik von *Veau-Rosenthal* durchgeführt, lediglich bei sehr breiten Spalten können die Modifikationen von *Le Mesurier* zur Anwendung kommen.

Handelt es sich dabei jedoch um bilaterale Totalspalten mit extrem prominenter Prämaxilla, wird die von uns angegebene Parallelreposition des Zwischenkiefers mit der

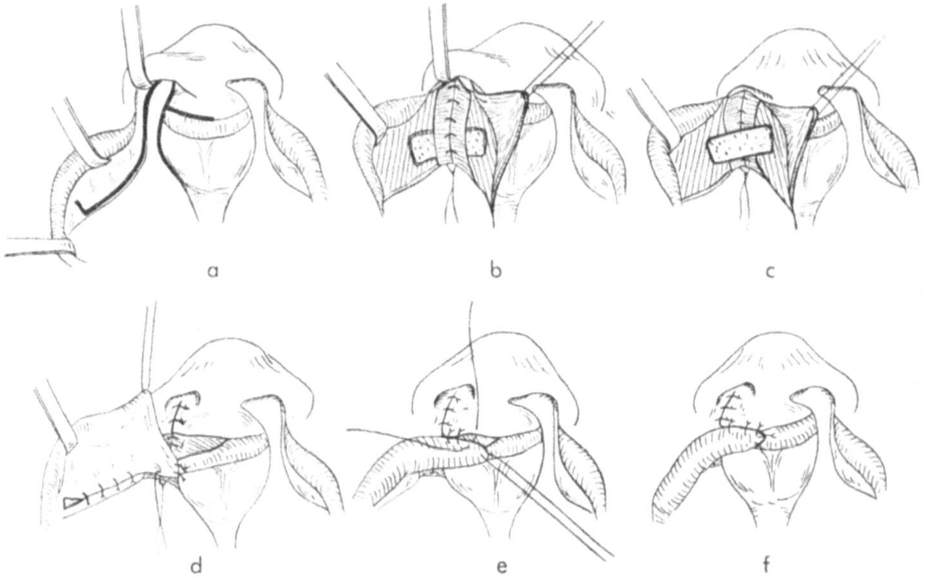

Abb. 109 Osteoplastik (eigenes Verfahren)

Abb. 109 a Schnittführung

Abb. 109 b Palatinale Deckung (1. Schicht der Nasenbodenplastik und Skelettierung des Knochens an den für die Implantation vorgesehenen Teilen)

Abb. 109 c Implantation des Spans, der manchmal mit Chrom-catgut fixiert wird

Abb. 109 d Vornaht nach umfangreicher Innenrotation der Wangen sowie typische Nasenbodenplastik nach Rosenthal

Abb. 109 e u. f Abschluß der Lippenplastik mit Deckung der palatinalen Fläche des Nasenbodens

beidseitigen primären Osteoplastik kombiniert und anschließend die Lippenplastik nach *Veau-Rosenthal* durchgeführt.

Den Abschnitt der Operationstechnik doppelseitiger Lippenspalten ergänzend, möchten wir ganz kurz noch zu den neueren Verfahren Stellung nehmen. *Widmaier* fragte kürzlich, inwieweit die Lippenplastik nach *Le Mesurier* bei doppelten Spalten indiziert ist. Auch er kommt trotz verschiedentlich guter Ergebnisse, insbesondere bei subtotalen Spalten, zu dem Schluß, daß die *Mesurier*sche Technik eigentlich nur bei totalen Spalten in Frage käme. Demgegenüber berichten jedoch *Schröder* und *Rehrmann* von hervorragenden Ergebnissen mit den Rotationsplastiken. Sie wenden die von *Mesurier* für die einseitigen Spalten vorgeschlagene Schnittführung modifiziert an, achten darauf, daß das gesamte Mittelteil und damit auch die Lippenkante zum vollen Bestandteil der vereinigten Lippe wird und gewinnen auf diese Weise soviel Material, wie für die Entspannung der Lippe und für die Ausbildung eines beliebig starken Pouting-Effekts notwendig wird (Abb. 110).

Wie wir am Anfang des Kapitels berichtet haben, sind wir jedoch in den vielen Fällen wieder zu gerad-narbigen Techniken *(Rosenthal, Millard)* zurückgekehrt. Nur bei sehr breiten Spalten gehen wir einzeitig nach *Le Mesurier* vor. Doch auch da, das gilt zweifellos auch für die Rotationsplastiken bei doppelseitigen Spalten im allgemeinen, sind die beidseitigen Zickzacknarben keineswegs immer ästhetisch. In vielen Fällen gelingt es uns,

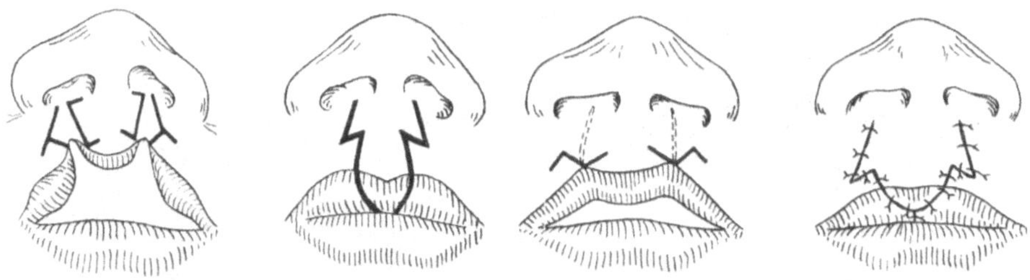

a b

Abb. 110 a Schrödersche Schnittführung zur Versorgung doppelseitig subtotaler Lippenspalten bzw. in ähnlicher Form schlecht voroperierter Spalten

Abb. 110 b Korrekturnaht nach Rehrmann

die Narbe relativ unauffällig zu halten. Doch ein einzelner Fall kann uns wieder irre machen. Und den Pouting-Effekt können wir auch jederzeit durch eine entsprechende Innenrotation der Wange nach *Rosenthal* bei völlig normaler *Veau*scher Technik hervorrufen.

Parallelreposition der Prämaxilla

Abschließend sei noch auf die Osteotomien im Bereich des Vomer zur Rücklagerung des Zwischenkiefers eingegangen. Auf Seite 75 haben wir schon zu dieser Frage Stellung genommen und betont, daß *Denis Browne* wieder an die Rücklagerung des Zwischenkiefers erinnerte. Auch *Gelbke* hat zu diesem Verfahren Stellung genommen, das durch eine Osteotomie im Zwischenkieferhals, an der sog. Vomerknospe, charakterisiert ist. Dieses Verfahren ist natürlich nur anzuwenden bei doppelseitigen Lippen-Kiefer-Gaumenspalten mit extrem prominentem Zwischenkiefer, also bei den von uns als Typ II bezeichneten doppelseitigen Lippen-Kiefer-Gaumenspalten. Während *Browne* im Bereich der Vomerknospe eine senkrechte Osteotomie durchführt, haben wir uns eine neue Modifikation erarbeitet (Abb. 111).

Bei dem *Browne*schen Verfahren kommt es wiederum auf eine Keilresektion heraus, die zwar durch die Lokalisation der Osteotomie eine Wachstumshemmung ausschalten soll, die jedoch relativ häufig zu einer Abknickung des Zwischenkiefers und damit zu einer Inversion der Zahndurchbruchsachse führt. Der Zwischenkiefer wird also nicht parallel reponiert, sondern gerät entsprechend der Resektion in eine Inversionsstellung. Andererseits konnten wir *Brownes* Erfolge bestätigen, denn auch wir haben in den Jahren, in denen wir die Reposition des Zwischenkiefers anwenden, keine Infektion und keine wesentliche Wachstumshemmung beobachtet.

Entsprechend unseren Erfahrungen erschien es uns daher notwendig, ein Verfahren zu entwickeln, das eine Parallelverschiebung des Zwischenkiefers sicherte. So kam es zu der folgend dargestellten, von der *Rosenthalschen* Schule entwickelten Parallelreposition der Prämaxilla (Abb. 111). Es handelt sich dabei um eine Schrägosteotomie des Vomers von hinten unten nach vorn oben, die wie eine schiefe Ebene wirken soll und auf der der Zwischenkieferanteil parallel nach hinten gleitet. Zusätzlich kann bei ganz besonders

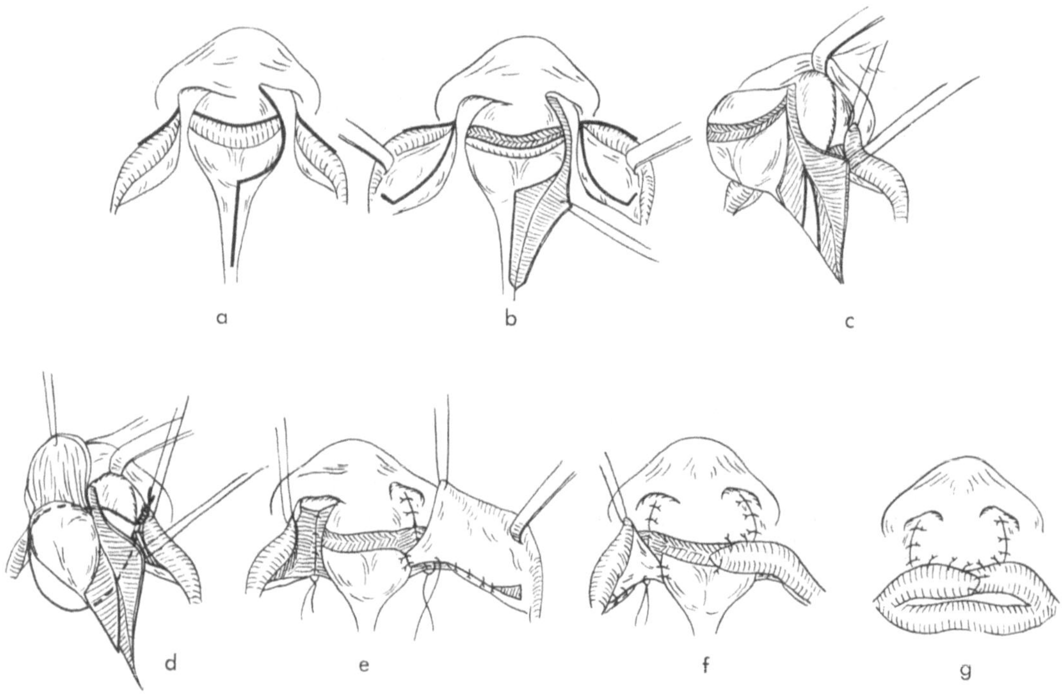

Abb. 111 Schematische Darstellung der von uns geübten Parallel-Reposition bei doppelseitigen Lippen-Kiefer-Gaumenspalten vom Typ 2

Abb. 111 a Schnittführung im Bereich der doppelseitigen Lippen-Kiefer-Gaumenspalte

Abb. 111 b Darstellung des Nasenseptums bei gleichzeitiger umfangreicher Innenrotation der Wangen

Abb. 111 c Schematische Darstellung der Osteotomie im Bereich des Nasenseptums

Abb. 111 d Parallelreposition und damit Verkürzung des Zwischenkieferanteils

Abb. 111 e Vornaht

Abb. 111 f, g Abschluß des Eingriffs durch einseitige Lippenplastik

schweren Fällen entsprechend dieser Schnittführung ein Vomerstückchen rezesiert werden, so daß in jedem Falle eine normale Frakturheilung einsetzen kann. Diese selbst wird besonders durch eine sorgfältige Naht der Vomerschleimhaut und die Ruhigstellung des Zwischenkieferanteils mittels eines Azeton-Zelluloidverbandes nach *Rosenthal* unterstützt.

Der große Vorteil dieser Methode beruht insbesondere darin, daß der Zwischenkiefer Anschluß an die Alveolarfortsätze gewinnt. Hier werden dementsprechend Wundflächen geschaffen, die sofort primär plastisch gedeckt werden, so daß wir in mehreren Fällen bereits eine feste Verbindung — teils ossär, teils fibrös — zwischen Alveolarfortsatz und Zwischenkiefer finden konnten, eine Tatsache, die beim zweizeitigen Operationsvorgehen niemals Wirklichkeit wird. Eine zusätzliche Sicherung zum Halt des Zwischenkiefers bietet uns ein Draht, den wir um den Zwischenkiefer und die beiden Spaltfortsätze hindurchführen, und der etwa 6 bis 8 Wochen liegenbleibt.

Die Abbildung 41 zeigtc einen typischen Fall, bei dem sowohl primär diese Operation durchgeführt wurde. Ausdrücklich muß jedoch dazu betont werden, daß die Indikation zu diesem Eingriff selten gestellt werden kann. In letzter Zeit sind wir dazu übergegangen, diesen Eingriff mit der primären Osteoplastik zu kombinieren, doch können wir hierzu noch nicht näher Stellung nehmen, da die Fallzahl zu gering ist.

g) bei seltenen Spaltbildungen der Lippe

Über die seltenen Formen der Gesichtsmißbildungen bzw. der Spaltbildungen der Ober- und Unterlippe haben wir bereits auf den Seiten 58 bis 63 berichtet. Zweifellos ist eine *quere Gesichtsspalte* relativ gut plastisch zu versorgen. Bei den leichteren Formen werden die zu weit ausgezogenen Mundwinkel gekürzt und doppelschichtig vernäht. Abbildung 27 zeigt einen solchen typischen Fall. Bei den schwereren Formen, die meistens mit einer Aplasie des Ohres einhergehen, sind erst im späteren Alter plastische Eingriffe — meistens Z-Plastiken — in der Lage, die Mißbildungen einigermaßen zu beseitigen.

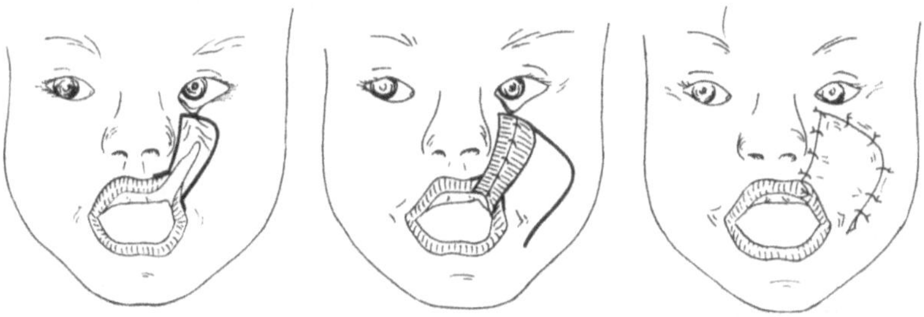

Abb. 112
Schnittführung zur Deckung schräger Gesichtsspalten

Viel schwieriger ist die Versorgung der *schrägen Gesichtsspalten.* Infolge der einseitigen und in ganz seltenen Fällen doppelseitigen Schrägspalten, die fast immer den inneren Augenwinkel erreichen, ist eine Versorgung schwieriger. Solange das Auge nicht betroffen ist, lassen sich durch Verschiebe- bzw. Rotationsplastiken entsprechende Korrekturen erzielen. Mir hat sich dabei eine bei *Schuchardt* beobachtete Schnittführung bewährt, die ich zur Versorgung der Schrägspalten übernommen habe (*Schuchardt* korrigierte damals eine Schußverletzung). Es handelt sich dabei um eine senkrechte Schnittführung am Übergang vom Wangen- zum Nasenbereich, die durch ein Mobilisieren und Umkippen eine gut epithelisierte Unterlage im Spaltbereich ergibt (Abb. 112). Nach Konstruktion dieses oralen Schleimhaut-Muskelblattes wird ein normaler Wangenlappen gebildet und der Defekt verschlossen. Bei dieser ersten Operation kann manchmal nicht die Form der Lippe berücksichtigt werden. Ist jedoch der große Wangendefekt verschlossen, bedarf es einer einfachen Lippenkorrektur, um ein ästhetisches Resultat der Lippe zu erzielen.

Bei *subtotalen-medianen Lippenspalten* kommen wieder die anatomischen Verfahren zu ihrem Recht. Fehlen jedoch größere Teile der Oberlippe — wie es beispielsweise bei der sehr seltenen medianen Lippen-Kiefer-Gaumenspalte mit Aplasie des Nasenstegs bzw. des Zwischenkiefers der Fall ist, kommen die Verfahren von *Le Mesurier, Skoog* und ihren Modifikationen zur Anwendung. Dabei ist es immer erst erforderlich, die Oberlippe vollständig zu konstruieren, auf das Nasenskelett selbst wird im Kindesalter noch nicht Rücksicht genommen, es sei denn, es handelt sich um Fötalspalten, bei denen der Nasenboden ersetzt werden muß. Hierzu werden die bereits beschriebenen und die folgenden Verfahren (siehe Gaumenspalten) benutzt.

Eine isolierte *Aplasie des Nasensteges* versorgen wir erst im Alter von 14 bis 18 Jahren, wobei sich uns ein eigenes Verfahren (Abb. 113) bewährt hat.

Die *Unterlippenspalte* tritt meistens nur in Form einer Lippenkerbe auf, die nur versorgt werden muß, wenn sich ein Speichelfluß störend bemerkbar macht. Ist das Unterlippenweiß in die Spalte einbezogen, werden meistens normal plastische Verfahren — also Umschneidung, Einkippen des oralen Blattes und Deckung zweier mobilisierter Kinn-

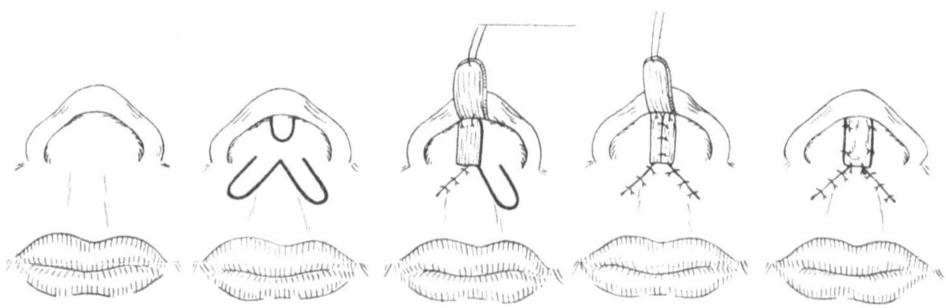

Abb. 113

Konstruktion eines Nasenstegs bei isolierter Aplasie des vorderen Nasenseptums und -bereichs durch Bildung zweier Lappen aus dem Oberlippenbereich (Gillies), die zusammengefügt den Anschluß an das Septum ergeben. Aus dem Naseninneren wird ein korrespondierender Lappen geschnitten, der nach Knorpelimplantation eine hervorragende Deckung des so konstruierten Nasensteges ergibt (eigenes Verfahren)

lappen — genügen. Die außerordentlich seltenen schweren Fälle — die totalen Unterlippen-Kieferspalten — werden meistens erst endgültig im Erwachsenenalter versorgt, da hier eine Knochenplastik erforderlich ist.

Die medianen und seitlichen Nasenspalten werden endgültig immer erst im Erwachsenenalter versorgt, da bei frühzeitigen Eingriffen infolge des unterschiedlichen Nasenknorpelwachstums immer Korrekturen erforderlich sind. Die endgültige Versorgung erfordert meistens die Implantation eines geeigneten Ohrmuschelknorpels, wobei jedoch darauf geachtet werden sollte, daß zur Bildung der Apertura piriformis der vorhandenen Knorpel benutzt wird. Wir gehen dabei so vor, daß wir die Nasenspalte je nach dem Mißbildungsgrad mindestens im Abstand von 1 cm umschneiden, die vorderen Nasenanteile nach vorne klappen und den Defekt zur Nasenmitte verlagern. Dadurch erhält man einen relativ normalen Naseneingang und kann nun den im Mittelbereich der Nase liegenden Defekt normal decken. Durch Umschneidung eines entsprechenden Anteils des äußeren Nasenepithels — der durch Kippen zum nasalen Blatt gemacht wird —, gelingt die Implantation des oder der Ohrknorpel und die Deckung des Defekts mit Hilfe eines Wangenlappens.

5. Nachbehandlung

Die Pflege des operierten Kindes und das postoperative Verhalten des kleinen Patienten sind für den Erfolg jeder Lippenplastik von entscheidender Bedeutung. Es sind hierbei unseres Erachtens nur wenige Regeln zu befolgen, doch müssen diese wenigen Regeln strengstens eingehalten werden.

Im Gegensatz zu anderen Spaltchirurgenschulen werden bei uns nach einer Primärplastik prinzipiell keine unterstützenden Verbände zur Entlastung der Nähte angelegt. Diese unterstützenden Verbände, die nur noch Überbleibsel einer alten Zeit sind, werden meistens mehr aus Tradition als aus zweckdienlichen Gründen angelegt. Sinn solcher Verbände war es, die Lippenmuskulatur zusammenzupressen, um damit eine Dehizenz im Bereich der Lippennähte zu verhindern. Bei den modernen Operationsverfahren, die eine weitgehende Weichteilmobilisation erfordern, kommt es außerordentlich selten zu einem Aufgehen der Naht, so daß diese Verbände — angefangen von zusammenziehenden Heftpflasterstreifen bis zu kunstvoll gearbeiteten Wangenbrücken — nicht mehr notwendig sind (Abb. 114).

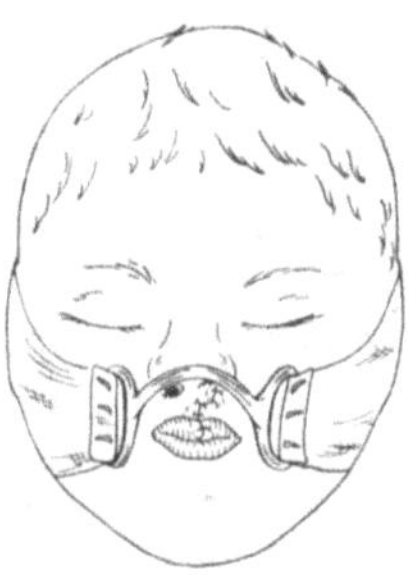

Abb. 114
Typischer Entlastungsverband zur Nachbehandlung bei Lippenplastiken. Mit Hilfe einer Verbandsbrücke soll die Lippe weitgehend entlastet werden, doch ist das u. E. bei den neueren Verfahren nicht mehr erforderlich

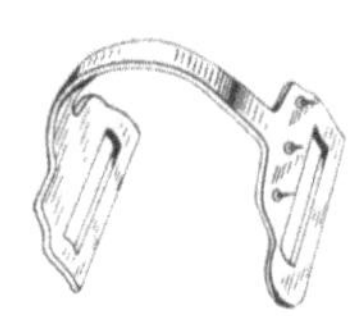

Viel wichtiger als jede komprimierende Maßnahme im Bereich der Oberlippe erscheint uns eine sorgfältige Pflege der Lippennaht. Wir verstehen darunter das tägliche Reinigen der Naht, um jegliche Borkenbildung zu verhindern. Infolge geringfügiger Nachblutungen, Abfließen des Nasensekrets und der Nahrungsaufnahme ist die Lippenweiß-Schnittführung Gefahren ausgesetzt, die die postoperative Heilung beträchtlich gefährden können. Es muß also von vornherein darauf geachtet werden, daß Sekrete und Nahrungsreste sofort beseitigt werden und daß sich keine Borken im Bereich der Narbe bilden. Das erreicht man jedoch nur mit einem geschulten und sorgfältig erzogenen Pflegepersonal, dem diese Punkte eindringlich vorgehalten werden müssen. Auch hier gibt es wieder individuelle Schwankungen, so daß bei einem Kind eine tägliche, bei anderen Kindern jedoch eine stündliche Reinigung erforderlich ist.

Um die Gefahr auftretender Keloide zu verhindern, haben wir eine zeitlang Cortisonsalben auf die Naht aufgetragen. Wir sind jedoch wieder davon abgekommen und müssen betonen, daß unseres Erachtens die beste Vorbeugung für sekundäre Heilungen bzw. leichte Keloide in der sorgfältigen Reinigungsbehandlung liegt.

Die größte Gefahr droht dem Gelingen einer Lippenplastik durch das Verhalten des Säuglings selbst. Es ist daher erforderlich, daß das Kind nach der Operation richtig

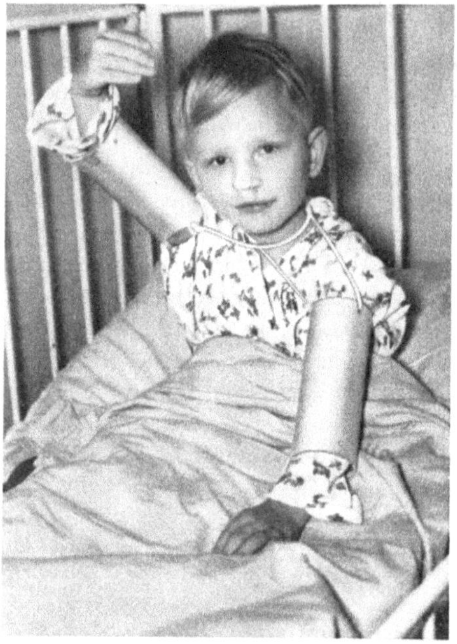

Abb. 115
Kindermanschetten, die eine Flexion im Ellenbogengelenk und damit ein Berühren des Mundes unmöglich machen

gelagert und diese Lagerung immer wieder überwacht wird. Das Kind sollte in einer Rücken- bzw. in einer leichten Seitenlage liegen, wobei die Arme durch Manschetten am Unter- und Oberarm fixiert sind (Abb. 115). Durch dieses Verfahren wird verhindert, daß der Säugling mit den Händen ins Gesicht greift und die Naht berührt. Wir sind sicher, daß in den meisten Spezialkliniken dieses Verfahren angewendet wird, doch möchten wir es noch einmal dringend empfehlen.

Die Fäden sollten nicht vor dem 6. Tag p. op. gezogen werden. Wir gehen hierbei so vor, daß am 6. Tag sämtliche Lippenrot- und jeder 2. Lippenweißfaden entfernt werden. Am 8. bzw. am 9. Tag werden dann die restlichen Fäden gezogen. In der Mehrzahl der Fälle kann man auch an diesem Tage bereits die Muskeldrahtverschnürung aus dem gesunden Nasenloch entfernen. Auch nach dem Faden- und Drahtentfernen werden keine Salbenverbände verordnet, ein einfacher Jodanstrich genügt hier.

Zur Unterstützung des Heilungsverlaufes hat sich uns seit etwa drei Jahren ein Präparat ausgezeichnet bewährt. Es handelt sich hierbei um das Actihaemyl, das im Ausland als Solcoseryl im Handel ist. Es handelt sich bei dem Actihaemyl um ein eiweißfreies Extrakt aus hämolysiertem Blut und Organen von Kälbern mit hoher RES-Aktivität. Actihaemyl steigert die Sauerstoffaufnahme von Homogenaten, Mitochondrien (Ratten- und Meerschweinchenleber) und Pflanzengeweben (Hefe, Kartoffelschnitten). Die Atmungssteigerung nach Actihaemyl-Zusatz liegt bis über 200 % höher als diejenige, die durch Zusatz eines Gemisches der bekannten Aktivatoren ATP, DPN und Zytochrom C erzielt werden kann und weist auf eine durchgreifende Beschleunigung eines zentralen Prozesses im Zellstoffwechsel hin. Die Stoffwechselsteigerung durch Actihaemyl zeigt sich auch an Erythrozyten sowie in vitro an der isolierten Retina.

Die in der Erhöhung der Zellatmung zutagetretende Wirkung des Actihaemyl auf die Sauerstoffaufnahme bestätigt sich auch bei Versuchen am intakten Ganztier: Läßt man Kaninchen Gemische mit niedriger Sauerstoffkonzentration bis zum Auftreten der charakteristischen Veränderungen im EKG veratmen, so verschwindet das Erstickungs-T bei intravenöser Zufuhr von Actihaemyl. Über ähnliche Ergebnisse am EEG berichtet *Harder:* Das normalerweise auftretende enzephalographische Korrelat der zerebralen Hypoxidose (Deltawellen) bleibt unter Actihaemyl-Einwirkung oft fast völlig normal; in anderen Fällen werden durch Actihaemyl die infolge des Sauerstoffmangels bedingten EEG-Veränderungen nur abgeschwächt oder treten später auf.

Beschleunigung der Wundheilung: Künstlich gesetzte Stanzwunden bei 66 Schweinen heilten unter Zufuhr von Actihaemyl bereits in einer Zeit reaktionslos ab, in der die nicht behandelten Wunden erst geringe Neigung zur Granulation aufwiesen; sämtliche Wunden der Kontrolltiere heilten unter dem Schorf mit Defekten.

Die günstige Wirkung des Actihaemyl auf die Wundheilung veranlaßte uns, dieses Präparat bei vielen plastischen Eingriffen anzuwenden. Durch die Erhöhung der Zellatmung kommt es zu einer schnellen primären Heilung.

Ein besonderes Kapitel der Nachbehandlung umfaßt die postoperative Ernährung. Wir bevorzugen hier ein sehr einfaches Verfahren. Bei der Aufnahme des Kindes erkundigt sich die Oberschwester genauestens nach der häuslichen Ernährung des Kindes. Dementsprechend wird das Kind bereits vor der Operation ernährt, so daß es sich ohne Nahrungsumstellung besser akklimatisiert. In den meisten Fällen werden dabei vor der Operation drei flüssige und zwei Breimahlzeiten verabreicht. Postoperativ wird das Kind bis zur Fädenentfernung mit einer oralen Trichtersonde ernährt, wobei die Breimahlzeiten wegfallen und dafür insgesamt sechsmal flüssige Nahrung verabreicht wird. Auch zu dieser Ernährung gehört geschultes Personal. Es bedarf eines großen Einfühlungsvermögens, da diese Kinder infolge des Operationstraumas nur unwillig Nahrung aufnehmen. Die Schwester muß in der Lage sein, drei Tätigkeiten zu gleicher Zeit auszuführen. Sie muß als erstes das Kind, speziell den Kopf, in der richtigen Lage halten, muß mit einer Hand den Sondentrichter halten und gleichzeitig dafür sorgen, daß das orale Ende der Sonde in den gesunden Mundwinkel gehalten wird, wobei sie mit Daumen und Zeigefinger die Nahrung schluckweise einflößt (Abb. 116).

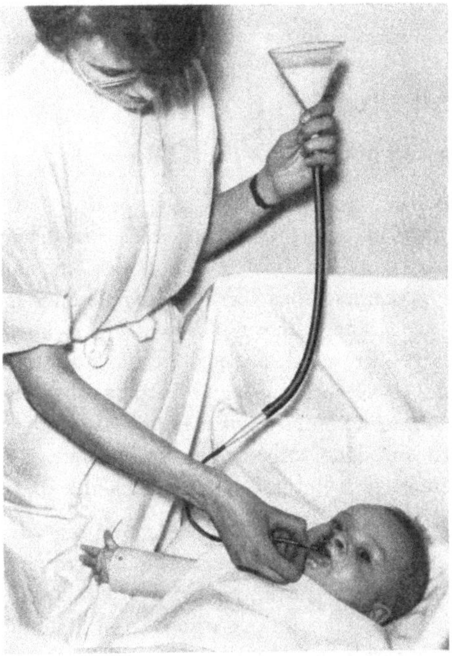

Abb. 116
Postoperative Ernährung von Spaltsäuglingen mittels sogenannter Trichtersonde

Nach dem Faden- und Drahtentfernen werden wieder die gewohnten Breimahlzeiten verabreicht, so daß trotz des Operationstraumas nach kurzer Zeit eine zunehmende Gewichtskurve resultiert.

Eine seltene Komplikation stellt das von *Ombrédanne* und *Veau* beschriebene „Syndrome de Paleur et Hypertherme postoperative" dar. Unseres Erachtens handelt es sich hierbei um Fälle von breiten Spaltbildungen, insbesondere doppelseitigen Lippen-Kiefer-Gaumenspalten, die infolge der durch den Lippenverschluß erfolgten Atmungsumstellung eine pathologische Reizung des Wärmzentrums erzeugen. Man muß also diese Atmungsumstellung therapeutisch vermeiden. Als Therapie hat sich uns diesbezüglich die postoperative Zufuhr von Sauerstoff bewährt. Als Hilfsmittel kann man auch einen altmodischen Schnuller benutzen, der halbiert und mit Leukoplast um den Mund fixiert, ein ausreichendes Atemvolumen sichert.

II. Gaumenspalten

1. Operationstechnik

Zur Vornahme der Gaumenplastik sind wie bei der Lippenplastik (S. 114) spezielle Voruntersuchungen erforderlich. Wir wollen hier nicht im einzelnen wiederholen, was schon einleitend bei den Lippenspalten gesagt wurde. Wir müssen aber darauf hinweisen, daß auch hier wieder bei der Aufnahme eine genaue Anamnese über vorausgegangene Kinderkrankheiten aufgenommen werden muß und die Kinder einer mindestens einwöchigen Quarantänezeit zu unterwerfen sind. In dieser Zeit werden die üblichen Voruntersuchungen angestellt, insbesondere werden drei Diphtherie-Nasen-Rachen-Abstriche durchgeführt. Infolge der modernen Impfverfahren kommt es zwar immer seltener zu den entsprechenden *post*operativen Erkrankungen, doch sollte man im Hinblick auf die Möglichkeit dieser Erkrankung immer den negativen Befund des Abstrichs abwarten.

Besonders wichtig erscheint uns die präoperative Beurteilung der Tonsillen. Infolge der Gaumenspalte kommt es bei den Kindern sehr häufig zu einer Hypertrophie des lymphatischen Rachenringes. Dementsprechend sind die Tonsillen sehr häufig übermäßig vergrößert. In früheren Jahren wurde daher prinzipiell eine präoperative Tonsillektomie durchgeführt. Wir sind in dieser Hinsicht sehr zurückhaltend, weil wir von vornherein die spätere Sprechfunktion des Kindes berücksichtigen. Wir nehmen daher auch bei sehr großen Tonsillen vor der Operation höchstens eine Tonsille heraus.

Dieser Eingriff wird bei uns am hängenden Kopf durchgeführt und bedarf einer individuellen Technik. In vielen Kliniken werden zur Tonsillektomie die HNO-Fachärzte zugezogen bzw. die Kinder zu dieser Operation verlegt. Wenn bei Gaumenspaltkindern die Tonsillektomie durchgeführt wird, sollte jedoch vor dem Eingriff auch die logopädische Abteilung konsultiert werden. In jedem Falle sollte immer derjenige die Tonsillektomie durchführen, der auch die Gaumenspalte operiert und die spätere Sprachfunktion zu übersehen in der Lage ist. In den meisten Fällen sollte vorerst immer nur eine hypertrophierte Tonsille entfernt werden.

Wie es sich gezeigt hat, reicht diese Maßnahme meistens aus. Eine primäre Adenotomie lehnen wir ab, weil dabei meistens der *Passavant*sche Wulst in Mitleidenschaft gezogen wird und nach Verschluß des Gaumens das lymphatische Gewebe des Rachenringes oftmals atrophiert. Nach den Arbeiten der *Eckert-Moebius*schen Schule (S. 100) wird die oft auftretende Schwerhörigkeit — die oft für die Adenotomie angeführte Indikation — dadurch nicht wesentlich beeinflußt. Kommt es jedoch zu einem Tubenverschluß infolge umfangreicher adenoider Wucherungen, sollte eine sekundäre Adenotomie versucht werden. Dieser Eingriff kann die Schwerhörigkeit des Kindes herabsetzen, er kann jedoch auch die mühsam erworbene Normalsprache beeinträchtigen. Aus diesem Grunde sollten solche Adenotomien prinzipiell nur klinisch durchgeführt werden, eine anschließende Sprachtestung bzw. eine notwendig gewordene Sprechtherapie sollten sofort angeschlossen werden.

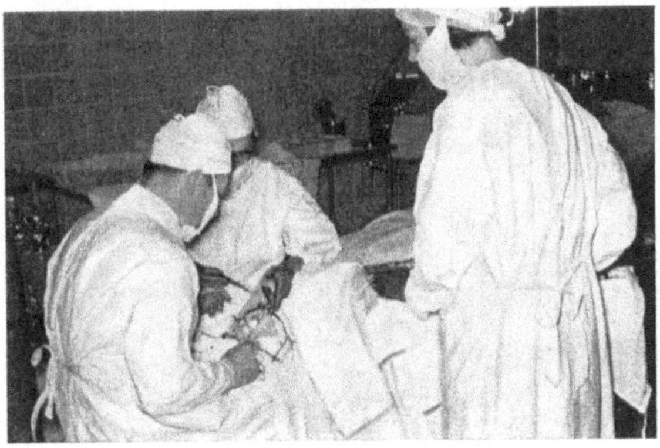

Abb. 117
Operationssituation zum Verschluß einer Gaumenplastik

Erst nach abgeschlossenen Voruntersuchungen kommt das Kind zur Operation. Auch hier stehen wir auf dem Standpunkt, daß die Lagerung des Patienten die halbe Operation ist. Wir operieren daher die Kinder am hängenden Kopf. Über diese Methode sind sich alle Spaltchirurgenschulen einig, wobei es verständlicherweise infolge der verschiedenen Operationstischtypen zu einzelnen Abweichungen kommt. *Wassmund* und *Schuchardt* haben sich spezielle Operationstische bauen lassen, wobei der Kopf in einer speziell konstruierten Kopfstütze liegt. Wir operieren in Beckenhochlagerung und nehmen den Kopf des Kindes direkt auf den Schoß, so daß jederzeit die Möglichkeit besteht, Lageveränderungen des Kopfes vorzunehmen (Abb. 117).

2. Instrumentarium

Das weitaus wichtigste Instrument zur Vornahme einer Gaumenplastik ist der geeignete Mundsperrer, der die Situation im Bereich des harten und weichen Gaumens genau wiederzugeben in der Lage ist. Das gebräuchlichste Instrument dieser Art ist bei weitem noch der Mundsperrer nach *Whitehead* (Abb. 118), dem unseres Erachtens jedoch sehr viele Mängel anhaften. Zweifellos kann man mit diesem bzw. dem modifizierten Sperrer nach

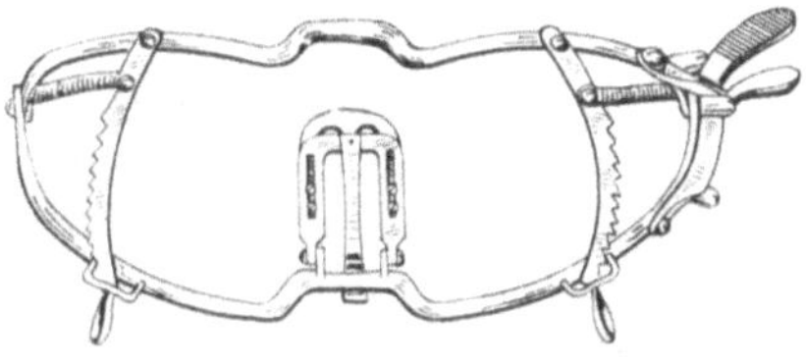

Abb. 118 a
Mundsperrer nach Whitehead

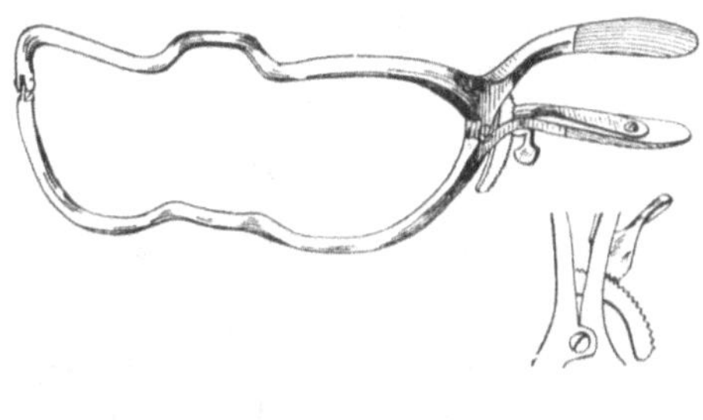

Abb. 118 b
Mundsperrer von Whitehead-Jennings

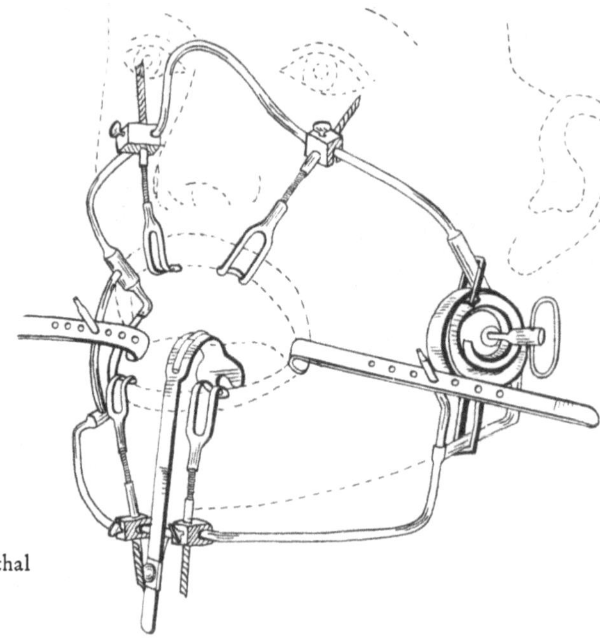

Abb. 119
Mundsperrer nach Rosenthal

Whitehead-Jennings eine sehr gute Operationsübersicht im Bereich des weichen Gaumens erhalten. Für Operationen, die den harten Gaumen betreffen, ist er jedoch völlig ungeeignet. Wir bevorzugen daher für Plastiken im harten Gaumen den *Rosenthal*schen und den *Kilner*schen Mundsperrer.

Wie aus Abb. 119 zu ersehen ist, hat *Rosenthal* eigens für die Gaumenplastik einen Mundsperrer konstruiert, der sich für die Gaumenplastik hervorragend eignet. Zu diesem Instrument gehört ein Satz von Zungen- und Wangenhaltern, die eine gute Übersicht des Operationsfeldes ermöglichen. Ein in England gebräuchlicher Mundsperrer ist das East Grinstead Modell nach *Davis-Boyle* (Abb. 120). *Kilner, Holsworth* und *Davis* haben

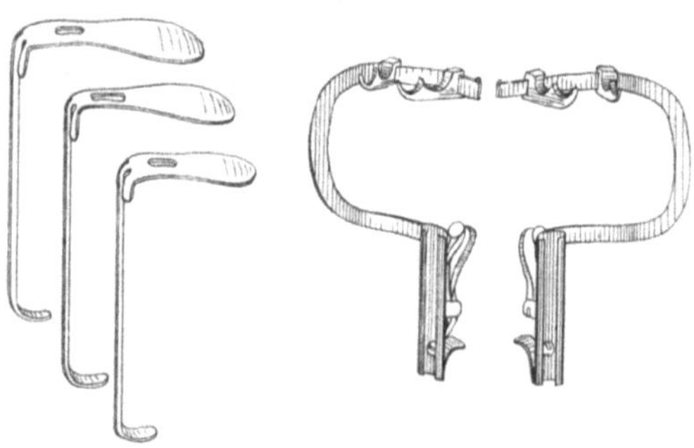

Abb. 120
Beidseitige Mundsperrer nach Davis-Boyle, sog. East-Grinstead-Modell

noch andere sehr praktische Sperrer konstruiert, die im einzelnen in den Abb. 121—124 dargestellt sind. In Frankreich sind weitgehend noch die Mundsperrer nach *Reverdin* und die — jedoch sehr selten — von *Lavin* in Gebrauch. Wir selbst arbeiten mit dem *Whitehead*-Sperrer im Bereich des weichen Gaumens und bei Operationen, die den harten

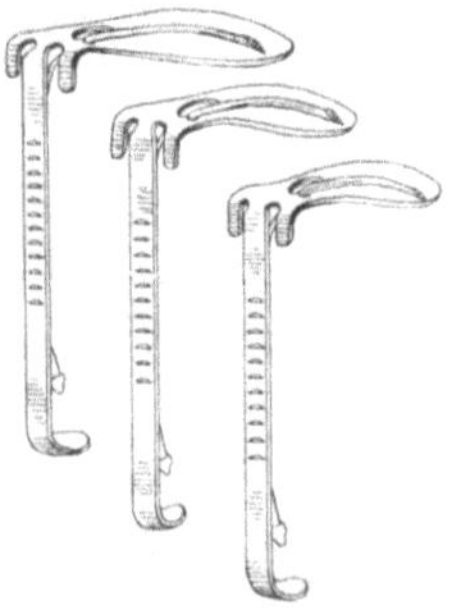

Abb. 121

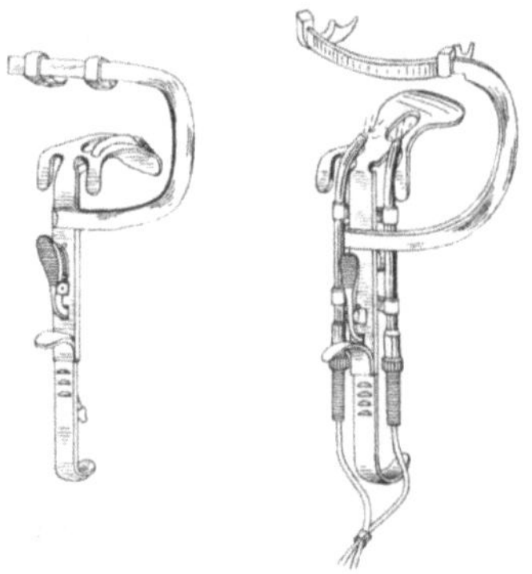

Abb. 122

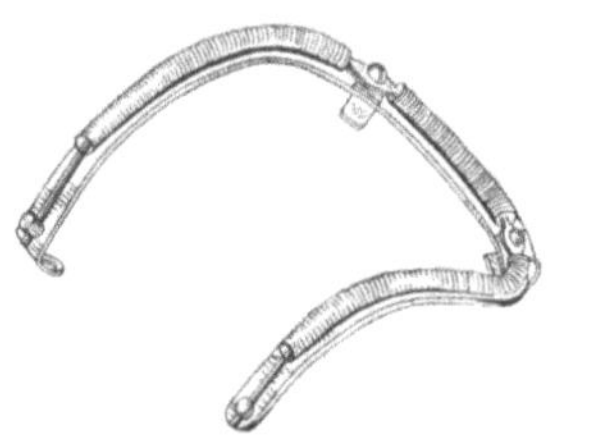

Abb. 123

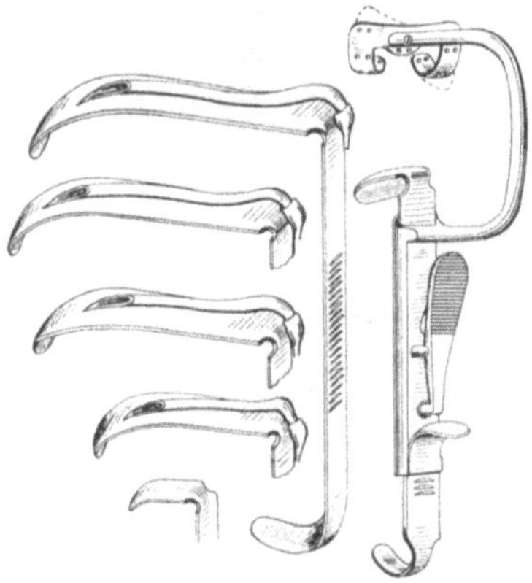

Abb. 124

Abb. 121 Mundsperrer nach Kilner
Abb. 122 Mundsperrer nach Holdworth
Abb. 123 Mundsperrer nach Kilner
Abb. 124 Mundsperrer nach Davis

Gaumen miteinbeziehen, benutzen wir den *Rosenthal*schen und den *Kilner*schen Mundsperrer (Abb. 121). Letzterer bewährt sich besonders bei Intusationsnarkosen.

Victor Veau reichten zur Gaumenplastik als Spezialinstrumentarium drei Instrumente aus. Nur wenige Instrumente wird der Spezialist bei einer Gaumenplastik gebrauchen, doch diese sind ihm dann unentbehrlich. Das von *Veau* als *Trélat*scher „crochet" bezeichnete Instrument führen wir in verschiedenen Größen als *Veau*scher Haken (Abb. 125). Diese Instrumente ermöglichen das zarte Ablösen der nasalen Schleimhaut von der kranialen Fläche des os palatinum und im Bereich des Vomers. Die beiden weiteren von *Veau* als unentbehrlich bezeichneten Instrumente sind zwei *Reverdin*-Nadeln in verschiedenen Größen, die er zur Muskelnaht und zur Drahtnaht benutzte. Da wir keine Muskelnaht im Sinne *Veaus* durchführen, entfällt bei uns der kleinere Reverdin, dafür benutzen wir für die Muskeldrahtverschnürung die größere *Reverdin*-Nadel (Abb. 126). In letzter Zeit bevorzugen wir jedoch zwei Modifikationen, die rechtwinkelig abgebogenen Gaumennadeln (Abb. 127).

Außer diesen drei von *Victor Veau* bevorzugten Instrumenten gibt es nun noch eine Anzahl wichtiger Instrumente, die kurz beschrieben und abgebildet werden sollen. An erster Stelle stehen dabei die *Trélat*schen Raspatorien, die zur Ablösung der Gaumenschleimhaut, also zur entscheidenden Mobilisierung dienen (Abb. 128 b). Wie schon im

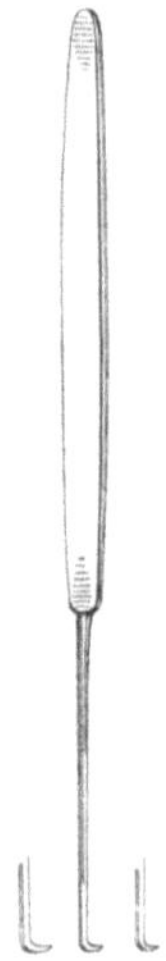

125

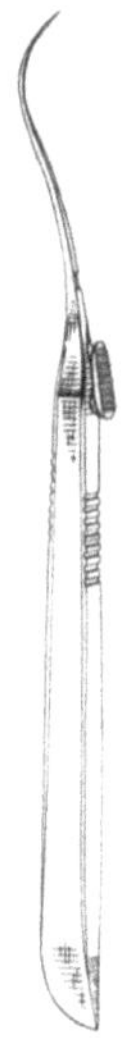

126

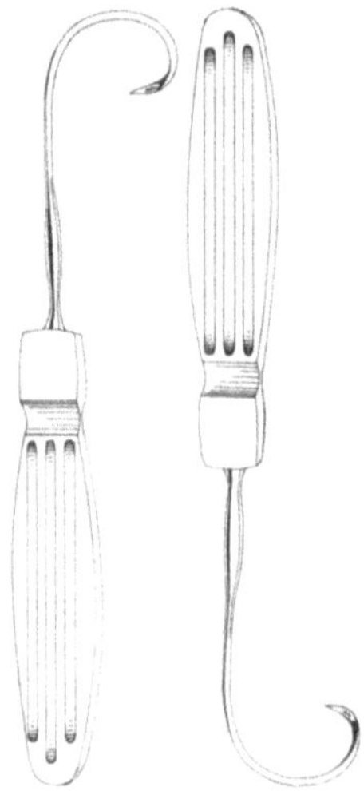

127

Abb. 125
Veauscher Haken (von Victor Veau als Trélatsches Crochet bezeichnet)

Abb. 126
Reverdin-Nadel

Abb. 127
Typische Gaumennadel

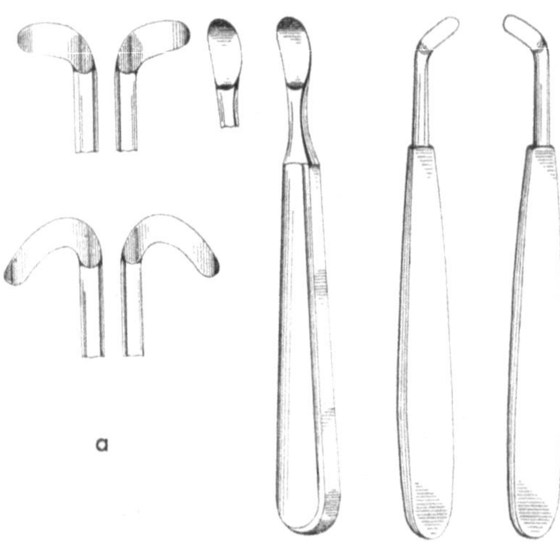

a

b

Abb. 128 a
Trélatsche Raspatorien

Abb. 128 b
Die von uns bevorzugten Trélatschen Raspatorien

Kapitel über die Lippenspalten beschrieben, hat sich auch bei den Gaumenplastiken eine Modifikation dieser Instrumente, nämlich der sogenannte abgebrochene „Trélat" bewährt. Zum Abtragen des hamulus pterygoideus dient ein Hohlmeißel. Manche Spaltchirurgen ziehen hierfür auch einen schmalen *Lexer*schen Meißel vor. Als letztes außerordentlich wichtiges Instrument muß der Nadelhalter nach *Ganzer-Rosenthal* bzw. der nach *Eiselsberg-Mathieu* (Abb. 129) genannt werden, der durch seine bajonettförmige Abknickung ein sicheres Nähen in der Tiefe ermöglicht. Als Nahtmaterial benutzen wir das von Braun, Melsungen, produzierte Supramid, blau, also Kunststoffäden von der Stärke mittel bis fein.

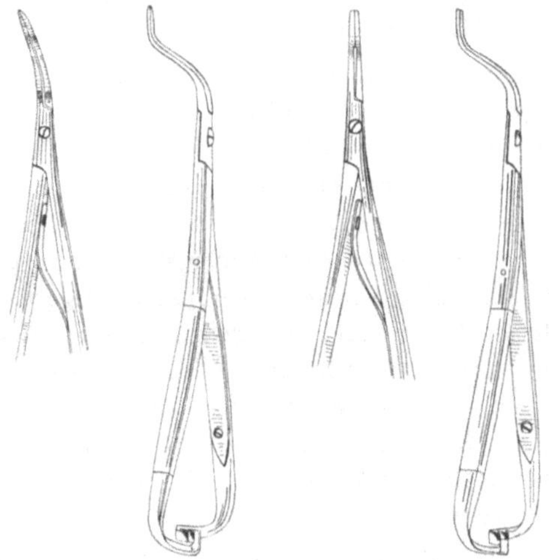

Abb. 129
Bajonetnadelhalter nach Eiselsberg-Mathieu

3. Anästhesie

Was wir auf Seite 121 gesagt haben, gilt auch hier. Wir können daran anknüpfen und betonen noch einmal, daß wir im Gegensatz zu früheren Zeiten prinzipiell in allgemeiner Anästhesie operieren. Entscheidend für die Anästhesie-Art ist das Alter des Kindes und die voraussichtliche Dauer des Eingriffs. Da wir vorwiegend nach *Schweckendiek* operieren, also den Gaumen zweizeitig im Alter von 1½ bis 3 Jahren verschließen, kommt auch hier wieder die Äther-Sauerstoffnarkose mit dem von Dräger hergestellten Insufflationsgerät zur Anwendung. Vom 4. Lebensjahr ab relaxieren und intubieren wir die Kinder. Entscheidend für die Narkose ist jedoch die Prämedikation. Um eine genaue Übersicht zu geben, fügen wir folgende Tabellen bei, die einen genauen Überblick über die Prämedikation des Säuglings- und Kindesalter gibt.

Alter	Gewicht in kg	Vorabend	Operationstag 45′ von Narkosebeginn Atropin	Dolantin
3— 6 Monate	5,0— 7,5		0,15 mg	—
6—12 Monate	7,5—10,5	2 Luminaletten = 0,030	0,15 mg	0,001 g
12—18 Monate	10,0—11,0	2 Luminaletten = 0,030	0,15 mg	0,001 g
18—24 Monate	11,0—12,5	2 Luminaletten = 0,030	0,20 mg	0,001 g
2— 3 Jahre	12,5—14,0	2 Luminaletten = 0,030	0,20 mg	0,025 g
3— 4 Jahre	14,5—16,5	3 Luminaletten = 0,090	0,30 mg	0,025 g
4— 5 Jahre	16,5—18,5	3 Luminaletten = 0,090	0,35 mg	0,030 g
5— 6 Jahre	18,5—22,0	3 Luminaletten = 0,090	0,40 mg	0,035 g
6— 7 Jahre	22,0—24,5	Luminal 0,12	0,45 mg	0,040 g
7— 8 Jahre	24,5—27,0	Luminal 0,13	0,50 mg	0,045 g
8— 9 Jahre	27,0—29,5	Luminal 0,14	0,50 mg	0,050 g
9—10 Jahre	29,5—32,5	Luminal 0,15	0,50 mg	0,050 g
10—11 Jahre	32,5—35,0	Luminal 0,16	0,50 mg	0,050 g
11—12 Jahre	35,0—38,0	Luminal 0,17	0,50 mg	0,050 g
12—14 Jahre	38,0—48,0	Luminal 0,20	0,50 mg	0,050 g

4. Gaumenplastiken

Auf den Seiten 76 bis 81 haben wir uns schon mit den Prinzipien der Gaumenplastik auseinandergesetzt. Seit der ersten Gaumenplastik sind noch nicht einmal 150 Jahre vergangen, Jahre, in denen sich viele Chirurgen und Wissenschaftler mit dem Problem dieser Mißbildung beschäftigt haben. Wenn wir heute befriedigt sagen können, daß die heutige Gaumenplastik unter Berücksichtigung der Sprachenentwicklung u n d des Kieferwachstums durchgeführt wird, zeugt dieser kurze Satz von intensivster Arbeit vieler Chirurgengenerationen. Es haben sich im Laufe der Zeit einige Verfahren herauskristallisiert, die von fast allen Spaltchirurgenschulen individuell gehandhabt werden. Es fehlt daher keineswegs an Modifikationen und neueren Vorgehen, wobei man jedoch bedenken soll, daß die heute angewendeten Verfahren zum größten Teil auf die älteren Verfahren zurückzuführen sind. Das einzelne Vorgehen richtet sich weitgehend nach der Spaltform, so daß nur die bekanntesten Operationsmethoden zum Verschluß von Gaumenplastiken dargestellt werden sollen. Prinzipiell sei jedoch noch einmal betont, daß das Ziel einer Gaumenplastik nicht nur durch eine primäre Heilung erreicht wird — vielmehr kommt es auf die postoperative Funktion an — das Spaltkind soll also durch eine chirurgische Konstruktion des Gaumens in der Lage sein, normal zu sprechen und es soll normale Mittelgesichtsmaße aufweisen.

a) Bei einseitig totaler Lippen-Kiefer-Gaumenspalte

Die Tabelle 7 auf Seite 39 zeigt eine genaue Aufschlüsselung der verschiedenen Lippen- und Gaumenspaltformen. Die einseitigen Lippen-Kiefer-Gaumenspalten stehen also hinsichtlich der Häufigkeit an erster Stelle — und daher wollen wir diese Mißbildungsform hier an erster Stelle abhandeln.

Wir kennen die verschiedensten Methoden zum Verschluß des Gaumens und möchten daher nur noch auf unsere allgemeinen Ausführungen über die Gaumenplastik (S. 76) hinweisen. Wir sagten dort „diese beiden modifizierten Gaumenplastiken (nach *Veau* und *Axhausen*) werden heute vorwiegend angewendet".

Einzeitige Verfahren zur Deckung der einseitigen Lippen-Kiefer-Gaumenspalte

Da wir sehr häufig die *Veau-Rosenthal*sche Stiellappenplastik durchführen, soll sie im einzelnen an Hand der Abbildungsserie beschrieben werden.

Veau-Rosenthalsche Gaumenplastik bei einseitig totalen Lippen-Kiefer-Gaumenspalten

Der Eingriff beginnt mit der Schnittführung im Bereich des weichen Gaumens. Je nach der Breite der Gaumenspalte werden die Velumweichteile entweder genau am Spaltrand durchtrennt oder bei breiteren Formen 2 bis 3 mm auf der palatinalen Fläche des Velums. Diese Schnitte werden mit auswechselbaren Messern durchgeführt, wobei nur die linke Seite mit der rechten Hand, die rechte Spaltseite jedoch mittels der linken Hand durchtrennt werden sollte. Gewisse Schwierigkeiten treten manchmal im Bereich der Uvula auf. Doch muß auch sie sorgfältig aufgespalten werden, wobei sich eine lange spitze Gaumenschere als gutes Hilfsmittel erweist. Nachdem so das Velum aufgespalten ist, empfiehlt es sich, als nächsten Akt das Freipräparieren der beiden Velumblätter vorzunehmen. Eine Präparierschere bzw. eine Tonsillenschere erleichtert wesentlich diesen Operationsakt.

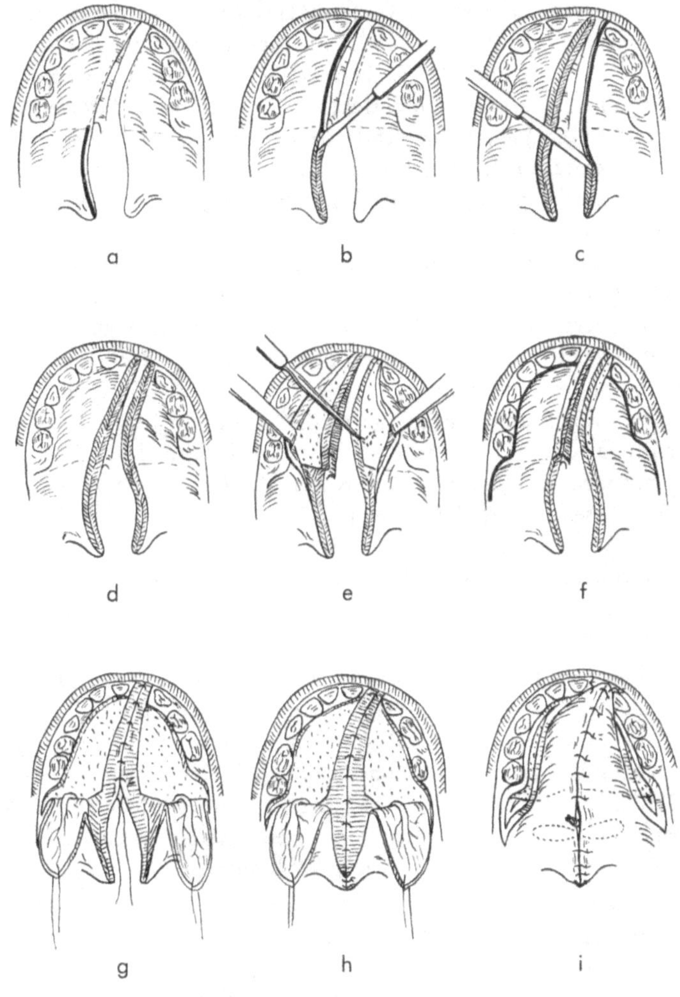

Abb. 130 Veau-Rosenthalsche Stiellappenplastik zum Verschluß des Gaumens

Abb. 130 a Velum-Schnittführung

Abb. 130 b Nach Aufspaltung des Velums erfolgt Schnittführung im Bereich des harten Gaumens

Abb. 130 c Schnittführung auf der korrespondierenden Seite

Abb. 130 d Mobilisierung im gesamten Spaltbereich

Abb. 130 e Mobilisierung der oralen und nasalen Schleimhaut im Bereich des harten Gaumens

Abb. 130 f Schnittführung zur Mobilisierung der beiden Stiellappen

Abb. 130 g Darstellung der mobilisierten an Haltefäden angeschlungenen Stiellappen und nasale Naht. Hier ist besonders darauf zu achten, daß die Palatinalgefäße sorgfältig erhalten bleiben

Abb. 130 h Abschluß der nasalen Naht und Konstruktion der Uvula

Abb. 130 i Nach Anlage der Muskeldrahtverschnürung erfolgt Palatinal-Naht und Fixation im Bereich der Kieferspalte. Abschließend wird der Azeton-Zelluloid-Verband angelegt

Nachdem in dieser Weise der weiche Gaumen versorgt ist, wird nun mit dem Gaumenmesser von *Langenbeck* der harte Gaumen in Angriff genommen. Auch hier richtet sich wieder die Schnittführung nach der Spaltbreite; bei den einseitigen Spalten macht dieses Problem jedoch infolge des meist schrägstehenden Vomers keine Schwierigkeiten. Auf der Spaltseite wird der vom Velum kommende Schnitt nun unter laufendem Knochenkontakt bis zum Alveolarfortsatz geführt. Auf der medialen Seite wird dasselbe Vorgehen geübt und dabei ein mehr oder weniger breiter Vomerlappen gewonnen. Nachdem so der ganze Gaumendefekt aufgespalten ist, und im Bereich des harten Gaumens die Schleimhaut bereits mit den sogenannten *Veau*schen Haken und den abgebrochenen Trélats sowie dem „Paddel" (Abb. 67) frei präpariert worden sind, werden nun die beiderseitigen Entlastungsschnitte gelegt. Im Gegensatz zu *Ernst,* dem sich auch andere Chirurgen angeschlossen haben, lehnen wir eine zu weitgehende Mobilisation der Gaumen- bzw. Pharynxweichteile ab. So beginnen wir die Entlastungsschnitte direkt hinter dem Oberkiefertuber und führen sie an den Zähnen entlang in medialer Richtung, bis sie die bereits gesetzten Spaltrandschnitte erreichen. Diese Schnittführung ist manchmal nicht ganz einfach, so daß wir — wir befinden uns ja immer im Knochenkontakt — ein stechendes Schneiden empfehlen. Aus diesem Grunde sollte man auch immer zwei verschiedene Gaumenmesser benutzen: Ein sehr feines und möglichst scharfes Instrument zur Verwendung im weichen Gaumen (auswechselbare Messer) und ein stärkeres, rundgebogenes Messer zur Benutzung im harten Gaumen, das stark genug ist, um nicht bei Knochenführung sogleich abzubrechen (Abbildungsserie 130).

Um die Weichteile im harten Gaumen zu mobilisieren, benutzen wir die *Trélat*schen Raspatorien, die wir hebelnd vom Alvolarfortsatz her unter das Periost des harten Gaumens schieben. Ist es im vorderen Gaumenanteil gelungen, den Stiellappen zu bilden, sollte man im Hinblick auf die zu schonenden Palatinal-Arterien weiterhin stumpf vorgehen. Mit Präpariertupfern hebt man nun die Gaumenweichteile ab und kann auf diese Weise schonend die Foraminae palatinae mit ihren Arterien darstellen. Jeder Stiellappen wird anschließend mit einem Haltefaden angeschlungen.

Bevor wir uns jedoch der Präparation der nasalen Schleimhaut widmen, wird noch einmal die Entlastung im weichen Gaumen überprüft. In den meisten Fällen müssen wir dabei den muskulus tensor veli palatini durchtrennen bzw. den hamulus pterygoideus mittels eines Meißelschlages abtragen. Die Entlastung des Velums erkennt man an dem spannungsfreien Zusammenliegen der Wundlefzen. In vielen Fällen ist es dabei auch erforderlich, die arteria palatina direkt darzustellen und sie mittels eines *Trélat*schen Raspatoriums aus dem foramen palatinum herauszuziehen bzw. zu hebeln.

Dieses muß jedoch unter äußerster Vorsicht durchgeführt werden, da die arteria palatina das einzig ernährende Gefäß des Stiellappens ist und ein Abriß bzw. eine Durchtrennung des Gefäßes den Erfolg einer Stiellappenplastik völlig in Frage stellt. Kommt es dagegen infolge Unachtsamkeit oder anderer Umstände zu einer Ruptur des Gefäßes im Bereich des foramen palatinums, ist die Fortführung der Plastik kontraindiziert, der Eingriff muß also abgebrochen werden. Hierbei lagert man den Lappen wieder in seine ursprüngliche Lage zurück und vernäht alle Schnittführungen sorgfältig, um den Eingriff acht bis zehn Wochen später zu wiederholen. Bei einer gewissen Erfahrung kommen jedoch solche iatrogenen Mißgriffe äußerst selten vor. Man ist vielmehr erstaunt, wieweit man die Palatinal-Arterie aus dem Foramen herausziehen kann.

Der Heilerfolg fast jeder Gaumenplastik hängt im großen Maße von einer exakten nasalen Naht ab. Sind also die Gaumenweichteile, wie beschrieben, mobilisiert, kommen wir nun zu dem diffizilsten Teil der Operation: Zur Ablösung und Mobilisation der nasalen bzw. Vomerschleimhaut. Während sich die Vomerschleimhaut noch relativ leicht mit dem *Veau*schen Haken bzw. mit dem „Paddel" abschieben läßt, ist die Mobilisierung der Weichteile im Bereich der Spaltseite viel schwieriger. Wir beginnen am Übergang vom harten zum weichen Gaumen und lösen mit äußerster Vorsicht die nasale Schleimhaut ab, indem wir mit dem *Veau*schen Haken zuerst die noch dem Knochen anhaftende Schleimhaut abschieben und dann äußerst vorsichtig das os palatinum unterfahren. Dieses Ablösen gelingt uns jedoch nur nach sorgfältiger Darstellung der palatinalen Knochenfläche des harten Gaumens und vorsichtigem Präparieren unter direktem Knochenkontakt. Ist die nasale Schleimhaut am Übergang vom weichen zum harten Gaumen erst mobilisiert, macht uns das weitere Ablösen keine so große Schwierigkeiten mehr. *Wassmund* und *Limberg* haben erkannt, daß gerade dieser Akt besonders schwierig ist, so daß sie folgendes vorschlagen: *Wassmund* empfiehlt die dreieckige Resektion des Vomerknorpels

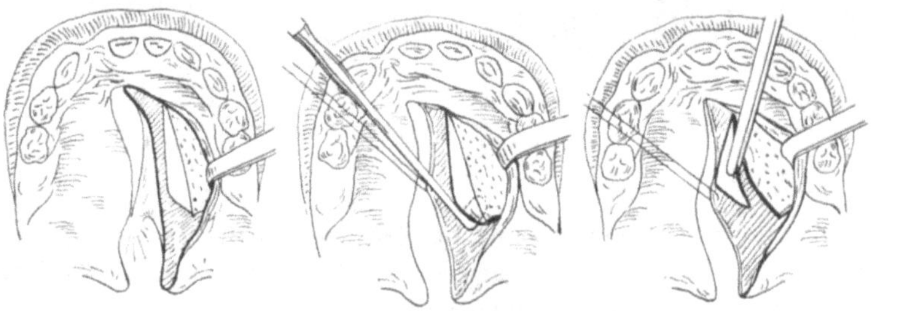

Abb. 131 zeigt die von Wassmund empfohlene dreieckige Resektion des Vomerknorpels

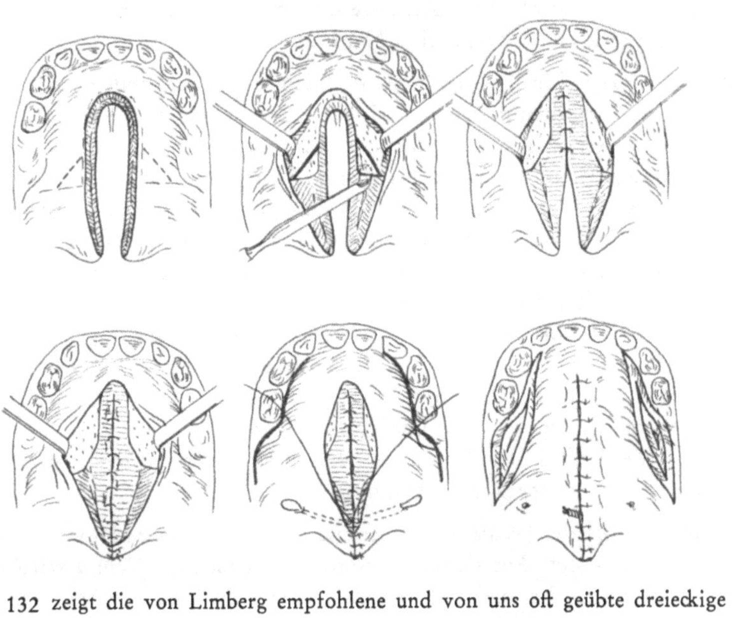

Abb. 132 zeigt die von Limberg empfohlene und von uns oft geübte dreieckige Knochenresektion des Os palatinum am Übergang zum Velum

(Abb. 131), wohingegen *Limberg* eine dreieckige Knochenresektion des harten Gaumens am Übergang zum Velum vorschlägt (Abb. 132). Während sich uns das erstere Verfahren nicht bewährt hat — die Vomerschleimhaut-mobilisation macht keine Schwierigkeit — erleichtert *Limbergs* Methode — auch bei isolierten Gaumenspalten — die schwierige Präparation wesentlich. Dabei muß jedoch darauf geachtet werden, daß diese kleine Knochenecke äußerst sorgfältig herausgelöst wird. Kommt es dabei zu einem Einriß der nasalen Schleimhaut, besteht die Gefahr des Auftretens eines Restloches am Übergang vom harten zum weichen Gaumen. Die vorsichtige Darstellung und Mobilisierung der Nasenschleimhaut beendet das Präparieren der Stiellappenplastik. Die von *Limberg* angegebene Gaumenplastik (Abb. 133) mit Durchtrennung des Knochens im Bereich der tuber maxillae wird von uns nicht durchgeführt.

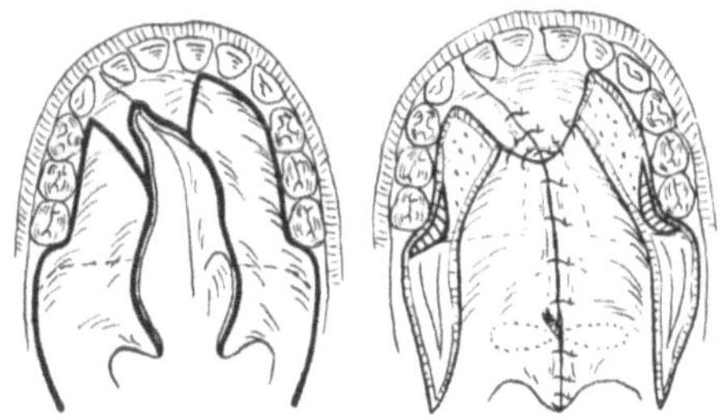

Abb. 133
Gaumenplastik nach Limberg mit Osteotomie im Bereich der beiden Oberkiefertuber

Nach diesen Maßnahmen beginnt die nasale Naht, bei der die Vomerschleimhaut und die nasale Schleimhautlefze durch eine umgekehrte Naht vereinigt werden. Diese etwas schwierig auszuführende Naht — im harten Gaumen kann Catgut verwendet werden — soll verhindern, daß die Knoten palatinal liegen, soll also dafür sorgen, daß alle Knoten sich in die Nase legen. Wir bevorzugen diese Art von Knopfnähten, doch wenden verschiedene Chirurgen auch eine fortlaufende Naht an.

Liegt die erste Naht richtig — sie muß in jedem Falle Anschluß an die bereits durchgeführte Nasenbodenbildung bei der Lippenplastik erhalten — machen die weiteren Nähte keine Schwierigkeiten. Das gilt besonders für den Bereich des weichen Gaumens, wo wir im Gegensatz zu vielen anderen Spaltchirurgenschulen die halbe Velummuskulatur mitfassen. Gerade die Velumnaht *Rosenthals* unterscheidet sich wesentlich von dem Vorgehen *Veaus* und *Axhausens*, die getrennt nasale Schleimhaut, Muskulatur und palatinale Schleimhaut nähen. Ebenso wie bei der sogenannten Innenrotation der Wangen bei der Lippenplastik kommt es uns darauf an, die Velummuskulatur in der Mitte zu spalten und so zwei Muskelschleimhautblätter zu erhalten, die gegeneinander gut verschieblich sind. Etwa 1 cm vor dem Velumende hören wir mit der sogenannten umgekehrten Naht auf und nähen nun isoliert mit einer feinen Fadenstärke direkt die Uvula. Wir beginnen an der Uvulaspitze, schlingen den Faden an und können nun direkt die nasale Schicht der Uvula mit Leichtigkeit konstruieren und finden damit Anschluß an die letzte umgekehrte Velumnaht.

Die palatinale Fläche der Uvula wird ebenfalls noch mit feinen Nähten zusammengefügt und nur locker geknotet. Am Übergang von der Uvula zum Velum wird eine mittlere Fadenstärke benutzt, die mit den nächsten zwei Nähten die gesamte Muskulatur umschlingt.

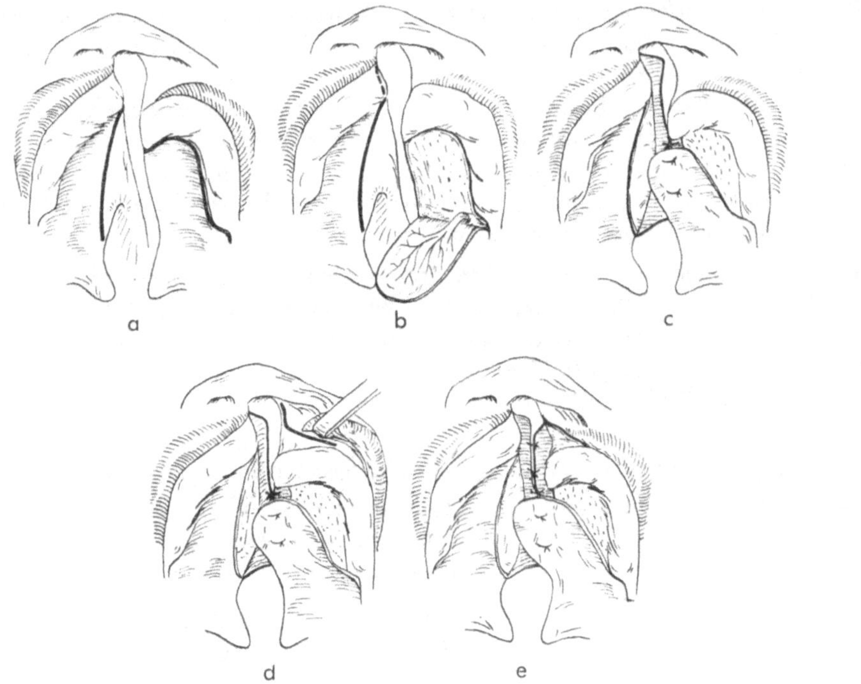

Abb. 134 Kombinierte Gaumen-Lippenplastik nach Veau

Abb. 134 a Schnittführung im Bereich des Gaumens

Abb. 134 b Darstellung des einen Palatinallappens

Abb. 134 c Nasenbodenplastik und Fixation des Stiellappens auf der Nasenbodenplastik

Abb. 134 d Schnittführung im Bereich der Nase und Lippe

Abb. 134 e Abschließende Nasenbodenplastik. Die Fortsetzung der Plastik geht aus der Abbildung 86 hervor

Es folgt nun die in Abbildung 130 i deutlich dargestellte Muskeldrahtverschnürung. Bei der Drahtumschlingung kommt es darauf an, die gesamte Muskulatur zu erfassen. Mit Hilfe zweier Gaumennadeln (Abb. 127) wird ein Stahldraht der Stärke 3 bis 5 erst zwischen die nasale Schleimhaut und die Muskulatur geführt, um dann durch Führung unter die palatinale Schleimhaut die Muskulatur vollständig zu umschlingen. Die stattdessen von *Schwekendieck* angegebene Gummi-Schaumgummi-Muskelumschnürung bewährt sich ebenfalls. Die direkten palatinalen Nähte beenden die Konstruktion des weichen und harten Gaumengewölbes. Hierbei empfiehlt es sich, die vernähten Palatinallappen an der Gingiva des Alveolarfortsatzes zu fixieren, um eine zu starke Rücklagerung der Lappen zu vermeiden. Kommt es nämlich zu einer zu starken Rücklagerung bzw. narbigen Kontraktur der Palaniallappen, kann es zu Restlöchern im vorderen Spaltbereich führen. Es muß also darauf geachtet werden, daß die Lappen die nasale Naht bis zum Alveolarfortsatz decken.

Den Abschluß der Gaumenplastik bildet das Einlegen eines um die Zähne geschlungenen Drahtes, der zur Retention der Tamponade und des Zelluloid-Azeton-Verbandes dient.

Diese von *Rosenthal* inaugurierte Verbandstechnik ist unseres Erachtens die bequemste und einfachste Methode, einen postoperativen individuellen Verband anzulegen. Durch das Verdunsten des Azetons wird in kurzer Zeit das Zelluloid fest, so daß die im harten Gaumen befindliche Deckplatte sich allen anatomischen Gegebenheiten genauestens anpassen kann. Die von *Ernst* und später von *Axhausen* entwickelten prothetischen Verbände sowie die von *Wassmund* empfohlenen Gaumendeckplatten kommen hinsichtlich Individualität und Bequemlichkeit bei weitem nicht an den von *Rosenthal* beschriebenen Azeton-Zelluloid-Verband heran (Abb. 138 i j).

Wir kennnen noch eine Anzahl einzeitiger Modifikationen zum Verschluß einseitiger Totalspalten. Hier wollen wir nur noch das *Widmayer*sche Verfahren erwähnen, das sich besonders zur Versorgung breiter Spalten eignet. Viele Chirurgen — so auch *Gelbke* — bevorzugen zum einseitigen Verschluß der Gaumenspalte die kombinierte Palatinaldeckung mittels Stiel- und Brückenlappen.

Zweizeitige Verfahren zur Deckung der einseitigeu Lippen-Kiefer-Gaumenspalte

Da ein großer Teil der Spaltchirurgen heute wieder nach der klassischen Operation von *Veau* vorgeht und insbesondere *Schuchardt* diese Methode modifiziert und verbessert hat, wird nun das Verfahren von *Victor Veau* dargestellt.

Wie wir jedoch bereits im allgemeinen Teil dieses Buches ausgeführt haben, lehnen wir aus sprachfunktionellen Gründen und im Hinblick auf die Gefahr der Oberkieferdeformierung dieses Verfahren ab.

Veausche Gaumenplastik bei einseitig totalen Lippen-Kiefer-Gaumenspalten

Um uns nicht zu wiederholen, beziehen wir uns hier auf unsere Ausführungen über die *Veau*sche Lippenplastik, die ja den Verschluß des harten Gaumens beinhalten und geben dementsprechend die Abbildungsserie 134 wieder.

Veau beginnt seine Operation mit der Bildung eines umfangreichen Vomerlappens, den er gleichzeitig zur Bildung des Nasenbodens heranzieht. Nach Mobilisierung eines entsprechenden Palatinallappens wird nun die nasale Naht im Bereich des harten Gaumens durchgeführt. Das sorgfältige Abpräparieren der nasalen Schleimhaut haben wir bei der *Rosenthal*schen Plastik beschrieben. Nachdem der Nasenboden bis in die Lippen-Kieferspalte hinein konstruiert wurde, wird nun der eine Palatinallappen zur Deckung der Naht herangezogen. Den Abschluß dieses ersten Operationsaktes bildet dann die bereits beschriebene Lippenplastik (Abb. 86).

Im Gegensatz zu *Veau* verschließt *Schuchardt* den harten Gaumen nach *Campbell-Pichler* bzw. modifiziert nach *Veau.* Er nimmt jedoch zur Deckung der nasalen Naht beide Palatinallappen und sichert so den Verschluß des harten Gaumens (Abb. 135).

Dieser erste Operationsakt — also der Verschluß der Lippen-Kiefer-Spalte und des harten Gaumens — findet je nach Spaltchirurgenschule im 3. bis 7. Lebensmonat statt. Der zweite Operationsakt wird nach individueller Begutachtung im 3. bis 4. Lebensjahr durchgeführt. Dabei wird nur noch die Restspalte im Bereich des weichen Gaumens verschlossen. Da die Verfahren zum Verschluß des Velums noch besonders abgehandelt werden, sei hier auf die eingehendere Darstellung verzichtet.

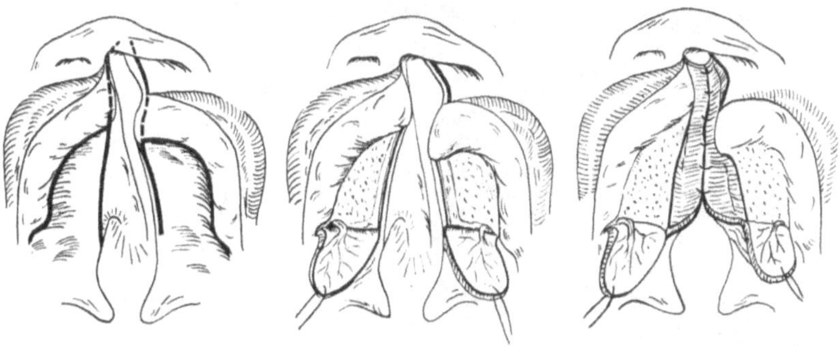

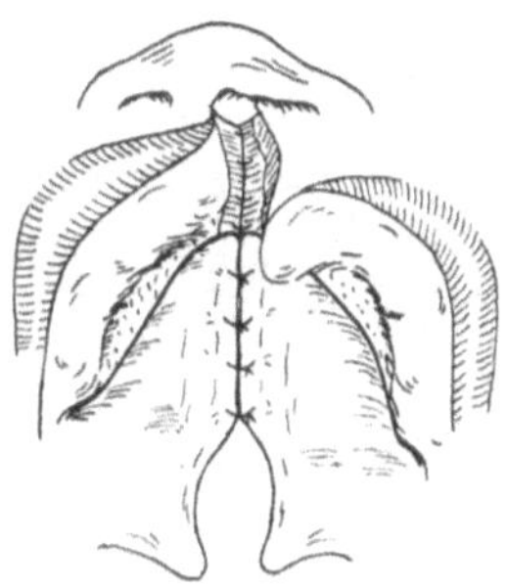

Abb. 135
Im Gegensatz zu Veau verschließt Schuchardt den harten Gaumen nach Campbell-Pichler bzw. modifiziert nach Veau, so daß zur Dekkung der nasalen Naht zwei Palatinal-Stiellappen zur Verfügung stehen. Die Lippenspalte wird dann meistens nach Tennison bzw. Le-Mesurier verschlossen.

Schweckendieksche Gaumenplastik bei einseitiger Lippen-Kiefer-Gaumenspalte

Im Gegensatz zu der eben beschriebenen Methode von *Victor Veau* geht *Schweckendiek* den umgekehrten Weg. Da wir weitgehend diese Methodik übernommen haben, sei die von uns geübte Technik etwas eingehender dargestellt. Insgesamt gesehen, weichen wir nur wenig von dem Verfahren von *Schweckendiek* ab. So operiert *Schweckendiek* vor der Lippenplastik noch den weichen Gaumen, verschließt ihn im ersten Akt, läßt dann als zweiten Operationsakt bis zum 8. Lebensmonat die Lippenplastik folgen und deckt den harten Gaumen erst zwischen dem 5. und 12. Lebensjahr. Die Forderung *Axhausens*, jedes Spaltkind muß bis zum 4. vollendeten Lebensjahr chirurgisch versorgt sein, hat uns aber bestimmt, die Reihenfolge der Eingriffe abzuändern. So operieren wir — wie schon beschrieben — zuerst die Lippenspalte, lassen im Alter von etwa 18 Monaten die Veloplastik folgen und verschließen individuell den harten Gaumen im Alter von 2½ bis 4 Jahren. Durch diese Reihenfolge glauben wir, ein optimales Ergebnis erzielen zu können.

In ähnlicher Weise — wie wir bei der *Rosenthal*schen Gaumenplastik bereits beschrieben haben — beginnen wir mit der Aufspaltung des Velums. Der einzige Unterschied findet sich in der Schnittführung im Bereich des Überganges vom harten zum weichen Gaumen. Wir bilden hier einen Vomerlappen, der — wie aus der folgenden Abbildungsserie zu ersehen ist (Abb. 136) — eine doppelte Deckung in diesem Bereich ergeben soll. Durch eine Quernaht, die nasales und palatinales Blatt vereinigt und die mit feinen Reverdinnadeln durchgeführt wird, ist es uns möglich, die Plastik auch gegen den harten Gaumen abzudecken und einer Wundinfektion vorzubeugen. Der weitere Operationsverlauf gestaltet sich genau wie bei der *Rosenthal*schen Operation: das Velum wird also jeweils

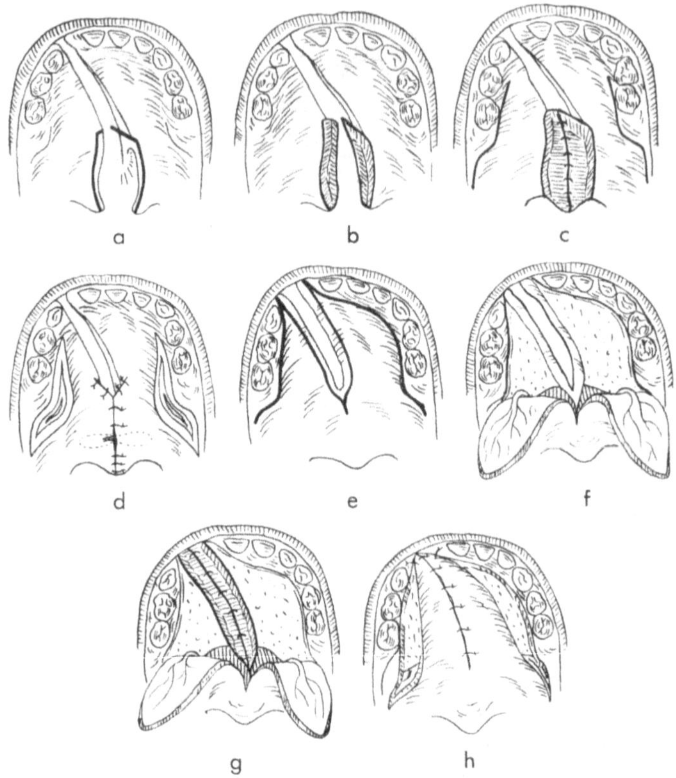

Abb. 136 Zweizeitiges Verfahren zum Verschluß des Gaumens nach Schweckendiek

1. Operationsakt

Abb. 136 a Schnittführung im Bereich des weichen Gaumens

Abb. 136 b Mobilisierung des weichen Gaumens

Abb. 136 c Palatinale Naht sowie Schnittführung der manchmal notwendig werdenden Entlastung

Abb. 136 d Nach Muskeldrahtverschnürung erfolgt palatinale Naht und damit Abschluß des 1. Teils der Plastik

2. Operationsakt

Abb. 136 e Schnittführung im Bereich des harten Gaumens

Abb. 136 f Mobilisierung der beiden Stiellappen

Abb. 136 g Nasale Naht

Abb. 136 h Palatinale Naht, wobei abschließend ein Azeton-Zelluloid-Verband angelegt wird

in zwei Blätter aufgespalten, die gegeneinander gut verschieblich sein sollen. Je nach Breite der Velumspalte wird eine kleine Entlastung im Bereich der Oberkiefertuber durchgeführt, und nach Bildung der nasalen Muskelschleimhaut, der Konstruktion der Uvula, ein Muskeldraht zur Sicherung der Naht angelegt. Den Abschluß der Plastik bildet die palatinale Schleimhautmuskelnaht und die Verschnürung des Muskeldrahtes.

Eine spezielle Nachbehandlung — es sei denn die Aureomyzin-Tamponade der Entlastungsschnitte — ist nicht erforderlich. Zwischen dem 8. und 10. Tage p. Op. werden die Fäden entfernt, am 12. Tag wird die Muskeldrahtverschnürung gezogen.

Als zweiter Operationsakt folgt dann mindestens ein Jahr später der Verschluß des harten Gaumens. Diese Jahresfrist ist unbedingt einzuhalten, da es sich zeigte, daß durch die Konstruktion der Velummuskulatur eine funktionelle Anpassung im Bereich des harten Gaumens erfolgte. Die noch verbliebene Restspalte wird nämlich in auffälliger Weise schmaler, in manchen Fällen kommt es infolge der erheblichen Knochenapposition sogar zu einer Annäherung der gespaltenen Gaumenfortsätze. Die funktionellen Reize der konstruierten und infolge der zunehmenden Phonation bewegten Velummuskulatur bewirken zweifellos die Knochenapposition und das Schmalerwerden der Spalte. Wir wissen von *MacNeil*, daß allein kieferorthopädische Wachstumsreize in der Lage sind, eine Annäherung der Gaumenfortsätze zu bewirken. Es bleibt jedoch immer nur eine Annäherung, da beide Spaltfortsätze epithelisiert sind, so daß keine Verschmelzung eintreten kann. Der zweite Operationsakt wird also in jedem Falle erforderlich; diese funktionelle Anpassung erleichtert jedoch den Verschluß der Restspalte wesentlich.

Je nach der verbliebenen Breite der Spalte wird nun wie bei der Stiellappenplastik *Rosenthals* vorgegangen, also die nasale Schicht zur Deckung des Nasenbodens durch sorgfältige Präparation mobilisiert und zwei Palatinallappen gebildet. Entscheidend ist hier wieder die Form der Restspalte. Handelt es sich um eine doppelseitige Spalte, wird man bemüht sein, beide Nasengänge isoliert zu konstruieren — also die Vomerschleimhaut median zu durchtrennen und zwei Vomerlappen zu bilden (Abb. 137). In manchen Fällen ist das Pflugscharbein bzw. das Septum so atrophiert, daß dieses Vorhaben nicht gelingt. Es folgt sodann eine exakte nasale Naht, die in jedem Falle Anschluß an den Alveolarfortsatz bzw. an die Nasenbodenplastik der voroperierten Lippe und das bereits verschlossene Velum finden muß. Bei medianen bzw. doppelseitigen Gaumenspalten werden nach der Präparation meistens zwei nasale Nahtführungen erforderlich, von deren Sorgfältigkeit die Konstruktion der Nasengänge abhängt. Abschließend werden die Gaumenstiellappen noch einmal soweit mobilisiert, daß eine spannungsfreie Vereinigung zur Deckung der nasalen Naht bzw. Nähte möglich ist. Auch hier ist wieder darauf zu achten, daß die Palatinallappen Anschluß an die Alveolarfortsätze finden. Eine lockere Fixation dortselbst wirkt der alsbald einsetzenden Kontraktur der Lappen entgegen. Zum Schutz der Plastik einerseits, zur Kompression der vereinigten Stiellappen auf die nasale Naht bzw. Nähte andererseits wird nun der Azeton-Zelluloid-Verband nach *Rosenthal* angelegt, der am 8. bis 10. Tage p. op. entfernt werden kann. Zwei Tage später können dann die palatinalen Fäden gezogen werden, so daß die Kinder etwa 14 Tage p. op. entlassen werden können.

Neuzeitliche Brückenlappenplastik nach Axhausen

Eine der bekanntesten Gaumenplastiken ist zweifellos die sogenannte „Neuzeitliche Brückenlappenplastik" nach *Axhausen*, also die *Langenbeck-Ernst-Axhausen*sche Gaumenplastik. Da wir sie im einzelnen jedoch bei den medianen Gaumenspalten abhandeln wollen, sei hier nur ganz kurz auf ihre Bedeutung zum Verschluß der einseitigen Totalspalten hingewiesen. In diesem Zusammenhang betrachtet ist auch die neuzeitliche Brückenplastik ein zweizeitiges Verfahren zum Verschluß einseitiger Lippen-Kiefer-Gaumenspalten, da infolge der Operationstechnik immer ein planmäßiger, vorderer Restspalt von etwa 1 bis 1½ cm übrig bleibt. Der Restspalt im Bereich des Alveolarfortsatzes und im vordersten Anteil des harten Gaumens muß also in einer zweiten Sitzung gedeckt werden (Restlochverschluß S. 210). Zum Verschluß von Totalspalten können wir also dieses Verfahren nicht empfehlen. Es bietet zweifellos viele Vorteile, doch kommen diese jedoch nur bei isolierten Spalten des Gaumens voll zur Entfaltung.

Abschließend sei zum Verschluß der einseitigen Totalspalten gesagt, daß unseres Erachtens nur zwei Verfahren in Betracht kommen. Wenn das Kind von vornherein in unserer Behandlung ist, sollte aus sprachfunktionellen Gründen das zweizeitige Verfahren, das *Schweckendiek* angegeben hat, und von vielen Spaltchirurgen übernommen wurde, angewendet werden. Wird uns jedoch ein Kind erst im Alter von 2½ bis 4 Jahren vorgestellt, kommt nur eine einzeitige Gaumenplastik in Frage. Ob dann im einzelnen das *Campbell-Pichler*sche Verfahren oder die *Rosenthal-Veau*sche Operation zur Anwendung kommen, ob den *Trauner*schen oder *Widmayer*schen oder anderen bekannten Modifikationen der Vorzug zu geben ist, spielt letztlich keine Rolle. Wir haben gerade im Hinblick auf die Gaumenplastik schon des öfteren festgestellt, daß viele Wege nach Rom führen, daß jedoch das Ergebnis einer Gaumenplastik immer von der Funktion abhängt. So kann es für alle Chirurgen nur ein Ziel geben, den gespaltenen Gaumen so zu konstruieren, daß keine Oberkieferwachstumshemmungen auftreten und ein normales Sprachvermögen gewährleistet ist.

b) Gaumenplastiken bei doppelseitig totalen Lippen-Kiefer-Gaumenspalten

Auf Seite 52 wiesen wir bereits auf den Schwierigkeitsgrad dieser Mißbildungen hin. Auch der Verschluß des Gaumens dieser Spaltarten ist oftmals schwer, und bedarf sorgfältigster Präparation. Die Gefahrenmomente liegen — wie auch bei der einseitigen Spalte schon — entweder im Bereich des Überganges der Alveolarfortsätze zum Zwischenkiefer oder aber an der Grenze zwischen harten und weichen Gaumen. Gerade bei dieser Spaltart wirkt sich entscheidend der Erfolg der Lippenplastik aus, also die bei der Cheiloplastik erfolgreich vorgenommene Nasenbodenplastik im vorderen Nasenbodenanteil. Bei dem von *Veau* empfohlenen Verfahren — während der Lippenplastik bereits den gesamten harten Gaumen zu konstruieren — kommt es infolge der einfachen Deckung häufig zu Restspalten, bzw. Restlöchern im vorderen Gaumenanteil, deren Verschluß außerordentlich schwierig ist. Da sich uns die *Rosenthal*sche Nasenbodenplastik bzw. die in ähnlicher Weise durchgeführte primäre Osteoplastik bewährt hat, soll nun im einzelnen der daran anknüpfende Verschluß doppelseitiger Gaumenspalten dargestellt werden.

Einzeitige Verfahren

Veau-Rosenthalsche Gaumenplastik bei doppelseitig totalen Lippen-Kiefer-Gaumenspalten

Die Gaumenplastik bei doppelseitigen Totalspalten weicht gar nicht in so umfangreichem Maße von der Plastik einseitiger Spalten ab. Der Beginn der Operation gestaltet sich hier genau in derselben Art wie auf Seite 178 beschrieben. Mit auswechselbaren Messern werden die Velumspaltränder sorgfältig geschlitzt und die Uvula beiderseits aufgespalten. Auch die Stiellappenbildung erfolgt in gleicher Weise: Mit Knochenmessern werden je nach Spaltbreite die Velumschnitte verlängert und bis zum Alveolarfortsatz fortgeführt. Schon bei der Schnittführung muß man sich immer über die Breite des zu bildenden beidseitigen nasalen Schleimhautblattes im klaren sein. Um die Ablösung der Stiellappen zu vervollständigen, wird nun vom tuber maxillae an den Zähnen entlang mit einem Knochen-

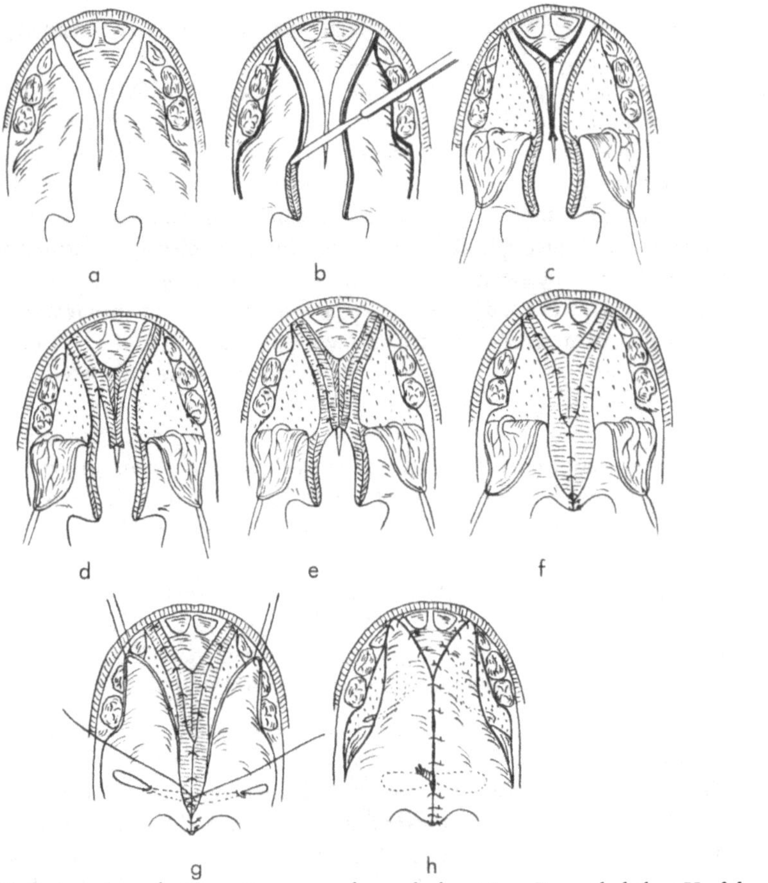

Abb. 137 Verschluß einer doppelseitigen Gaumenspalte nach dem Veau-Rosenthalschen Verfahren

Abb. 137 a Schematische Darstellung der Spalte

Abb. 137 b Schnittführung, wobei auch wiederum im Velumbereich begonnen wird

Abb. 137 c Schnittführung im Bereich des Vomers. Darstellung beider Palatinallappen

Abb. 137 d Beginn der nasalen Naht

Abb. 137 e Ende der nasalen Nähte im Bereich des harten Gaumens

Abb. 137 f Nasale Naht im Velum-Bereich und Konstruktion der Uvula

Abb. 137 g Anlegen der Muskeldrahtverschnürung bzw. der Muskel-catgutnaht nach Axhausen

Abb. 137 h Palatinale Naht, die Anschluß an den Prämaxilla-Anteil finden soll. Abschließend wird hier auch ein Azeton-Zelluloid-Verband angelegt .

messer die restliche Gaumenbedeckung mitsamt dem Periost abgelöst. Nachdem im vorderen Teil — also an den beiden Alveolarfortsätzen eine Vereinigung des Schnittes stattgefunden hat, kann die Ablösung der Stiellappen beginnen. Sie werden mit einem Haltefaden angeschlungen und — wie schon beschrieben — stumpf von den beiden Gaumenfortsätzen abpräpariert. Auch hierbei ist wieder äußerste Vorsicht in der Nähe der Palatinalgefäße anzuwenden, denn eine Verletzung der Palatinalarterien stellt den Erfolg der gesamten Plastik in Frage. Es folgt nun der schwierigste Teil der Plastik, das sorgfältige Ablösen der Nasenschleimhaut im Bereich der Spaltränder des harten Gaumens. Die nähere Technik und das dazugehörige Instrumentarium haben wir auf Seite 180 beschrieben, doch sei noch einmal eindringlich darauf hingewiesen, daß wir es im Gegensatz zur einseitigen Spalte bei diesen doppelseitigen Mißbildungen mit zwei schwierigen Mobilisationsakten zu tun haben. Die schon beschriebene dreieckige Resektion eines Teils des Gaumenfortsatzes nach *Limberg* kann auch hier sehr vorteilhaft sein. Sind die nasalen Schleimhautblätter sorgfältig und locker abpräpariert, folgt die Vomerschnittführung. Aus der Abbildungsserie 137 ist die Schnittführung zu erkennen, die zwei genügend breite Vomerlappen ergeben soll. Man geht hierbei am besten so vor, daß man die Vomerschleimhaut genau in der Mitte durchtrennt, und sie sowohl am ventralen wie dorsalen Ende divergierend auseinander laufen läßt. Im allgemeinen genügen zur Präparation zwei Instrumente, das auswechselbare Skalpell und das sog. „Paddel". Die Schleimhaut läßt sich dann sehr leicht von dem Pflugscharbein abschieben. Lediglich im ventralen Anteil — also am Übergang zum Zwischenkiefer — kommt es infolge des Übergehens von Knorpel zu Kochengewebe zu Schwierigkeiten. Durch ruhiges Vorarbeiten unter Zuhilfenahme einer spitzen Schere kann man jedoch auch diese Hürde nehmen, so daß nach Abschluß der Präparation insgesamt vier Schleimhautlefzen vorliegen, die im Bereich des harten Gaumens durch zwei sorgfältige nasale Nahtführungen verschlossen werden. Auch hier wird wieder „umgekehrt" genäht, so daß die Knoten nasal liegen. Sind auf diese Weise beide Nasengänge konstruiert worden, schließt sich die nasale Velumnaht an. Der Rest der Plastik ergibt sich aus dem bereits auf Seite 183 gesagten, die Uvula wird sorgfältig konstruiert, und nach Einfügen einer Muskeldrahtverschnürung die palatinale Deckung vorgenommen.

Wichtig ist, daß die Palatinallappen am ventralen Ende nicht zusammengefügt werden, sondern entsprechend der Spalte die nasale Naht beiderseits vom Zwischenkiefer decken. Am Übergang vom Gaumen zum Zwischenkiefer muß also eine sogenannte Vierstichnaht durchgeführt werden, die das Zustandekommen eines Restloches in diesem Bereich ausschließen soll. Der Zelluloid-Azeton-Verband und die evtl. notwendig werdende beiderseitige Aureomyzin-Tamponade der Entlastungsschnitte beendet den Eingriff.

Trauner operiert in ähnlicher Weise, während *Schuchardt* durch das *Campbell-Pichler*sche Verfahren mit doppelter Vomernaht bereits in der Lippenplastik den harten Gaumen verschließt. *Gelbke* benutzt das ursprünglich von *Rosenthal* inaugurierte Verfahren, das zur palatinalen Deckung je einen Stiel- und Brückenlappen vorsieht. Die „neuzeitliche Brückenlappenplastik" nach *Axhausen* kann auch hier nicht als einzeitiges Verfahren betrachtet werden, da infolge der Operationstechnik immer Restspalten im Bereich der Alveolarfortsätze und des Zwischenkiefers zurückbleiben.

Zweizeitige Verfahren

Auch hier kennen wir wieder verschiedene Methoden — sie lassen sich jedoch auf drei Grundoperationstypen zurückführen.

1. Operation nach *Veau,* Schuchardt u. a.
2. Neuzeitliche Brückenlappenplastik nach *Axhausen*
3. Verfahren von *Schweckendiek.*

Während bei der Lippenplastik nach *Veau* und dem Operationsverfahren von *Schuchardt* hier sehr zeitig der harte Gaumen verschlossen wird, ist es bei der Gaumenplastik nur noch erforderlich, das Velum zu verschließen (Näheres vgl. S. 196).

Die Anwendung der neuzeitlichen Brückenlappenplastik nach *Axhausen* ist auch auf den Verschluß doppelseitiger Gaumenspalten übernommen worden. Dabei kommt es aber notwendigerweise immer zu planmäßigen Restspalten im Bereich des vorderen Gaumenanteils, so daß diese dann sekundär gedeckt werden müssen.

Das Verfahren von *Schweckendiek* ist bereits geschildert worden — hier wird primär aus sprachfunktionellen Gründen das Velum verschlossen und in einer späteren Sitzung der harte Gaumen versorgt. Wir können uns also auf unsere schon gemachten Ausführungen beziehen. Entscheidend für den erfolgreichen Verschluß der doppelseitigen Spalte ist immer die Konstruktion beider Nasengänge, also die doppelte Vomernaht. Manchmal jedoch ist der Vomer so atrophiert, daß nur eine nasale Naht im Bereich des harten Gaumens möglich ist. Genaue Inspektion ist also Voraussetzung jedes Operationserfolges. Da wir auch bei den doppelseitigen Spaltarten das zweizeitige Verfahren nach *Schweckendiek* bevorzugen, sei es hier nochmals kurz dargestellt.

Schweckendieksche Gaumenplastik bei doppelseitigen Lippen-Kiefer-Gaumenspalten

Der Verschluß des Velums vollzieht sich in der beschriebenen Weise (S. 136), jedoch mit einem Unterschied. Bei der einseitigen Spalte haben wir einen Vomerlappen gebildet, hier müssen wir den Vomer y-förmig aufspalten und die beiden Vomerlappen mit den korrespondierenden nasalen Lefzen vernähen. Als Deckung nehmen wir dann später die mobilisierten Velumhälften, die in diesem Fall auf dem os palatinum etwas weiter ventralwärts mobilisiert werden müssen. Die beiderseitige Abschlußnaht kann häufig nicht mit Nadel- und Nadelhalter durchgeführt werden, es empfiehlt sich vielmehr, eine kleine Reverdin-Nadel zu nehmen.

Auch hier erfolgt der zweite Operationsakt frühestens nach einem Jahr. Das Prinzip der Deckung des harten Gaumens richtet sich ganz nach der von uns beschriebenen *Rosenthal*schen Stiellappenplastik. Es ist hier nur darauf zu achten, daß auch der weiche Gaumen erneut geringgradig mobilisiert und aufgespalten wird, damit der Restspalt ohne besondere Schwierigkeiten gedeckt werden kann. Vorsicht bei der Darstellung der Palatinalgefäße! Durch die manchmal notwendige Entlastung während der ersten Sitzung kommt es zu narbigen Verwachsungen, die das Mobilisieren der Palatinalgefäße erschweren. Nach der schon beschriebenen doppelten Vomernaht zur Konstruktion der beiden Nasengänge erfolgt abschließend die Deckung des harten Gaumens mit den beiden Palatinal-Stiellappen.

c) Gaumenplastiken bei medianer Gaumenspalte

Auf Seite 55 haben wir uns mit der Anatomie der medianen Gaumenspalten beschäftigt und dabei festgestellt, daß das Charakteristische dieser Spaltbildungen in dem isolierten Auftreten des Defektes im Gaumenbereich bei intakten Alveolarfortsätzen liegt. Bei diesen Spalten ist also immer der Kiefer mit den Zahnfortsätzen vollständig, d. h. der vordere Anteil des Nasenbodens ist immer intakt. In der Mehrzahl der Fälle handelt es sich dabei um doppelseitige Gaumenspalten — daher der Name mediane Gaumenspalte — während nur in geringer Anzahl isoliert-einseitige Spalten des harten Gaumenbereichs auftreten, die meistens mit subtotalen Lippenspalten kombiniert sind. Da die Therapie aber in jedem Fall die gleiche ist, handeln wir mediane und isoliert-einseitige Gaumenspalten in diesem Kapitel ab.

Auch hier wieder kennen wir einzeitige und zweizeitige Methoden zum Verschluß des Gaumens, wobei die Indikation der jeweiligen Eingriffe durch den Umfang der Spalte und durch das Alter des Kindes bestimmt wird. Während wir bei umfangreicheren Defekten im harten Gaumen das zweizeitige Verfahren nach *Schweckendiek* bevorzugen, wendet eine Vielzahl von Spaltchirurgen ein Standardverfahren an, das in den meisten Lehrbüchern bereits schon unter den einseitigen Lippen-Kiefer-Gaumenspalten abgehandelt wird. Es handelt sich hierbei um die sog. „Neuzeitliche Brückenlappenplastik" von *Axhausen* bzw. um die Operation der Gaumenspalte nach *Langenbeck-Ernst-Veau.* Auf Grund unserer Erfahrungen wollen wir ganz bewußt dieses zweifellos bewährte Operationsverfahren in diesem Kapitel abhandeln, da es u. E. bestimmte Indikationen für die jeweiligen Operationsverfahren gibt. So wird eine Totalspalte unter Einbeziehung des Alveolarfortsatzes immer besser mit einer Stiellappenplastik bzw. einer Stiel-Brückenlappenkombination versorgt, während die isolierten Gaumenspalten unter Anwendung der neuzeitlichen Brückenlappenplastik versorgt werden sollten.

Einzeitige Verfahren

Brückenlappenplastik nach Langenbeck-Ernst-Veau (neuzeitliche Brückenlappenplastik nach Axhausen) (Abb. 138)

Auch bei dieser Operationsmethode beginnt die Schnittführung wiederum im Bereich des weichen Gaumens, der sorgfältig aufgespalten wird. Bei der Originalmethode werden Gaumenschleimhaut, Velummuskulatur und die nasale Schleimhaut isoliert aufgespalten, während wir entsprechend den *Rosenthal*schen Vorschlägen das Velum auch hier wiederum nur zweisichtig präparieren. Es folgt dann unter Skalpellwechsel die Mobilisierung der Schleimhaut im Bereich des harten Gaumens. Aus der Abbildungsserie 138 ist deutlich die Schnittführung zu ersehen, die weitgehend unserem Vorgehen bei doppelseitigen Spalten gleicht. Bei breiten Spalten, bei denen der Vomer gut ausgebildet ist, wird man auch wiederum eine doppelte Vomernaht durchführen, um die beiden Nasengänge zu konstruieren. Es kommt jedoch häufiger vor, daß eine gewisse Atrophie des Pflugscharbeines vorliegt, so daß auf die doppelseitige Konstruktion, also auf die doppelte Nasenbodennaht, verzichtet werden muß. In solchen Fällen bedient man sich einer einfachen nasalen Naht, die dann in den Velumbereich übergreift. *Veau* sowie auch *Axhausen* nähen, wie schon eingangs betont, isoliert das nasale Velumblatt und dann mit einer speziellen Muskelnaht die Velummuskulatur. Aus den bereits bekannten Gründen verzichten wir auf die dreifache Naht und begnügen uns mit einer nasalen und — nach Konstruktion der Uvula — mit einer palatinalen Naht. Während *Axhausen* eine in Abb. 139 gezeigte dargestellte versenkte Catgut-Naht benutzt, legen wir in das Velum die *Veau*sche Muskeldrahtverschnürung. Bevor wir den Draht legen, also nach Konstruktion der Uvula, bilden wir die beiden Brückenlappen.

Viele Chirurgen beginnen die Plastik schlechthin mit der Bildung der beiden Brückenlappen, doch hat sich uns dieses Verfahren nicht bewährt. Beginnt man nämlich von vornherein mit der Entlastung, hat man bei der späteren Nasenbodenbildung erhebliche Schwierigkeiten. Durch den bereits mobilisierten Lappen, der sich direkt in das Operationsgebiet hineinlegt, wird die nasale Präparation und Naht wesentlich erschwert. Ein weiterer, doch keineswegs zu unterschätzender Punkt läßt uns die Brückenlappen als letzten Operationsakt bilden. Es handelt sich nämlich um die von *Axhausen* prinzipiell

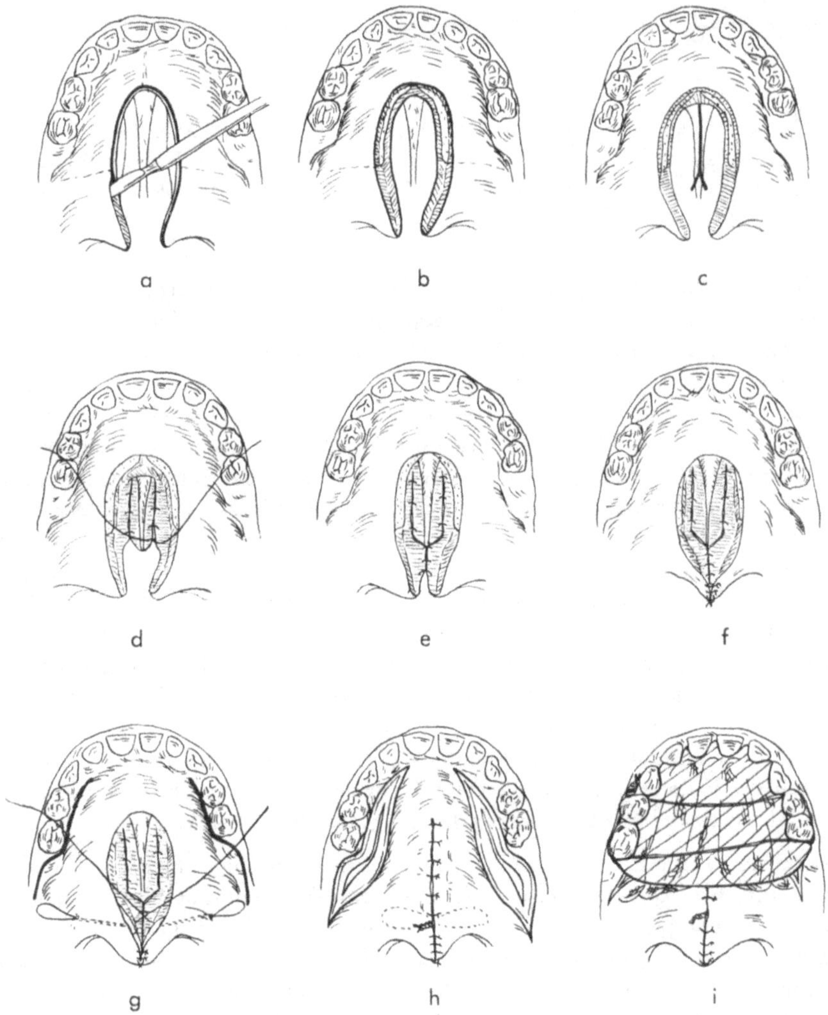

Abb. 138 Brückenlappen-Plastik nach Langenbeck-Ernst-Veau

Abb. 138 a Schnittführung im Bereich der medialen Gaumenspalte

Abb. 138 b Mobilisierung der Weichteile im harten und weichen Gaumenbereich

Abb. 138 c Vomer-Schnittführung

Abb. 138 d, e Nasale Naht

Abb. 138 f Konstruktion der Uvula

Abb. 138 g Schnittführung zur Entlastung und Anlage eines Muskeldrahtverbandes

Abb. 138 h Palatinale Naht sowie Entlastung

Abb. 138 i Darstellung des auch hier verwandten Zelluloid-Azeton-Verbandes nach Rosenthal

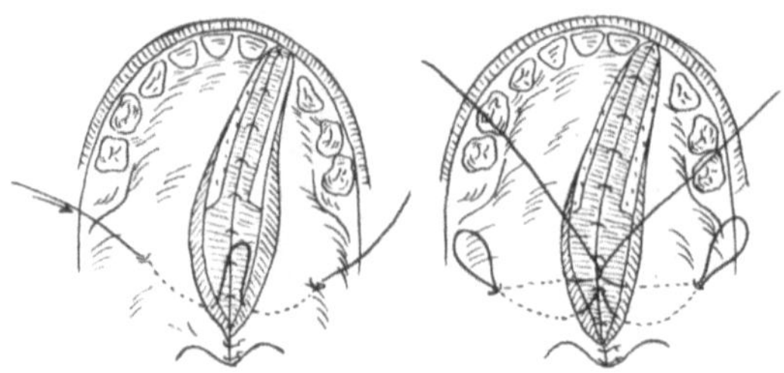

Abb. 139
Muskel-catgut-Naht im Bereich des weichen Gaumens nach Axhausen

durchgeführte Durchtrennung der Arteria palatina. Obwohl die Ligatur dieser Gefäße die Wundheilung der Gaumenplastik keineswegs ungünstig beeinflußt, stehen wir auf dem Standpunkt, daß man diese wichtigen Gefäße nicht prinzipiell zu unterbinden hat. Wir verweisen in diesem Zusammenhang auf die tier-experimentellen Untersuchungen von *Oscar Herfert* und schließen uns seiner Meinung an, daß für das Wachstum der Gaumenfortsätze es zweifellos nicht unwichtig ist, ob die Palatinalgefäße unterbunden werden oder nicht. Aus diesem Grunde unterlassen wir auch bei schmalen Gaumenspalten die Unterbindung der Gefäße. Diese Entscheidung, ob wir aus Gründen der späteren Wundheilung eine Ligatur vornehmen oder nicht, kann jedoch nur am Ende der Plastik gefaßt werden, nämlich in dem Augenblick, in dem es gilt, die palatinalen Blätter zu vereinigen. Wir gehen dabei so vor, daß wir anfangs immer mit Hilfe der *Trélat*schen Raspatorien die arteria palatinae dehnen und nun sehen, ob eine spannungslose Vereinigung der beiden Brückenlappen zustande kommt. Ist das nicht der Fall, und haben wir bei der Entlastung den hamulus pterygoideus durchtrennt, können wir ohne weiteres die arteriae palatinae darstellen und möglichst dicht am foramen palatinae mittels einer Aneurysmanadel unterbinden. Wir konnten dabei feststellen, daß es nur in einem gewissen Teil der Fälle erforderlich ist, die Palatinagefäße zu ligieren. Den Abschluß der Plastik bildet nach der Muskeldrahtverschnürung nun die palatinale Naht.

Die verschiedenen Spaltchirurgenschulen benutzen mannigfaltige prothetische Verbände. Während wir den *Rosenthal*schen Zelluloid-Azeton-Verband mit einer Aureomyzin-Tamponade bevorzugen, wenden viele Chirurgen die von *Ernst* inaugurierte und von *Axhausen* verbesserte Gaumenschutzplatte an. Die Hauptaufgabe dieser Schutzplatten liegt darin, die Gaumenschleimhaut an den Knochen und an die Nasenbodennaht zu drücken. Weiterhin soll die Platte den Druck der Zunge auffangen und nicht zuletzt dient die von *Ernst* empfohlene Platte einer exakten Nachbehandlung. Das Auftragen von Guttapercha zur Formung des Velums soll einen entscheidenden Einfluß auf die Länge des Velums haben. *Wassmund* hat sich mit der Nachbehandlung und der Herstellung solcher zahnärztlicher Schutzplatten ausgiebig beschäftigt. Er hat daher vorgeschlagen, die Gaumenverbandplatte mit einer Kopfkappe zu kombinieren. In letzter Zeit ist vielfach der selbstpolymerisierende Kunststoff zur Herstellung von Gaumenschutzplatten herangezogen worden. In diesem Fall muß jedoch vor der Plastik ein Oberkieferabdruck genommen werden. Dieser wird nun vom zahnärztlich-technischen Laboratorium benutzt, um eine paßgerechte individuelle Schutzplatte anzufertigen, die nach der Gaumenplastik eingesetzt und an den Zähnen fixiert wird. Wie wir schon mehrfach ausgeführt haben, geben wir jedoch demgegenüber der *Rosenthal*schen Azeton-Zelluloid-Platte den Vorzug, da wir hier weitere Arbeitsgänge sparen und diese Gaumenschutzplatte sich den genauen individuellen Gegebenheiten nach der Uranoplastik anpaßt (Abb. 138 i).

Da die einseitigen isolierten Gaumenspalten in ähnlicher Weise operiert werden — hier wird nur ein Nasengang konstruiert und dazu ein Vomerlappen benutzt —, verzichten wir auf eine weitere Darstellung.

Operation der medianen Gaumenspalte nach Veau

Aus der Abbildungsserie 140 ist die *Veau*sche Schnittführung zur Versorgung medianer Gaumenspalten zu erkennen. Man sieht, daß *Victor Veau* immer wieder Stiellappen bevorzugt, weil damit immer eine gewisse Rücklagerung des weichen Gaumens und damit die Voraussetzung für ein normales Sprechvermögen gegeben ist. Die Plastik selbst wird wie üblich am weichen Gaumen begonnen — *Veau* zieht auch hier eine Aufspaltung in nasale, muskulöse und palatinale Schichten des Velums vor —, sodann werden die Stiellappen entsprechend der Gaumenschnittführung abgelöst und eine sorgfältige Nasenbodennaht angeschlossen. Die übliche palatinale Deckung beendet den Eingriff.

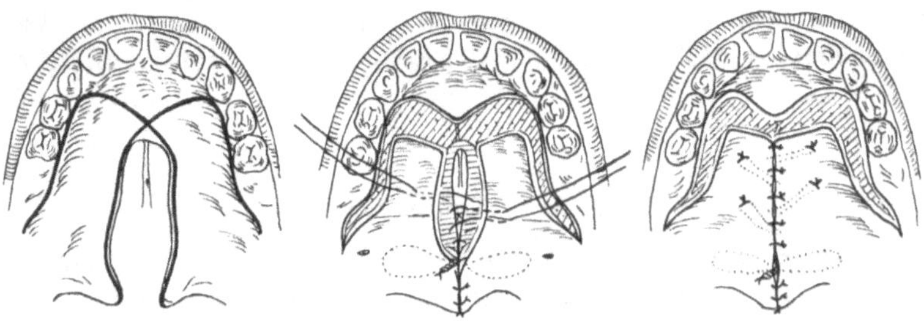

Abb. 140
Operation der medialen Gaumenspalte nach Veau

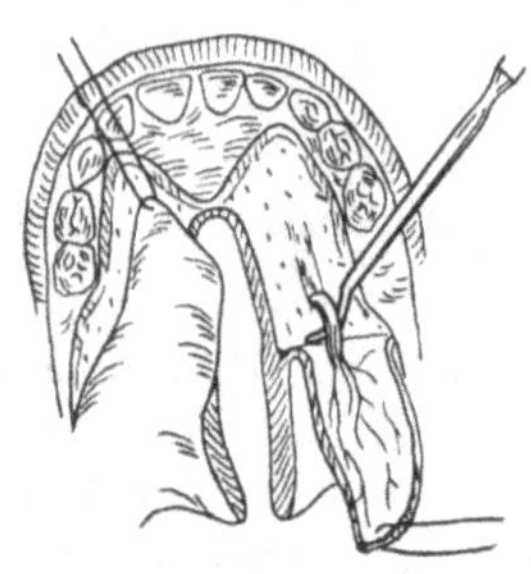

Abb. 141
Operation der medialen Gaumenspalte nach Trauner

Richard Trauner hat diese Operationsmethodik vervollkommnet, indem er die Entlastung weit über den Alveolarfortsatz hinaus führt und die von uns schon empfohlene Arteriendehnung im Bereich der Palatinalgefäße anschließt (Abb. 141). Auch wir haben dieses Operationsverfahren häufig angewendet und können es nur warm empfehlen.

Wardell operiert in ähnlicher Weise (Abb. 142), doch erscheint uns diese Schnittführung nicht sicher genug, da die Schnittführung der Stiellappen nicht am Ende der Spalte beginnt, sondern schon im Bereich des Defektes ansetzt. Infolge des Narbenzuges kann es dann nämlich zu Restspalten gerade am Beginn der Gaumenspalte kommen, die eine Reoperation erforderlich machen.

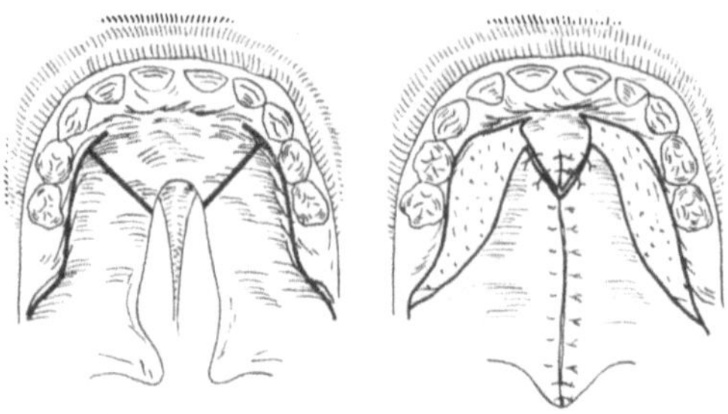

Abb. 142
Operation der medialen Gaumenspalte nach Wardell

Zweizeitige Verfahren

Wie wir schon eingangs betont haben, ist die Indikationsstellung der Plastiken im harten Gaumen weitgehend von der Form der Spalte und vom Alter abhängig. Wir wissen, daß bei Eingriffen am harten Gaumen postoperative Deformierungen auftreten können, so daß uns auch hier — wird uns das Kind mit einer breiten bis Alveolarfortsatz reichenden Spalte im Alter von etwa 1½ bis 2 Jahren vorgestellt — das *Schweckendiek*sche Verfahren als Methode der Wahl erscheint. Eine Beschreibung erübrigt sich an dieser Stelle, da wir bereits bei den ein- und doppelseitigen Totalspalten ausführlich darüber gesprochen haben.

d) Bei Velumspalten

Zur Versorgung der Velumspalten hat sich die von Veau angegebene Staphylorrhaphie allgemein durchgesetzt. Es gibt jedoch Fälle, in denen isoliert der weiche Gaumen gespalten ist und der Defekt eine erhebliche Breite besitzt. Dann bevorzugen wir die sog. Hoch- und Rücklagerung (Push back operation).

Veloplastik nach Veau

Vor Beginn der Schnittführung muß man sich immer über den Umfang der Gaumenspalte genau orientieren. Mit einer Kanüle, besser noch mit einer zahnärztlichen Sonde, wird der knöcherne Gaumenanteil abgetastet und festgestellt, daß tatsächlich nur eine Spalte im Bereich des weichen Gaumens vorliegt.

Mit auswechselbaren Messern wird nun das Velum etwa 3 bis 5 mm vom Ende des Defektes aufgespalten, wobei wir lediglich zwei Wundblätter bilden. *Victor Veau* beginnt den Eingriff mit dem Legen des Muskeldrahtes, von wo er ventral- und dorsalwärts den weichen Gaumen in die drei Schleimhaut-Muskel-Schleimhautblätter aufspaltet. Nachdem beiderseits die Schnitte angelegt worden sind, folgt das jeweilige stumpfe Mobilisieren mit einer Präparierschere. Die einzige Schwierigkeit, die bei dieser Plastik auftritt, liegt darin, am Übergang vom harten zum weichen Gaumen die palatinale und nasale Schleimhaut zu isolieren. Wir benutzen dazu den sog. *Veau*schen Haken, ein Instrument, das *Victor Veau* als „Crochet" von *Trélat* bezeichnete. Diese Manipulation ist u. E. außerordentlich wichtig, da nur so Restlöcher in diesem Bereich vermieden werden können. Kommt es nämlich nicht zu dieser angegebenen Mobilisierung im Bereich des harten Gaumens — reißt beispielsweise beim Abpräparieren die nasale Schleimhaut unterhalb des harten Gaumens (in Wirklichkeit kranialwärts) ein —, so ist eine exakte nasale Naht nicht möglich: Ein Gefahrenpunkt, der nicht übersehen werden darf. Man

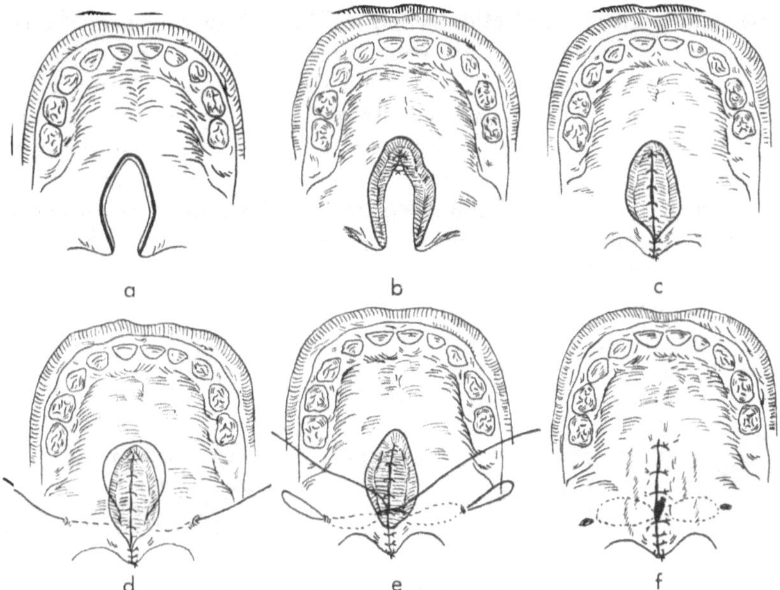

Abb. 143 Staphylorraphie nach Veau

Abb. 143 a Schnittführung im Bereich des Velums

Abb. 143 b Nach Mobilisierung auch im Bereich des harten Gaumens erfolgt Beginn der nasalen Naht.

Abb. 143 c Nach Beendigung der nasalen Naht erfolgt Konstruktion der Uvula

Abb. 143 d, e Anlage einer Muskeldrahtverschnürung

Abb. 143 f Abschluß der Plastik durch palatinale Naht

sollte sich also zur Mobilisierung der nasalen und Gaumenschleimhaut Zeit nehmen und immer bedenken, daß nicht nur im Spaltbereich präpariert werden soll. Das Unterfahren der Schleimhaut des harten Gaumens mit den größeren *Veau*schen Haken und den *Trélat*schen Raspatorien ist also eine Voraussetzung für die erfolgreiche Heilung der Plastik. Ist in dieser Weise vorgegangen, wird die nasale Naht, wie bereits beschrieben, durchgeführt und die Muskeldrahtverschnürung geknüpft. Viele Chirurgen bevorzugen auch bei diesen Staphylorraphien Entlastungsschnitte, die *Veau* jedoch grundsätzlich ablehnte. *Victor Veau* konnte sich das leisten, grundsätzlich sind wir seiner Ansicht, und jede zusätzliche Narbe im Bereich des weichen Gaumens beeinträchtigt die Beweglichkeit des Velums und somit die Sprachfunktion. Ganz allgemein gesehen, möchten wir aber allen jungen Spaltchirurgen den Rat geben, lieber einmal zuviel zu entlasten und zu tamponieren als einmal zu wenig. Es gehört ein außerordentlich feines Empfinden dafür, genau abzuwägen, ob eine Entlastung im Bereich des Velums erforderlich ist oder nicht. Aus diesem Grunde entlasten wir bei breiteren Velumspalten und unterlassen es grundsätzlich, wenn ein lockeres und spannungsfreies Zusammenfügen der Velumblätter möglich ist (Abb. 143).

Hoch- und Rücklagerung (Push back operation)

Diese bei sehr breiten Velumspalten indizierte Operation beruht darauf, die gesamten Gaumenweichteile zu mobilisieren und die Schleimhaut des harten Gaumens möglichst weit dorsal zu verlagern (Abb. 145). Für diesen Eingriff ist es daher erforderlich, die Palatinal-Gefäße zu unterbinden. Um Wundheilungsstörungen von vornherein zu vermeiden, wird daher ein zweizeitiges Verfahren bevorzugt. Sechs Wochen vor dem eigentlichen Eingriff werden die Palatinal-Arterien von einem typischen Entlastungsschnitt (Abb. 144) unterbunden. Dabei geht man in ähnlicher Weise vor, wie wir es bereits bei der Entlastung der Gaumenweichteile beschrieben haben. Im Bereich der tuber max. und dicht an den Molaren entlang wird in stechender Form ein Schnitt gelegt und mit Hilfe der *Trélat*schen Raspatorien eine Mobilisierung der Gaumenschleimhaut bewirkt. Oftmals

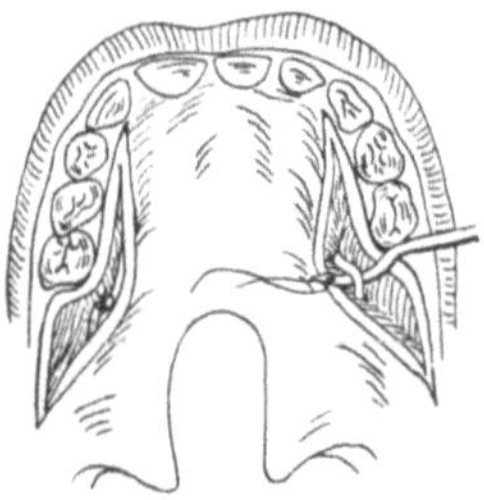

Abb. 144
Schematische Darstellung von Ligaturen der Palatinal-Gefäße

ist es zur Darstellung der Palatinalgefäße erforderlich, auch im Bereich des Velums zu entlasten. Hierzu wird mit einer großen Schere der M. tensor veli palatini durchtrennt und die Velumweichteile mit den *Trélat*schen Raspatorien zart mobilisiert. Hat man in dieser Form präpariert, kann man weiterhin stumpf vorgehen und die Palatinalgefäße darstellen. Durch eine Dehnung dieses Gefäß-Nervenkabels stellt man sich die Situation noch besser dar und unterfährt mit einer Aneurysmanadel die Gefäße. Der erste Catgutfaden wird nun direkt am foramen palatinum geknüpft, während ein zweiter die Versorgung zur Palatinalschleimhaut unterbindet. Mit einem Scherenschlag wird nun das Gefäßkabel durchtrennt und die Schleimhautanteile in ihre ursprüngliche Lage zurückverlagert. Empfehlenswert ist noch eine den Eingriff abschließende Situationsnaht. Durch dieses Vorgehen kommt es zur Ausbildung eines Kollateralkreislaufes, so daß Wundheilungsstörungen nach der eigentlichen Hoch- und Rücklagerung auf ein Minimum reduziert werden.

Die eigentliche Gaumenplastik (6 Wochen später) beginnt mit einer Anfrischung der Spaltränder. Hierbei wird also das Velum nicht aufgespalten, sondern in seiner Gesamtheit im Abstand von 1½ bis 2 mm umschnitten, so daß eine genügend breite Wundfläche vorliegt. Sodann werden mittelstarke bis starke Fäden einschichtig durch das gesamte Velum gesteppt, jedoch noch nicht geknotet. Liegen sämtliche Fäden — jeweils an Klemmen fixiert —, wird die eigentliche Mobilisierung der Gaumenweichteile vorgenommen. Wie aus der Abb. 145 d zu ersehen ist, erfolgt eine Gesamtlösung der Schleimhaut im Bereich des harten Gaumens, vom tuber maxillae an sämtliche Zähnen entlang zum anderen Oberkiefertuber. Hat man diesen großen Palatinalappen abgeschoben — im Bereich der foramina palatina kommt es infolge der Voroperation manchmal zu kleinen Schwierigkeiten, die jedoch durch scharfe Lösung der Verwachsungen ohne weiteres beseitigt werden können —, stellt sich die Gaumen-Aponeurose mit ihren einstrahlenden Muskeln dar. Diese wird nun in ihrer Gesamtheit genau am Übergang vom weichen zum harten Gaumen abgetrennt, so daß nun die gesamten Gaumenweichteile nach hinten

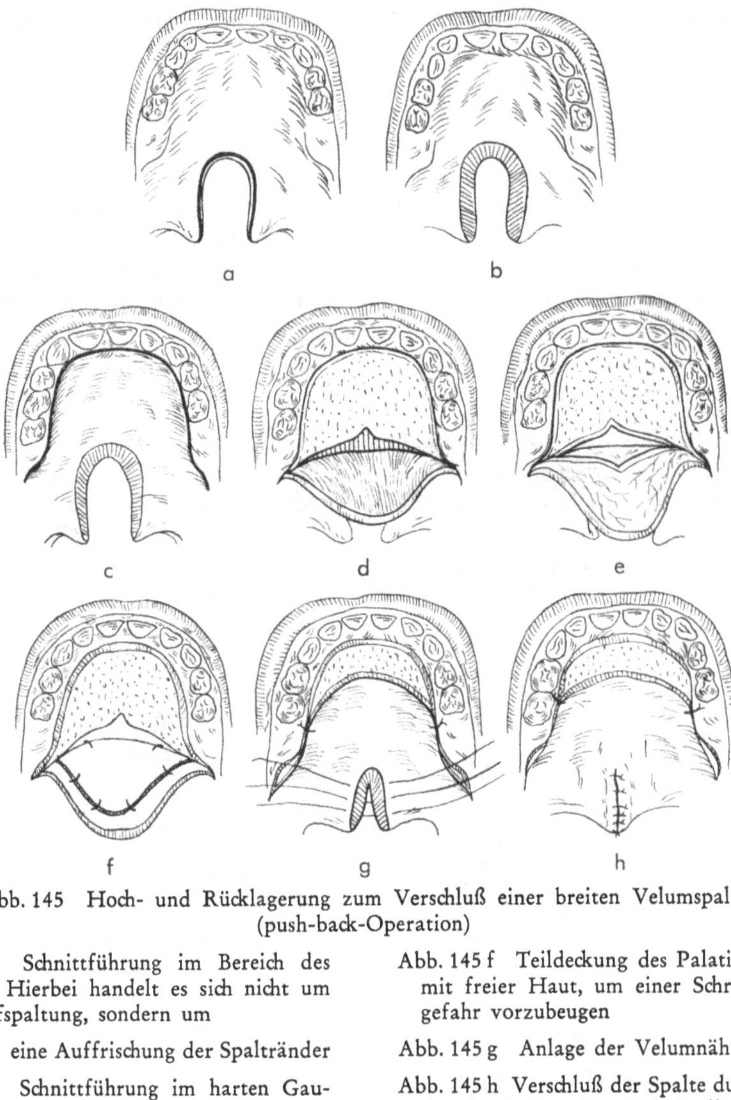

Abb. 145 Hoch- und Rücklagerung zum Verschluß einer breiten Velumspalte (push-back-Operation)

Abb. 145 a Schnittführung im Bereich des Velums. Hierbei handelt es sich nicht um eine Aufspaltung, sondern um

Abb. 145 b eine Auffrischung der Spaltränder

Abb. 145 c Schnittführung im harten Gaumen

Abb. 145 d Ablösung des Palatinallappens

Abb. 145 e Durchtrennung der im harten Gaumen ansetzenden Aponeurose

Abb. 145 f Teildeckung des Palatinallappens mit freier Haut, um einer Schrumpfungsgefahr vorzubeugen

Abb. 145 g Anlage der Velumnähte

Abb. 145 h Verschluß der Spalte durch Knüpfen der Nähte. Der Palatinallappen wird mit zwei Fäden und abschließend mit einem Azeton-Zelluloid-Verband fixiert

rutschen können, wodurch eine erhebliche Entspannung im Bereich der Spaltbildung eintritt. Die große Wundfläche, die durch die Ablösung der Gaumenschleimhaut im harten Gaumenbereich entstanden ist, neigt zweifellos zu erheblichen Schrumpfungen. Es ist daher wichtig, den Empfehlungen von *Dorrance*, *Brandfields* und *Schuchardt* zu folgen und diese nasal gerichtete Wundfläche mit einem Hauttransplantat zu decken. Ist das Hauttransplantat fixiert, werden die vorher schon gelegten und an den Klemmen fixierten

Fäden geknüpft und der zurückgelagerte Palatinlappen mit Nähten und einem Zelluloid-Azetonverband fixiert. *Millard* hat dieses Verfahren wesentlich verbessert. Durch seine Island-flap-Methode ist es heute möglich, diesen Eingriff einzeitig durchzuführen. Bei der Mobilisierung des großen Palatinallappens verfolgt er einseitig das Palatinal-Gefäß-Nervenkabel und bildet mit dem ventralen Teil des Palatinallappens den sogenannten Island-flap — also einen relativ kleinen, direkt an der a. palatina hängenden Lappen. Dieses gewonnene Transplantat rotiert er nun in den durch die Aponenrosenabtrennung entstandenen Defekt, so daß ein natürlicher Abschluß zur Nasenhöhe gegeben ist. Der weitere Ablauf der Plastik gestaltet sich wie schon beschrieben, wobei noch zu vermerken ist, daß *Millard* nicht einschichtig näht. Diese erst kürzlich veröffentlichte Methode macht auch die Verpflanzung freier Haut auf die Wundfläche des Palatinallappens hinfällig.

Velum-Endnaht nach Ganzer

In seltenen Fällen treten sog. Uvulaspalten auf, deren Randgewebe muskelarm sind, so daß eine nach *Veau* vorgenommene Staphylorraphie wenig Hoffnung auf Erfolg erwarten läßt. Aus diesem Grunde hat *Ganzer* ein Verfahren angegeben, das zwar zum Verlust

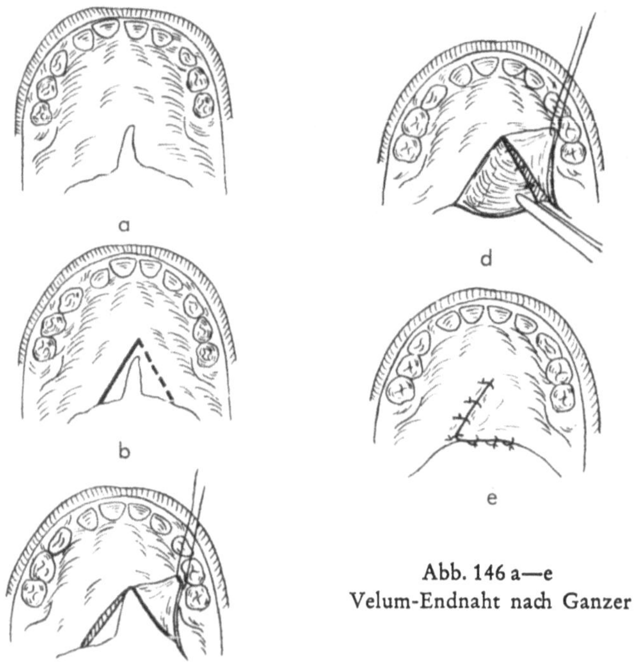

Abb. 146 a—e
Velum-Endnaht nach Ganzer

der Uvula führt, jedoch eine so breite Wundfläche schafft, daß die Voraussetzung für eine primäre Wundheilung vorhanden ist. Abb. 146 erläutert die Operationsmethode, aus der ersichtlich ist, daß die Schnittführung einmal auf der palatinalen Fläche des Velums verläuft, daß jedoch der korrespondierende Schnitt auf die nasale Velumfläche gelegt wird. Durch ein umfangreiches Mobilisieren erhält man breite Wundflächen, die erst nasal und abschließend palatinal vereinigt werden. Bei diesem Verfahren ist es empfehlenswert, die Eltern darauf hinzuweisen, daß eine Konstruktion der Uvula nicht vorgenommen wird. Als Resultat erhält man ein sehr schön geformtes und für die Funktion ausreichend langes Velum.

5. Nachbehandlung

Ebenso wie nach den Lippenplastiken spielt die postoperative Behandlung und Pflege der an einer Gaumenplastik operierten Kinder eine sehr große Rolle. Wie allgemein bekannt, sind die Heilungsaussichten im Gegensatz zu früher heute infolge der Fortschritte der modernen Medizin wesentlich besser. Doch auch heute kann es bei mangelnder Pflege bzw. ungenügender Nachbehandlung zu Nahtdehiczenzen bzw. Restlöchern kommen. Im Hinblick auf die Erfolgsquote sagte *Axhausen* einmal, daß von allen chirurgischen Eingriffen die Gaumenplastik weitaus der schwierigste sei. Und das ist verständlich, wenn man bedenkt, daß insbesondere bei breiten Spalten im Grunde genommen überhaupt keine Unterlage vorhanden ist, die die Weichteilplastik stützt.

Aus diesem Grunde kommt der Nachbehandlung operierter Gaumenspalten eine große Bedeutung zu. Der Einführung des prothetisch-orthopädischen Behandlungsmittels, der sog. Gaumenschutzplatte, durch *Ernst* kommt hierbei eine überragende Bedeutung zu. Wir haben schon bei den verschiedenen Operationsmodifikationen die Aufgabe dieser prothetischen Maßnahmen besprochen. Hier sei noch einmal hervorgehoben, daß u. E. zur Deckung von Plastiken im harten Gaumen eine solche Gaumenschutzplatte unbedingt erforderlich ist. Durch das Aneinanderpressen des nasalen und palatinalen Blattes kommt es in der Mehrzahl der Fälle innerhalb der ersten fünf Tage zu einem Verkleben der Wundlefzen und dadurch meistens zur primären Heilung. Wird eine solche prothetische Nachbehandlung nicht durchgeführt, so entsteht ein erheblicher Zwischenraum zwischen nasaler und palatinaler Naht, indem sich Sekrete ansammeln, die allzu leicht von der Mundhöhle infiziert werden. Der Heilungserfolg im Bereich der entscheidenden Naht ist dann außerordentlich fragwürdig, abgesehen davon, daß ohne Gaumenschutzplatte sich die Brücken- bzw. Stiellappen oftmals werfen und vorzeitig narbig verziehen können.

Ein Hauptaugenmerk der postoperativen Behandlung ist also der Gaumenschutzplatte zu widmen, wobei man sich darüber im klaren sein muß, daß das operierte Kind diese Platte mindestens 8 Tage lang tragen muß. In seltenen Fällen kommt es infolge der perversen Zahnstellung und anderer anatomischer Gegebenheiten zu einem vorzeitigen Herausfallen der Platte. Es darf dann keineswegs die Mühe gescheut werden, einen neuen Gaumenschutzverband anzulegen. Wie wir bereits ausgeführt haben, bevorzugen wir zur Herstellung dieser Gaumenschutzplatte die sog. *Rosenthal*sche Azeton-Zelluloidplatte. Hierbei wird nach Abschluß der Operation ein 0,4 mm starker Draht um die Zähne herumgeführt — wir benutzen hierzu Nadeln mit angeschweißten Drähten — und in der Gegend des Eckzahnes geknüpft (Abb. 138 i). Liegt der Draht straff gespannt im Niveau der Zahnhälse, wird eine vorbereitete mit Aureoyzin-Dentalpaste bestrichene Tamponade im Bereich des harten Gaumens unter den Draht geschoben, wodurch schon eine Kompression im Bereich der nasalen und palatinalen Naht geschaffen wird. Auf diese Tamponade wird nun die Azeton-Zelluloidmasse gerade in noch knetfähiger Konsistenz aufgetragen. Durch die Außen- und Atemluft verdampft nun innerhalb von 5 Minuten das Azeton, so daß ein fester individueller Zelluloidverband dem Gaumengewölbe anliegt. Die Herstellung dieses Azeton-Zelluloidbreies übernimmt jede Apotheke; die Zusammensetzung ist aus dem Folgenden zu entnehmen.

Zelluloidpulver[1]) 10.0
Azeton ad 100.0
S. luftdicht verschließen

Auch der Tamponade der Entlastungsschnitte, insbesondere bei Brückenlappenplastiken, kommt eine große Bedeutung zu. Während die Gaumenschutzplatte nur im harten Gaumen verwendet wird, erfolgt die Tamponade der Entlastungsschnitte vorwiegend im weichen Gaumen. Auch hier haben wir wiederum die besten Erfahrungen mit der Aureomyzin-Dentalpaste machen können, die in die Tamponade hineingestrichen wird und somit jeder Infektion vorbeugt. Ein weiterer Vorteil liegt darin, daß kein foetor ex ore entsteht.

Liegt ein normaler Wundverlauf vor, wird die Platte zwischen dem 8. und 10. Tag entfernt und zwei Tage später die evtl. vorhandene Entlastungs-Tamponade und Fäden gezogen.

Schon bei der Nachbehandlung der Lippenplastik haben wir darauf hingewiesen, wie wichtig das postoperative Verhalten des kleinen Patienten selbst ist. Da die Gaumenplastik zwischen 1½ und 4 Jahren durchgeführt wird, kommt diesem Punkt bei der Nachbehandlung operierter Gaumenspalten noch größere Bedeutung zu. Viele Kinder sind außerordentlich unruhig und versuchen immer wieder, sich in den Mund zu fassen. Aus diesem Grunde ist das in Abb. 115 dargestellte Anlegen von Armmanschetten unbedingt erforderlich. In seltenen Fällen müssen die Kinder sogar medikamentös ruhiggestellt werden. Wir empfehlen dazu anfangs die üblichen Analgetika-Kinderzäpfchen, die auch die nach dem Eingriff normalerweise auftretende Temperatur koupieren. Sind Kinder besonders unruhig, werden sie mit geringen Dosen Luminal ruhiggestellt (2×1 Luminalette). Antibiotika werden bei breiteren Spalten bzw. nach langer Operationsdauer ganz individuell verordnet. Eine prinzipielle Indikation dieser Art halten wir nicht für richtig.

Auch die Nahrung muß auf den operierten Patienten abgestimmt werden. So empfehlen wir bis zum dritten Tag p. op. nur flüssige Nahrung, die dann auf leicht breiige Kost umgestellt wird. Da ein wesentlicher Kalorienverlust gleichzeitig verhindert werden soll, benutzen wir die sog. Sonana-Breinahrung, die mit Vitaminen, Mineralien und den entsprechenden Nährstoffen angereichert ist.

Ein wesentlicher Punkt der Nachbehandlung befaßt sich mit dem postoperativen Sprachverbot. Um die Velumnaht nicht zu sehr zu strapazieren, soll nach Möglichkeit jede Phonation vermieden werden. Das betrifft nicht nur das Sprechen, vielmehr muß es unser Anliegen sein, das Schreien und Weinen der Kinder unbedingt zu verhindern. Bei sehr unruhigen Kindern müssen wir medikamentös — wie bereits erwähnt — eingreifen, doch gelingt es in den meisten Fällen einer gut ausgebildeten Schwesternschaft, die Kinder so zu beruhigen, daß Schreien und Sprechen unterbleiben. Problematisch wird dieser Punkt lediglich durch den Besuch der Eltern. Werden die normalen Sprechtage zugelassen und besuchen Eltern das frisch operierte Kind, kommt es immer wieder zum Weinen und zu Schreianfällen, die der Heilung keineswegs zuträglich sind. Deshalb untersagen wir den Besuch

[1]) Zelluloidfabrik Kerrmaier, Speyer/Rh.

frisch operierter Kinder, um den Heilungserfolg nicht zu gefährden. Dadurch entledigen wir uns auch der lästigen Kontroversen mit den Eltern, die in vielen Fällen den Kindern nicht erlaubte Nahrung mitbringen wollen. Bestehen Eltern unbedingt auf einem Besuch des Kindes, schlagen wir ihnen meistens vor, die Mutter direkt als Begleitperson in unsere Klinik einzuquartieren. Sie wird dort die beste Pflegerin sein und immer wieder darauf achten, daß das Kind den Geboten des Arztes nachkommt.

In manchen Kliniken werden unter der Operation noch sehr umfangreiche Entlastungsschnitte durchgeführt, die in der postoperativen Phase eine mäßige Kieferklemme bewirken. Hier werden dann — selbstverständlich erst nach Heilung des Gaumens — Mundöffnungsübungen mit dem *Heister*schen Mundsperrer erforderlich. Da wir im Hinblick auf die Velumfunktion solche umfangreichen Schnittführungen ablehnen, entfallen bei uns diese Maßnahmen. Ebenso konnten wir uns nicht von dem vielfach beschriebenen Wert der sog. Velumverlängerung mittels Guttapercha-Auflagen überzeugen, so daß auch diese Maßnahme in unserer Nachbehandlung entfällt.

III. Korrekturoperationen

Es kann nicht Sinn dieser kurzen Operationslehre sein, noch ein großes Kapitel der verschiedenen Korrekturmöglichkeiten von Spaltoperationen anzuschließen. Jeder erfahrene Fachmann weiß, daß gerade diese Re-Operationen ein besonderes Einfühlungsvermögen und ein ausgezeichnetes operatives Können voraussetzen. Das individuelle Vorgehen bei jeder Korrektur erfordert ein plastisches Denken und immer wieder neue Modifikationen. Es sollen daher in diesem Kapitel nur einige Standardmethoden herausgegriffen werden, die auch dem weniger Erfahrenen gute Dienste leisten.

1. Korrekturoperationen im Bereich der Lippe

Intrakutannaht der Lippenweißnarbe

Im Alter von 14 bis 20 Jahren kommen häufig Spaltpatienten in unsere Sprechstunde, die eine ästhetische Korrektur ihrer Oberlippe wünschen. Die von einem Spezialisten bzw. von einem selbst voroperierte Lippe zeigt insgesamt gesehen ein gutes kosmetisches Resultat. Der Nasenboden ist intakt, das Lippenrot ist voll und schön geschwungen, jedoch ist die Lippenweißnarbe relativ auffällig. Zur Beseitigung dieses Zustandes ist eine Intrakutannaht sehr gut geeignet.

Nach Umschneidung der alten Narbe und Exzision auch eines kleinen korrespondierenden Lippenrotanteils werden mit dünnem Catgut die Wundlefzen so zusammengefügt,

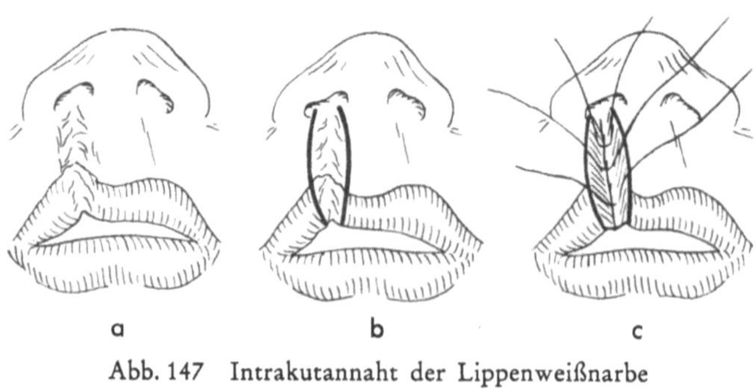

a b c

Abb. 147 Intrakutannaht der Lippenweißnarbe

Abb. 147 a Schematische Darstellung der voroperierten Lippe

Abb. 147 b Exzision der Narbe

Abb. 147 c Oberflächliche Catgut-Naht

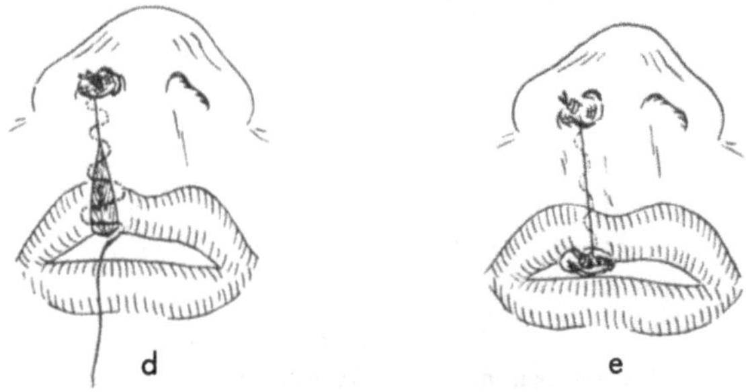

Abb. 147 d Beginn und Ende der Intrakutannaht

daß sich bereits das Epithel weitgehend nähert. Durch eine in Abb. 147 dargestellte Technik wird nun eine Intrakutannaht gelegt. Um jedes Knoten zu vermeiden, benutzen wir an jedem Ende jeweils eine aus 1 cm breiter Tamponade aufgewickelten Tampontroddel, die den Anfang sowie das Ende der Naht leicht auffinden läßt. Das Lippenrot wird — wie üblich — mit feinen blauen Supramidfäden vernäht.

Lippenkorrektur nach Wassmund

Durch eine einfache Lippenweißschnittführung (Abb. 148), die bogenförmig die alte Narbe halb umschneidet, soll eine nach der anatomischen Methode zusammengefügte und im Narbenbereich hochgezogene Lippe korrigiert werden. Dieses Verfahren hat sich uns nur in wenigen Fällen bewährt, da zum Teil Narbengewebe rotiert wird, wodurch der ästhetische Erfolg wesentlich beeinträchtigt wird.

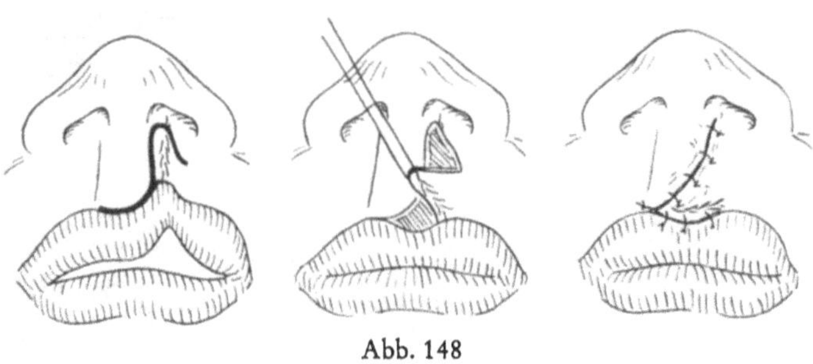

Abb. 148
Lippenkorrektur nach Wassmund

Lippen- und Naseneingangskorrektur nach Trauner

Dagegen ist die *Trauner*sche Schnittführung geeignet, die alte Narbe zu exzidieren und gleichzeitig den Nasenflügel zu korrigieren sowie den Naseneingang zu heben. So wird diese Reoperation besonders dann gern angewendet, wenn bei einem relativ befriedigenden Lippenrot der Naseneingang zu korrigieren ist und die Lippenweißnarbe zu auffällig wirkt (Abb. 149).

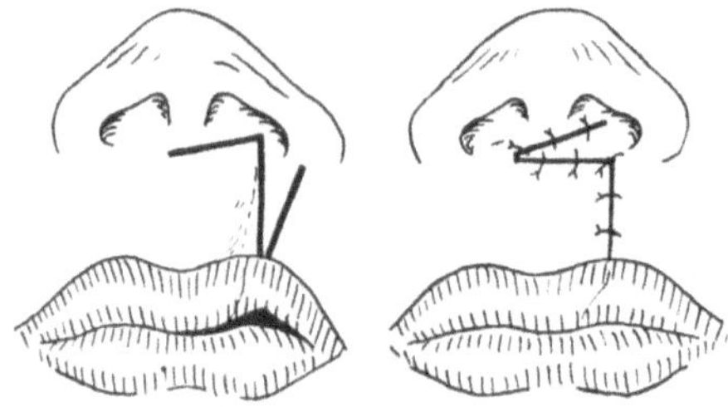

Abb. 149
Lippen-Naseneingang-Korrektur nach Trauner

Lippen-Korrektur nach Le Mesurier

Ist die Lippe stärker deformiert und findet sich eine Nasen-Mundvorhoffistel, entschließen wir uns zu einer totalen Reoperation der Lippe. Seitdem die *Le Mesurier*sche Technik bekanntgeworden ist, werden die meisten Lippenkorrekturen modifiziert nach *Le Mesurier*

A

B

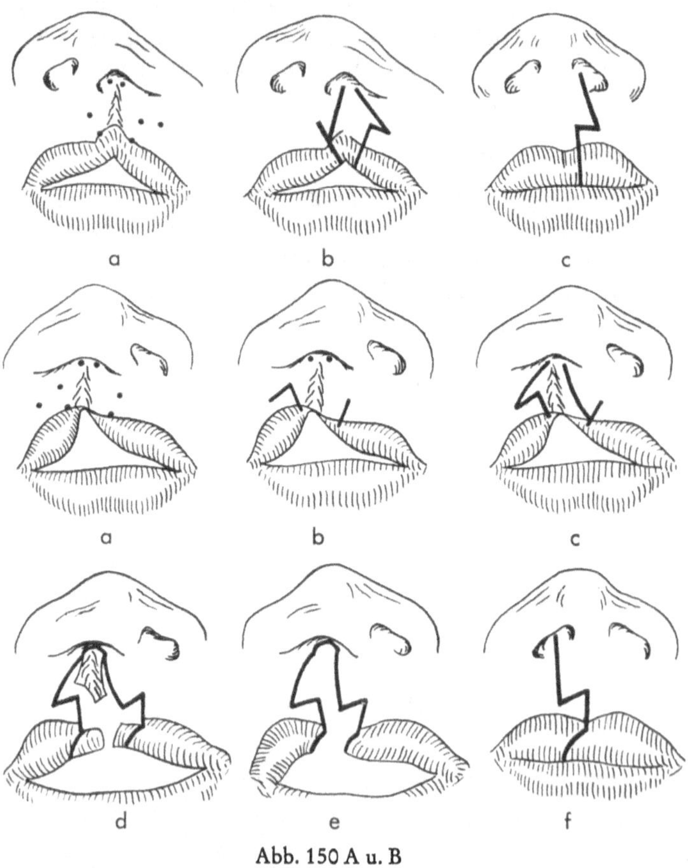

Abb. 150 A u. B

Lippenkorrektur nach Le Mesurier. Die Abbildung zeigt zwei typische Korrekturplastiken, wobei es jedoch darauf ankommt, die gesamte Lippe zu durchtrennen und zu reoperieren. Ein genaues Abmessen ist hier in keinem Fall zu entbehren vorgenommen. Aus den folgenden Abb. 150 A u. B sind deutlich die Schnittführungen solcher Lippenkorrekturen zu ersehen. Dabei muß jedoch darauf geachtet werden, daß die Lippe total durchtrennt, die Narbe exzidiert und die voll ausepithelisierte Nasenvorhoffistel beseitigt wird. Erst wenn diese Vorbereitungen getroffen worden sind, kann nach einer Innenrotation der Wange die Lippe nach *Le Mesurier* zusammengefügt werden.

Nasenseptumverlängerungen bei doppelseitigen Spaltbildungen

Bei doppelseitigen Lippen-Kiefer-Gaumenspalten wird die Lippenkorrektur in ähnlicher Weise wie bei den einseitigen Spaltbildungen vorgenommen. Schwieriger gestaltet sich hier die Korrektur der oft anzutreffenden sogenannten „Schafsnase", die infolge zu kurzem Nasenseptum zustande kommt. Obwohl es hier sehr viele operative, teils komplizierte Verfahren gibt, wollen wir hier nur auf zwei Methoden hinweisen, die relativ einfach sind, weil das Skelettsystem nicht angegangen wird.

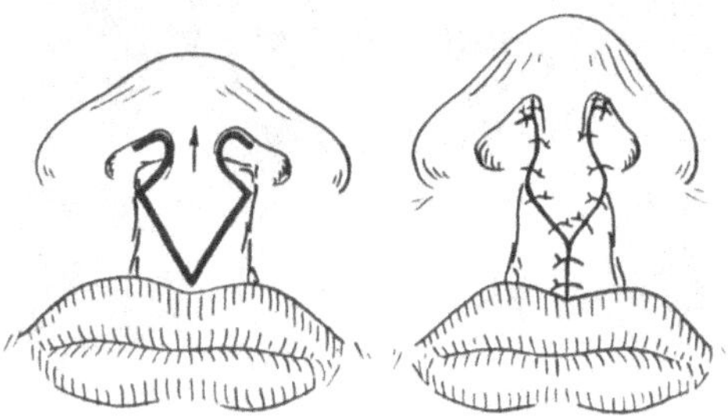

Abb. 151
Lexersche-VY-Verfahren zur Verlängerung des Nasenstegs bei doppelseitigen Spaltbildungen

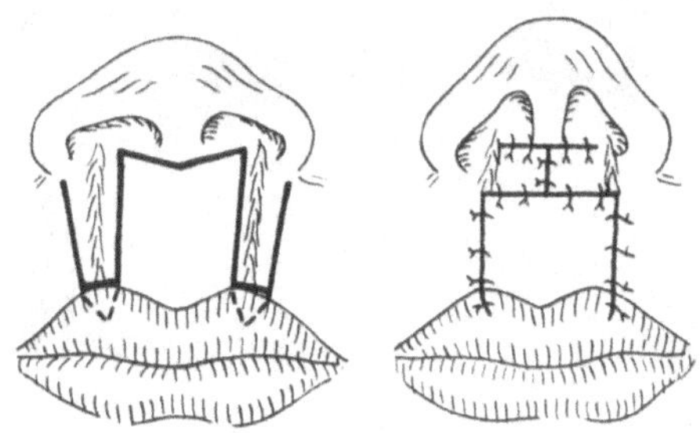

Abb. 152
Nasenstegverlängerung durch beidseitige Z-Plastik nach Trauner

Einmal handelt es sich um das modifizierte *Lexer*sche Verfahren, von den Amerikanern als V—Y advancement bezeichnet (Abb. 151), zum anderen um die Septumverlängerung durch beidseitige Z-Plastik nach *Trauner*. Die Abb. 151 und 152 zeigen sehr deutlich den Effekt, wobei durch das *Trauner*sche Verfahren eine gewisse Straffung des Lippenrots zustande kommt. In manchen Fällen wird man aber mit diesen Maßnahmen nicht auskommen. Es werden weitere Rehabilitationsmaßnahmen in Form von Knochen- bzw. Knorpelimplantationen notwendig, wie wir sie bereits auf Seite 94 beschrieben haben (Abb. 56/57).

Abbé-Estlander-Neubersche Plastik

Auch heute kommt es immer wieder vor, daß Spaltpatienten drei- und mehrmals an der Lippe voroperiert worden sind. Daraus resultiert in den meisten Fällen eine außerordentlich eng und straffe, in vielen Fällen zu lange Oberlippe. Wir haben in unserem Kapitel Rehabilitation und Korrekturoperationen schon auf solche Zustände hingewiesen und festgestellt, daß in der Mehrzahl dieser Fälle gleichzeitig eine sog. Pseudoprogenie vorhanden ist (Abb. 54). Eine normale Lippenkorrektur auch nach dem Verfahren von *Le Mesurier* würde hier in keinem Falle ausreichen, ein kosmetisch befriedigendes Lippen-

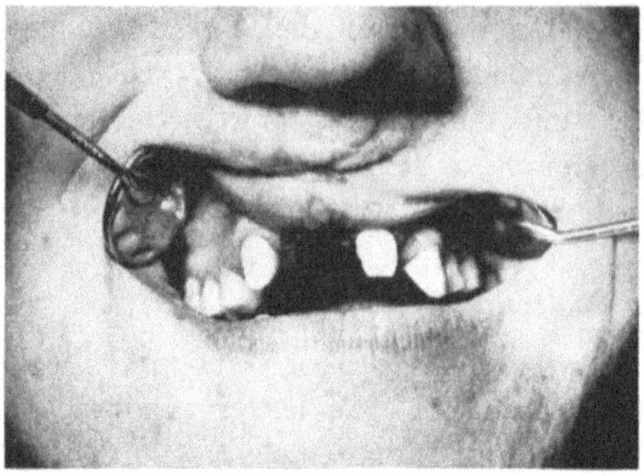

a

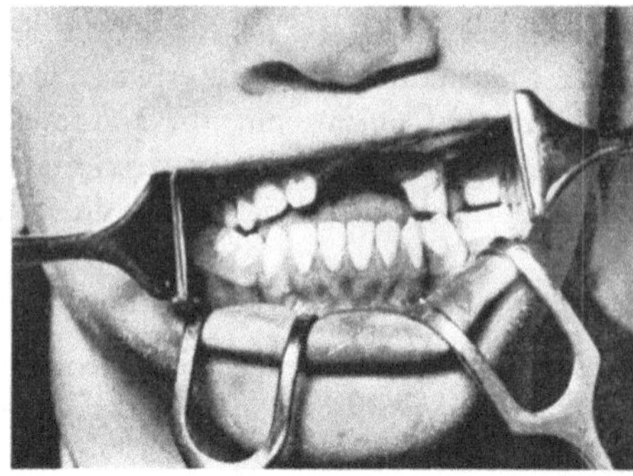

a

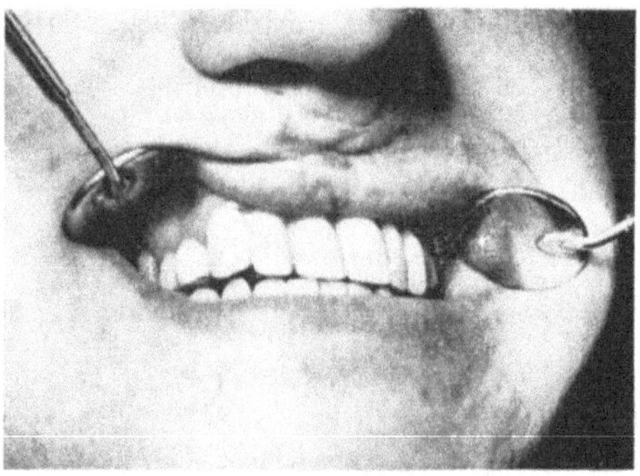

b

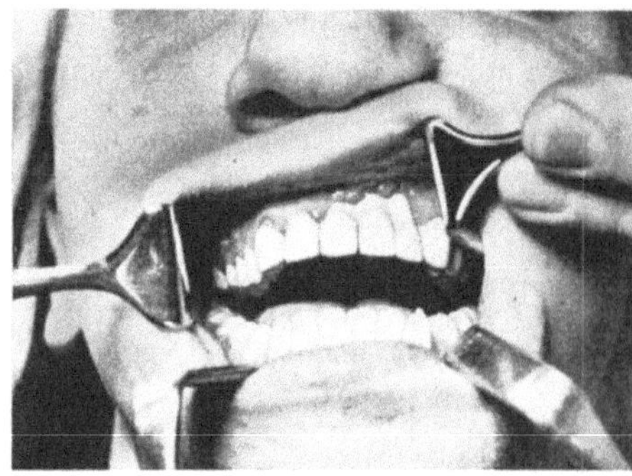

b

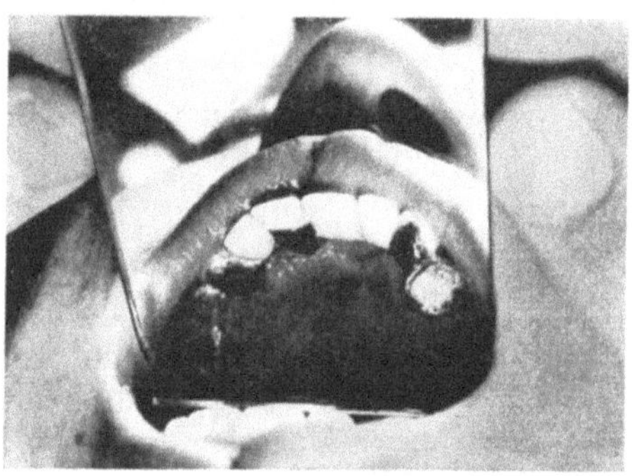

c

Abb. 153
Zahnärztlich-prothetische Vorbehandlung zum Ausgleich einer mäßigen Pseudo-Progenie. In diesen Fällen wurden Frontzahnbrücken eingegliedert

resultat zu erzielen. In solchen Fällen ist nach einer zahnärztlichen prothetischen Vorbehandlung (Abb. 153), durch die der Kieferbogen wiederhergestellt werden muß, eine *Neuber-Abbé*sche Plastik indiziert. Wir können hier nicht im einzelnen auf die zahnärztliche Versorgung eingehen, doch muß festgestellt werden, daß sie in jedem Falle die Voraussetzung für den Erfolg darstellt. In weniger schwierigen Fällen werden bestimmte Zahnbrückenkonstruktionen ausreichen. Bei einer erheblichen Pseudoprogenie dagegen jedoch muß eine Progenieoperation durchgeführt werden (Abb. 154) oder eine über die Zähne gesetzte Zahnprothese den normalen Zahnbogen rekonstruieren. Sind diese Maßnahmen vorausgegangen, kann mit der eigentlichen Lippenplastik begonnen werden. Es handelt sich dabei um eine Stiellappenplastik eines Lippenrot- und Lippenweißanteils aus der vollen Unterlippe, die, wie in Abbildungsserie 155 gezeigt wird, in zwei Sitzun-

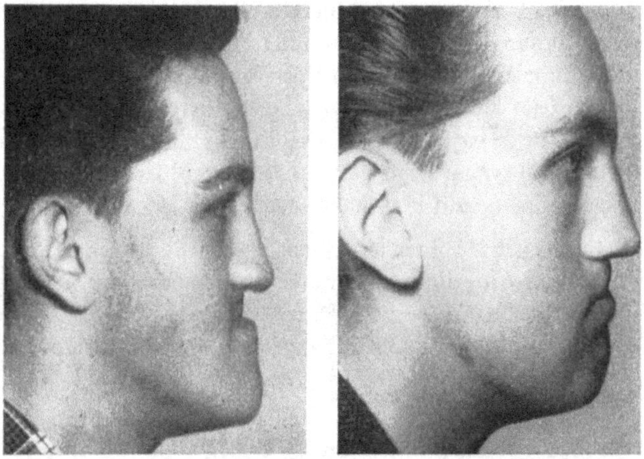

Abb. 154 Zustand vor und nach einer Progenieoperation im horizontalen Unterkieferast zur Behebung einer umfangreichen Pseudoprogenie

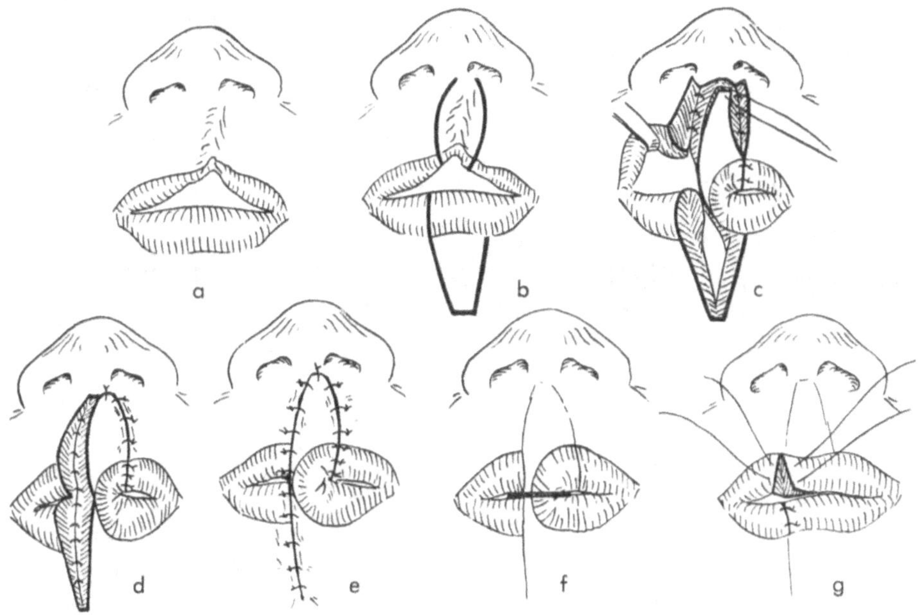

Abb. 155 Zweizeitige Abbé-Neuber-Estlandersche Plastik zur Korrektur der Oberlippe

Abb. 155 a Schematische Darstellung einer knappen nicht befriedigenden voroperierten Lippenspalte

Abb. 155 b Schnittführung zur Abbé-Neuber-Estlanderschen Plastik, wobei die Narbe exzidiert wird

Abb. 155 c Schleimhautnaht des in die Oberlippe zu implantierenden Unterlippenlappens

Abb. 155 d, e Naht zur Beendigung der ersten Sitzung

Abb. 155 f Durchtrennung des Lippenrotstiels nach ca. 3 Wochen

Abb. 155 g Abschließende Ober- und Unterlippenkorrektur

gen durchgeführt wird. Hierbei wird erst die Oberlippe durchtrennt, bestimmte Narbenplatten exzidiert und nun, je nachdem welchen Lippenweißanteil man benötigt, ein korrespondierender Lappen aus der Unterlippe gewonnen. Infolge der guten Durchblutung der Lippenanteile kann man einen relativ großen Unterlippenrot-Lippenweißlappen bilden und ihn in den gewünschten Defekt implantieren. Der Unterlippenlappen bleibt an einer Seite am Lippenrot gestielt, so daß die Blutversorgung gewährleistet ist. Eine sorgfältige Schleimhaut- und Hautnaht beendet den ersten Teil dieses Eingriffs.

Frühestens nach 21 Tagen wird nun der Lippenrotstiel durchtrennt und eine ästhetische Korrektur des Ober- und Unterlippenrots durchgeführt. Obwohl diese Operation relativ schwierig aussieht und insbesondere vom Patienten einen gewissen Aufwand erfordert, können wir zur Korrektur straffer und umfangreich vernarbter Lippen dieses Verfahren empfehlen.

2. Korrekturoperationen im Bereich des Gaumens

Restlochverschluß

Aus den Abbildungsserien 156/159 ist deutlich zu ersehen, wie man ein Restloch verschließt. Hierbei kommt es genau wie bei der Gaumenplastik immer darauf an, eine sorgfältige doppelte Deckung zu erzielen. Je nach Größe des Defekts wird die palatinale Schleimhaut umschnitten und diese zur Nasenbodenbildung herangezogen. Die nasale

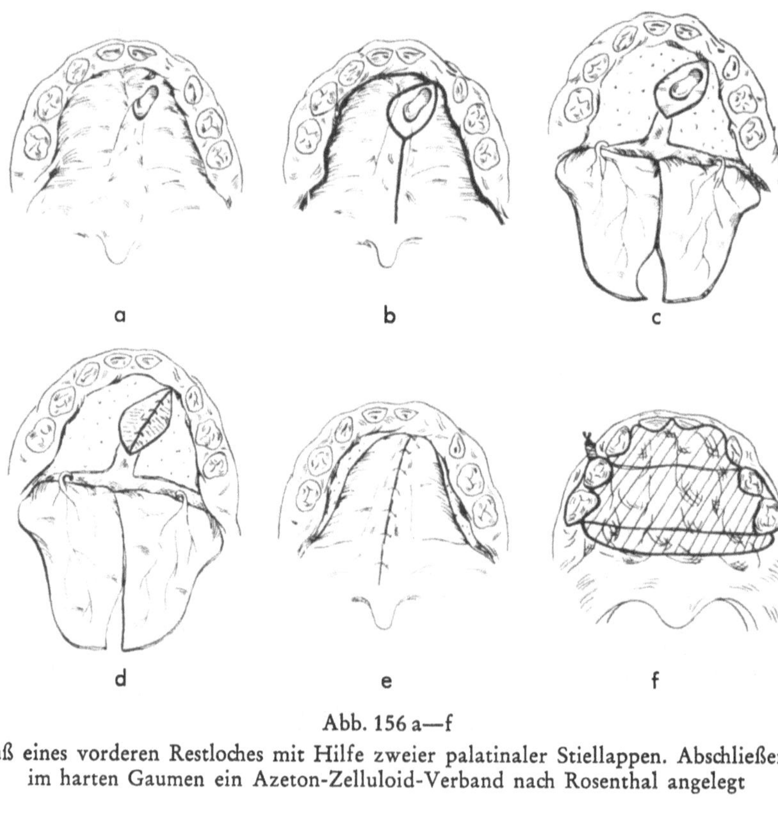

Abb. 156 a—f
Verschluß eines vorderen Restloches mit Hilfe zweier palatinaler Stiellappen. Abschließend wird im harten Gaumen ein Azeton-Zelluloid-Verband nach Rosenthal angelegt

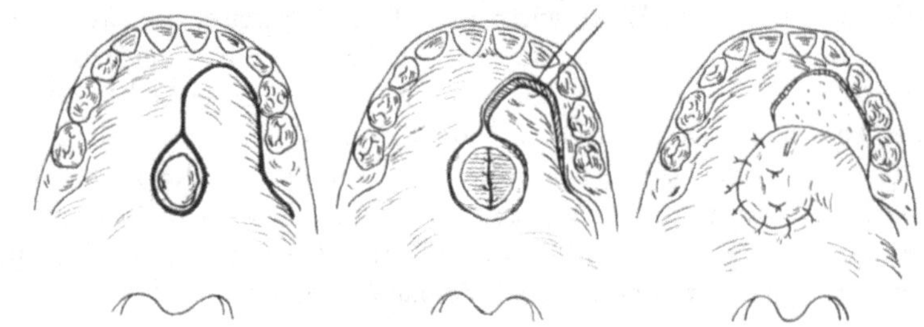

Abb. 157
Verschluß eines mittelständigen Restloches mit Hilfe eines Palatinallappens

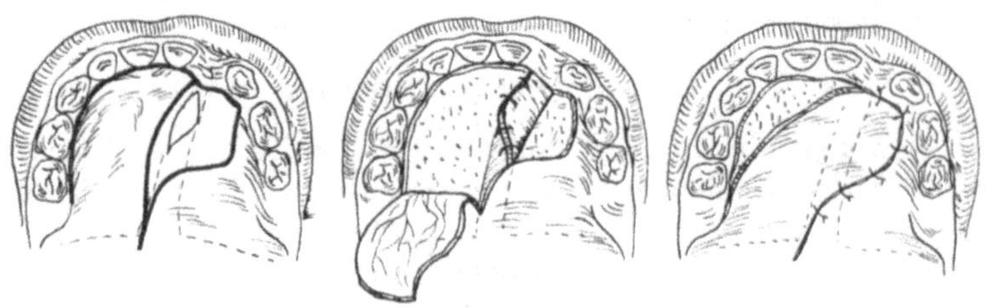

Abb. 158
Verschluß eines Restloches im harten Gaumen durch eine nasale Umkipp-Plastik. Die Deckung erfolgt mit Hilfe eines Palatinal-Stiellappens

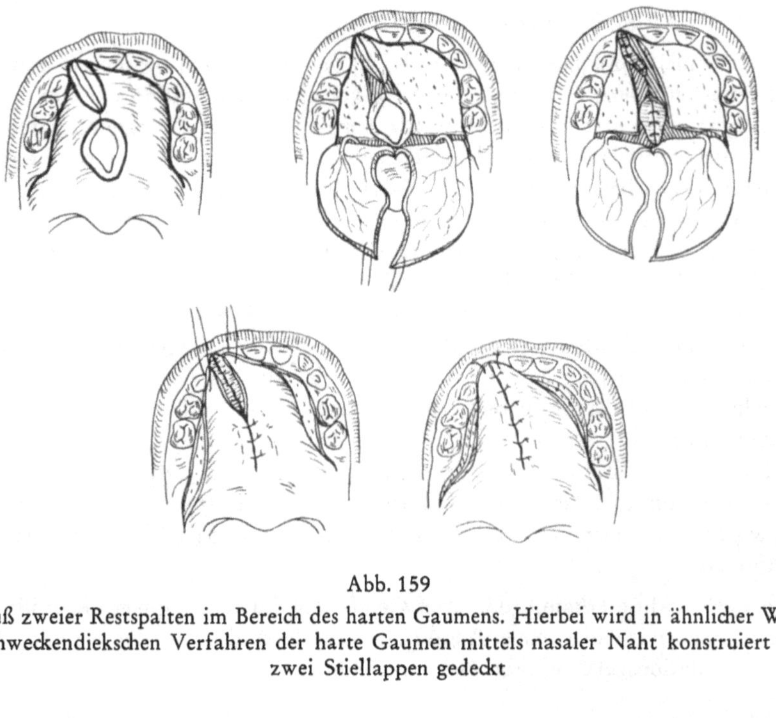

Abb. 159
Verschluß zweier Restspalten im Bereich des harten Gaumens. Hierbei wird in ähnlicher Weise wie beim Schweckendiekschen Verfahren der harte Gaumen mittels nasaler Naht konstruiert und mit zwei Stiellappen gedeckt

Naht erfolgt in der gleichen Weise wie bei der Gaumenplastik, die Fäden werden nasal geknüpft. Je nach der Lage des Restloches werden dann ein oder zwei Palatinalstiellappen gebildet, so daß palatinal das Restloch völlig gedeckt ist. Hier ist besonders darauf zu achten, daß kein neuer Defekt gesetzt wird, daß also die Gaumenschleimhaut nur bis zu einer gewissen Dicke abgelöst werden darf. Im Bereich der narbig verwachsenen Gaumenspalte muß daher scharf vorgegangen werden; Skalpell und Schere sind hierbei vorwiegend zu benutzen. Bei Restlöchern im harten Gaumen erfolgt die übliche Nachbehandlung mit einem Azeton-Zelluloid-Verband nach *Rosenthal.*

Einleitend haben wir schon gesagt, daß es die verschiedensten Modifikationen zum Verschluß von Restlöchern bzw. -spalten gibt. Entscheidend für den Erfolg der Plastik ist nicht allein die nasale Auflage zur Deckung der Palatinallappen und die ausgiebige Mobilisation der Stiellappen sowie das Anlegen einer Gaumenschutzplatte, sondern die für jeden Defekt notwendige individuelle Planung der Operation.

3. Fernlappenimplantation

In seltenen Fällen kommt es vor, daß infolge fehlerhafter Technik bei Gaumenplastiken die Schleimhaut des os palatinum nekrotisch wird und ein größerer Anteil von Knochensubstanz im Bereich eines oder beider Gaumenfortsätze verloren geht. Das sind die kompliziertesten Zustände nach Gaumenspalten-Operationen, weil hier ein so großer Defekt entsteht, daß er nicht aus den umgebenden Geweben gedeckt werden kann. In solchen Fällen bleibt nichts anderes übrig, als einen Rundstiellappen anzulegen und ihn nach entsprechenden Sitzungen zu implantieren. Diese Rundstiellappenimplantation ist eine relativ schwierige Operation, weil hierbei das eine Ende des sauberen Rundstiels in die relativ unsaubere Mundhöhle implantiert wird und dieser Lappen oftmals durch das Gebiß in Mitleidenschaft gezogen werden kann.

Als vorbereitende Maßnahme muß hier also in jedem Falle ein prothetischer Behelf zur Mundsperrung angefertigt werden, der kurz vor der Implantation auf den Rundstiellappen aufgeschoben wird. Entscheidend für den Erfolg dieser Operation ist der Zustand des den Lappen aufnehmenden Schleimhautbettes. Dazu ist es erforderlich, die gesamten, den harten Gaumen bedeckenden Weichteile so zu mobilisieren, daß mittels der Naht ein perforationsloses nasales Schleimhautbett resultiert. Um ein möglichst einfaches Einnähen zu gewährleisten, empfehlen wir folgendes Verfahren: die korrespondierenden Teile des Rundstiels und desjenigen Teiles im Gaumenbereich, die miteinander fixiert werden sollen, werden mit je einem langen Faden angeschlungen und jeweils mit einer Klemme fixiert. Dabei ist es außerordentlich wichtig, daß man den Rundstiel bereits extraoral anschlingt und so eine gute Sicht über das Operationsgebiet behält. Erst wenn alle Fäden zwischen Rundstiellappen und Gaumenbereich angeschlungen sind, wird infolge des Knotens der Fernlappen in das vorgesehene Bett implantiert (Abb. 58). Ist der Lappen spannungsfrei eingenäht, wird die Bißsperre auf die Zähne gesetzt, um jegliche Strangulation des Lappens zu verhindern. Ist nach 14 Tagen der Rundstiellappen komplikationslos eingeheilt, wird er etwa 4 cm vom Munde entfernt gestaut und schließlich abgesetzt. Cave zu frühe Absetzung!

Cupar hat sehr richtig erkannt, daß vom Gebiß dem Rundstiellappen die größte Gefahr droht. Er implantiert daher seinen Rundstiellappen durch den Mundboden und vermeidet so die Strangulationsgefahren von seiten der Zähne.

Es gibt noch sehr viele Korrekturoperationen im Bereich des harten und weichen Gaumens. Doch richten sich diese Operationen weitgehend nach den Defekten. Es ist daher in diesem Rahmen unmöglich, auch nur annähernd die verschiedenen, oft improvisierten Verfahren aufzuzählen, die zum endgültigen Verschluß einer Gaumenspalte erforderlich sind. Infolge großer Restlöcher an der Grenze des harten und weichen Gaumens bzw. totaler Velumdehiczenzen, wie sie Abb. 161 zeigt, reicht das vorhandene Gewebe nicht mehr aus. Wir müssen also zur Pharyngoplastik greifen, um mit der sog. Velopharyngoplastik die Defekte zu decken. Was also der Rundstiellappen für den harten Gaumen ist, ist die Pharyngoplastik für den weichen Gaumen. Wir haben uns über diese Operation bereits auf den Seiten 98 und 99 unterhalten und ihren großen Wert als sprachverbessernde Operation hervorgehoben. Da diese Operation gerade zur Erlangung einer normalen Sprache außerordentlich wichtig ist, sei im folgenden auf die Technik im einzelnen eingegangen.

4. Sprachverbessernde Operationen

(Pharyngoplastiken)

Wir unterscheiden im allgemeinen zwei grundsätzlich unterschiedliche Verfahren in der Pharyngoplastik. Bei dem ersten und älteren Verfahren — dem Verfahren von *Schönborn-Rosenthal* — wird der Pharynxlappen kaudalwärts gestielt, während bei dem anderen Verfahren nach *Burian, Sanvenero-Rosselli* u. a. die Lappenernährung von kranialwärts erfolgt. Wir wollen im einzelnen auf die Verfahren eingehen, doch sei es mir, als Schüler *Rosenthals*, gestattet, das erstere Verfahren ausführlicher darzustellen.

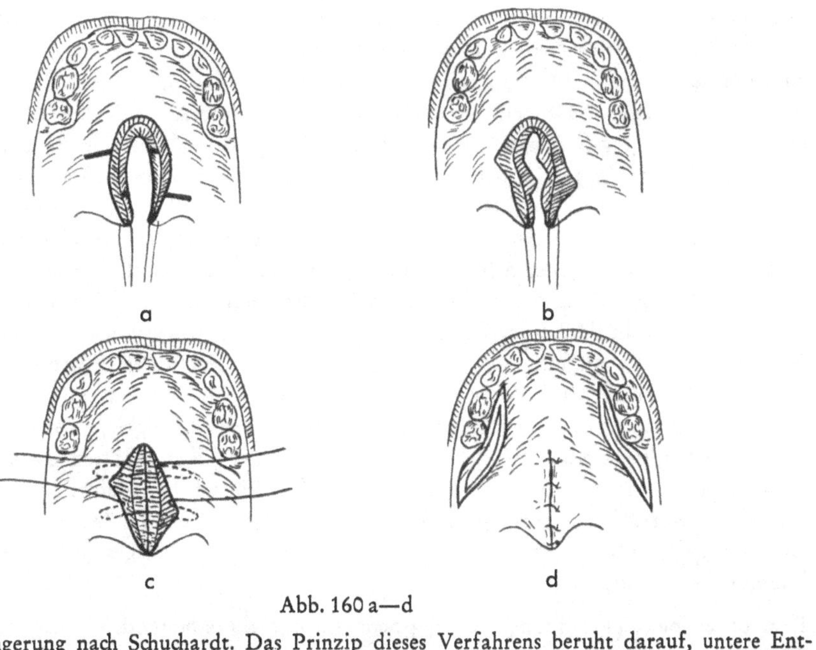

Abb. 160 a—d

Velumverlängerung nach Schuchardt. Das Prinzip dieses Verfahrens beruht darauf, untere Entlastungsschnitte im Bereich des wieder aufgetrennten Velums zu setzen, so daß nach ausgiebiger Entlastung eine erhebliche Velum-Verlängerung resultiert

Pharyngoplastik nach Schönborn-Rosenthal

Dieses Verfahren soll durch die drei folgenden Abbildungsserien 161—163 dargestellt werden, die gleichzeitig den Indikationsbereich sowie die Technik aufzeigen sollen.

Aus der Abbildungsserie 161 ist deutlich zu ersehen, daß infolge einer Velumdehiczenz ein normaler Abschluß zur Nasenhöhle nicht mehr erreicht werden kann. Als Korrekturmaßnahme käme hier eventuell noch die *Schuchardt*sche Velumverlängerung (Abb. 160) in Frage, die wir jedoch wegen der notwendig werdenden erheblichen Entlastungsschnitte und der damit verbundenen Narbenbildung nur selten durchführen. Bei diesen Fällen war das sprachfunktionelle Ergebnis nicht immer befriedigend, so daß wir eine Velopharyngoplastik für indiziert halten.

Man beginnt wie bei einer normalen Gaumenplastik mit einer Aufspaltung im Velumbereich (Abbildungsserie 161). Hierbei muß aber schon beachtet werden, daß die Schnittführung auf der palatinalen Fläche des Velums so erfolgt, daß ein genügend großes Velumbett zur Aufnahme des Pharynxlappens gebildet wird. Man wird also je nach Breite des Defektes die Schnitte so legen, daß die korrespondierenden Schleimhautanteile spannungsfrei vernäht werden können. Im allgemeinen genügt es, 3 bis 4 mm vom Defekt entfernt zu schneiden.

Sind noch die Uvulahälften vorhanden, darf auf sie keineswegs Rücksicht genommen werden. Vielmehr soll der palatinal liegende Schnitt lateral von der Uvula in den Gaumenbogen münden. Ist so das Velum aufgespalten, wird es mit der Präparierschere mobilisiert, so daß nach Einklappen der beiden Wundränder jederzeit ein ausreichendes Wundbett konstruiert werden kann. Ist dieser Akt beendet, wird das Velum mit zwei Haltefäden angeschlungen und nun der Pharynxlappen präpariert. Obwohl wir die meisten Pharyngoplastiken in Intubationsnarkose durchführen, legen wir größten Wert auf eine ausreichende Lokalanästhesie. Auch die Pharynxhinterwand wird dementsprechend mit 1⁰/₀iger Novocain-Suprarenin-Lösung infundiert, um die Blutungsneigung einzuschränken. Nach genauer und übersichtlicher Darstellung der Rachenhinterwand wird der Pharynxlappen umschnitten. Wir gehen dabei so vor, daß wir zuerst auf der linken Seite einen etwa 2 cm langen Schnitt setzen, der die Pharynxweichteile bis auf die fascia vertebralis durchtrennt. Dazu ist ein stechendes Schneiden mit einem sehr scharfen Messer erforderlich. Ist der Schnitt richtig gelegt, kann man sogleich mit dem Präpariertupfer die weiße Fläche der Fascie darstellen. Es folgt nun der Schnitt auf der rechten Seite, der bis in die Höhe der Rachenmandel reichen soll. Auch hier ist wieder stechendes Schneiden und Darstellung der Fascie mit dem Präpariertupfer erforderlich. Hat man so Schleimhaut und Muskulatur durchtrennt, wird der Rest des Lappens unterhalb der Rachentonsille umschnitten und dadurch bis auf die Fasice freigelegt. Anschließend wird der Lappen stumpf von seiner Unterlage abgeschoben. Wir erhalten dabei einen etwa 3 bis 4 cm langen Lappen, der sofort mit einem Haltefaden befestigt wird. Um den Lappen zu verlängern, wird anschließend auf beiden Seiten des Stiels ein Entlastungsschnitt angelegt und nochmals kontrolliert, ob der Lappen die gesamten Muskelschleimhautanteile enthält.

Kommt es bei der Bildung des Lappens infolge zu schonenden Vorgehens nur zur Ablösung der Pharynxschleimhaut und wird nicht die Muskulatur in den Lappen einbezogen und die Fascie dargestellt, ist der Erfolg der Plastik von vornherein gefährdet.

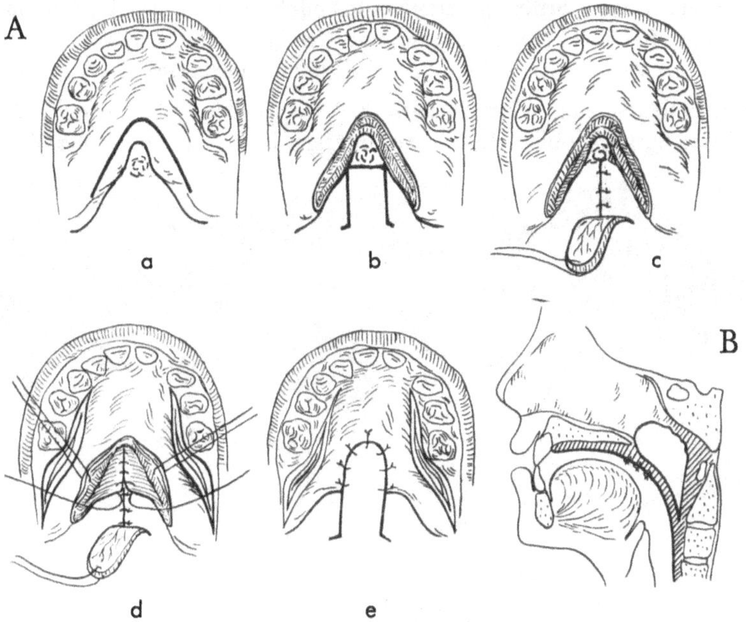

Abb. 161 Velopharyngoplastik nach Rosenthal

Abb. 161 A a—e Zuerst wird das Velum so aufgespalten, daß ein umfangreiches nasales Velumbett gewährleistet ist. Die Schnittführung muß daher weitgehend palatinal erfolgen. Nach Mobilisierung des Pharynxlappens wird das Lappenbett mit Catgutfäden verschlossen und eine nasale Velumnaht durchgeführt und der Lappen in das vorhandene Velumbett gesteppt

Abb. 161 B Schematische Darstellung dieser Velopharyngoplastik im medianen Schnitt

Entscheidend ist also immer, daß mit der Schnittführung die gesamte Pharynxmuskulatur und -schleimhaut einbezogen wird.

Der so entstandene Defekt wird mittels starker Catgut-Fäden verschlossen. Diese anfänglich etwas schwierige Manipulation ist jedoch relativ leicht, da die Pharynxweichteile sich gut zusammenziehen lassen. Abgesehen davon, daß durch diese Maßnahme der Defekt gedeckt ist, wird auch die Muskulatur wiederum zusammengefügt und damit eine weitere Voraussetzung für die sprachlich so wichtige Velo-Pharyngokonstriktio geschaffen.

Nun wendet man sich wieder dem Velum zu. Durch eine einfache nasale Naht wird das Lappenbett vollendet. Man könnte hier fragen, warum man nicht jetzt erst das Velum präpariert. Die Antwort ist für die Erfahrenen außerordentlich einfach:

Der freihängende Lappen behindert — falls man in Lokalanästhesie operiert — die Atmung, so daß ein möglichst schnelles Einnähen des Lappens erforderlich ist.

Abschließend erfolgt nun die Fixation des Lappens auf dem Velum solcherart, daß erst sämtliche Fäden einzeln angeschlungen an Klemmen fixiert werden. Hierbei ist darauf zu achten, daß zwar die Gesamtheit des Lappens von der Nadel durchstochen wird, jedoch möglichst wenig Lappengewebe, dafür aber möglichst viel Velumgewebe erfaßt wird. Sind in dieser Weise mindestens sieben Fäden angeschlungen, werden sie nach

Möglichkeit auf beiden Seiten gleichzeitig geknüpft und so der Lappen implantiert. Nachdem sämtliche Fäden geknüpft sind und der eingenähte Lappen gut sichtbar ist, kann man noch zwei bis vier weitere Sicherheitsnähte anbringen.

In manchen Fällen ist das Velum so kurz, daß der Lappen nicht ausreicht, den Velumdefekt vollständig auszufüllen. In anderen dagegen ist die Spannung der Velopharynx-

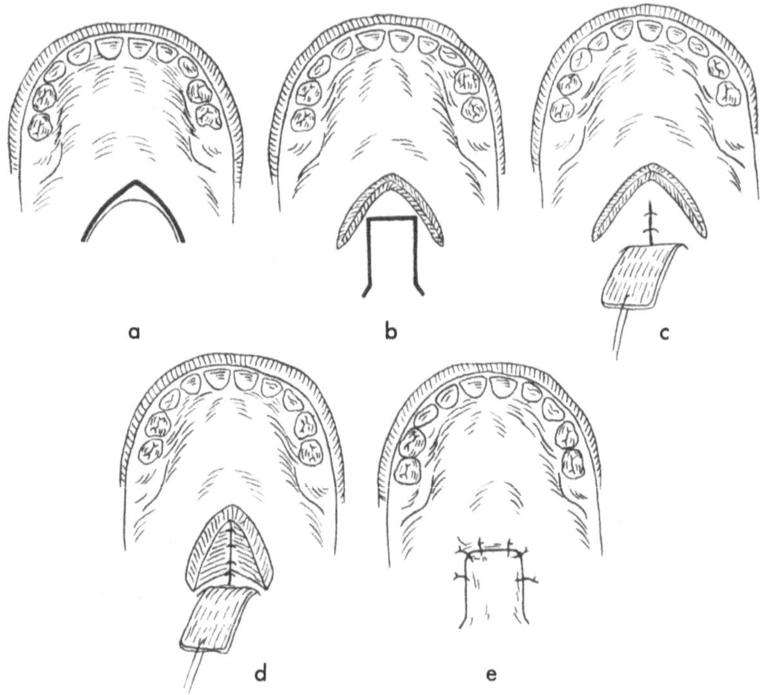

Abb. 162 a—e

zeigt ein kurzes und rigides Velum, das eine normale Sprache nicht ermöglicht. Die Abbildungsserie zeigt den Operationsvorgang, wobei nach Aufspaltung des Velums der Pharynxlappen präpariert und in das nasale Velumbett eingenäht wird

weichteile sehr groß. In diesen Fällen empfiehlt sich noch eine zusätzliche Entlastung, die in der typischen Weise durchgeführt wird. Die Heilungstendenz dieser Pharyngoplastiken kann — exakte Technik vorausgesetzt — als sehr gut bezeichnet werden.

Während der Nachbehandlungsperiode ist darauf zu achten, daß der Patient möglichst wenig spricht und die Nahrung mindest drei Tage lang flüssig verabreicht wird. Wir verabfolgen ab 4. Tag eine flüssige Breikost und verbieten jede Phonation, bis die Fäden am 10. Tag entfernt werden.

Aus Abb. 162 ist eine weitere typische Indikation für eine Pharyngoplastik ersichtlich. Das etwas zu kurze und rigide Velum ist meistens durch eine zu umfangreiche Narbenbildung infolge weitreichender Entlastung unbeweglich. Daraus resultiert die nasale Sprache des Patienten. Der Gaumen selbst ist vollständig verschlossen, der Chirurg kann mit seiner Plastik „zufrieden" sein, doch dieses Velum ist nicht funktionsfähig. Aus diesem Grunde ist hier eine Pharnygoplastik indiziert. Die Abbildungsserie 162 zeigt den Operationsvorgang, wobei wiederum das Velumende so aufgespalten wird, daß eine feste nasale Schleimhaut-Muskelunterlage resultiert. Nach Anschlingung von zwei Haltefäden, die die Aufgabe haben, das gesamte Velum emporzuziehen, wird nun wieder — wie oben beschrieben — der Pharynxlappen gebildet, der Pharynxdefekt mit Catgutfäden verschlossen und nach Bildung des Schleimhaut-Muskelbettes im Velumbereich der Lappen implantiert.

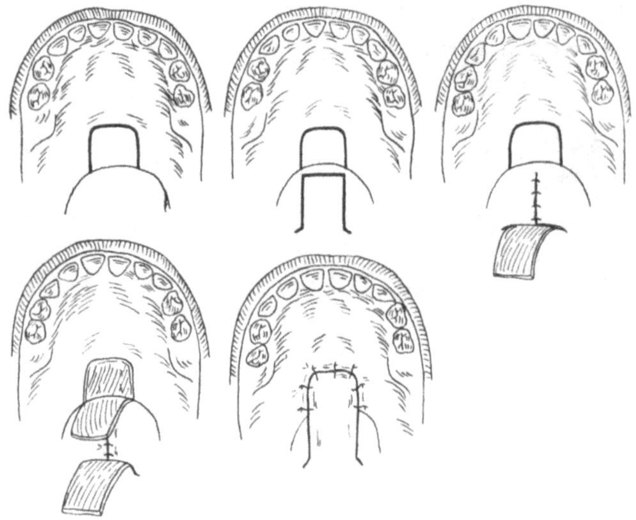

Abb. 163
zeigt die von Herbert modifizierte Schönborn-Rosenthalsche Pharyngoplastik, die insbesondere bei zu kurzen Vela durchgeführt wird

Die Abbildungsserie 163 zeigt gegenüber dem vorigen Fall ein zwar verschlossenes, aber sehr kurzes Velum. Hier würde es nicht ausreichen, die Velumbögen aufzuspalten und ein entsprechendes Muskel-Schleimhautbett zu bilden. *Rosenthal* hat in solchen Fällen das ganze Velum median durchtrennt, also gewissermaßen eine Velumverlängerung durchgeführt und dann, wie in der Abbildungsserie 161 dargestellt worden ist, eine Velopharyngoplastik angeschlossen.

Pharyngoplastik nach Herfert

Demgegenüber hat *Herfert* eine Modifikation der *Rosenthal*schen Plastik angegeben, die wir in solchen Fällen sehr gern benutzen. Wir verzichten dabei auf die Durchtrennung des weichen Gaumens — also auf die Rekonstruktion der Velumspalte —, bilden vielmehr durch Umschneiden auf dem Velumende einen Stiellappen (Abb. 163), der nun umgekippt die Unterlage für den Pharynxlappen ergibt. Wir beginnen die Plastik also mit einer gestielten Umschneidung am Velumende, stellen dann den Pharynxlappen dar und verschließen den Rachenhinterwanddefekt wiederum mit Catgutnähten. Sodann wird der Velumlappen vollständig präpariert, umgekippt, so daß nur noch der Stiel breitbasig dem Velum aufsitzt. Auf diese Unterlage und teilweise auf das vorher präparierte Schleimhaut-Muskelbett wird der Pharynxlappen gesteppt und fixiert. Wird dabei ein Teil des Velumbettes nicht vom Pharynxlappen bedeckt, ist das völlig uninteressant, weil das Velum primär verschlossen ist und der kleine übrigbleibende palatinale Defekt per secundam heilt.

Pharyngoplastik nach Sanvenero-Rosselli

Die zweite, grundsätzlich andere Art der Pharyngoplastiken — wobei also der Rachenhinterwandlappen kranialwärts gestielt ist — erfordert die Aufspaltung des Velums, wobei darauf zu achten ist, daß die nasale Fläche des zu konstruierenden Velums aus dem Pharynxlappen besteht. Ein prinzipieller Unterschied bei der Entnahme des

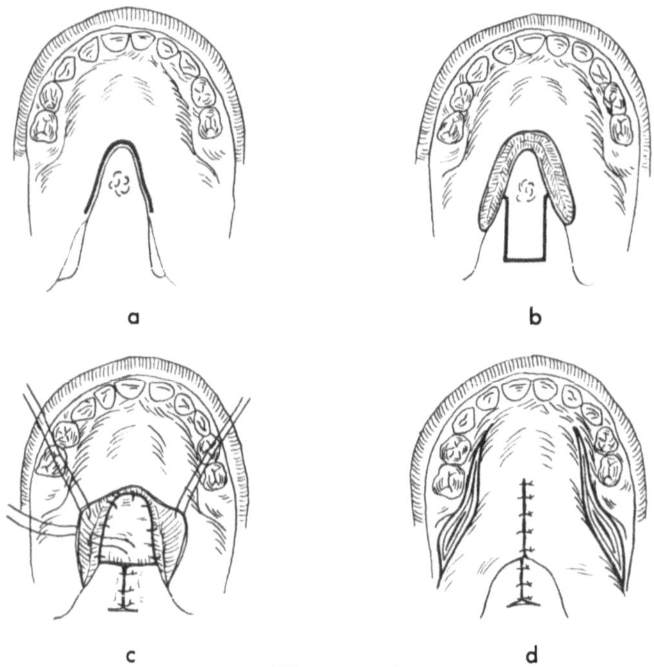

Abb. 164 a—d

Pharyngoplastik nach Sanvenero-Rosselli. Hierbei wird im Gegensatz zu den Schönborn-Rosenthalschen Verfahren der Pharynxlappen kranialwärts gestielt und in die nasale Schicht des Velums implantiert

Lappens besteht hier nicht. Die Schnittführung liegt dementsprechend höher und zeigt einen breiten kranialen Stiel. Auch hier ist wieder darauf zu achten, daß die gesamten Rachenhinterwandweichteile im Lappen zu finden sind — es muß also ein Schleimhaut-Muskellappen sein. Nach dem Verschließen des Defektes — ebenfalls mit Catgutnähten — wird nun der Lappen in die nasale Wundlefze des Velums eingenäht und die palatinale Fläche wie bei jeder Staphylorrhaphie verschlossen (Abb. 164). Der Vorteil dieser Methode liegt in der beliebig zu wählenden verschiedenen Länge des Lappens. *Johanson* hat über Lappenlängen berichtet, die bis in den harten Gaumen reichten.

Primäre Pharyngoplastik nach Burian

Die Abbildungsserie 165 zeigt die primäre Velo-Pharyngoplastik nach *Burian*. *Burian* ist zu dem Entschluß gekommen, daß es von vornherein günstig wäre, beim Verschluß von

Gaumenspalten primär eine Pharyngoplastik durchzuführen. Mit einer aus Abb. 165 ersichtlichen Schnittführung mobilisiert er die Velum- und Gaumenweichteile sowie einen kranial gestielten Pharynxlappen. Bei der nasalen Naht wird dieser Pharynxlappen direkt eingesteppt, so daß die mobilisierten Vela eine ausgezeichnete Unterlage erhalten. Das Vernähen der Palatinallappen sowie der Anschluß an die Velumplastik beendet den Eingriff.

Jedes Verfahren hat sein Für und Wider. Der Vorteil der *Sanvenero-Rossellischen* Methode liegt darin, daß der Lappen nicht so lang sein muß. Der Nachteil liegt in der schlechteren Kontrollmöglichkeit des Heilungsprozesses.

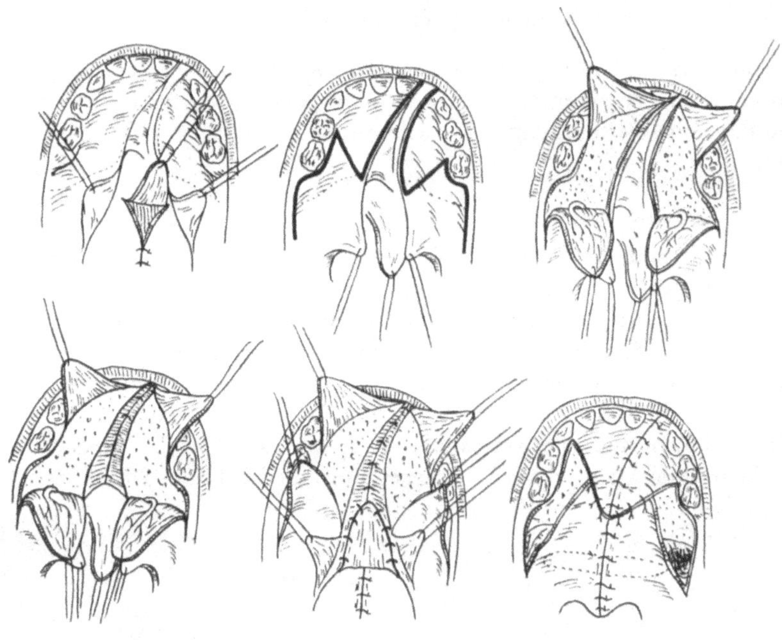

Abb. 165

Primäre Pharyngoplastik nach Burian. Hierbei wird, wie aus der Abbildungsserie ersichtlich ist, bei der primären Konstruktion des Gaumens eine Pharyngoplastik eingeschlossen. Der kranial gestielte Pharynxlappen wird in die nasale Naht einbezogen, so daß die palatinalen Lappen eine günstige Auflage finden

Pharyngoplastik nach Trauner

Trauner hat eine neue Operationsmethode für die Velopharyngoplastik ausgearbeitet. Ausgehend von dem Gedanken, daß es vorteilhafter wäre, eine fast vollständige Vereinigung des hinteren Randes des Velums mit der Pharynxwand zu erreichen, frischt er den weichen Gaumen seitlich an den hinteren Gaumenbögen bis an die Tonsillen an. Den korrespondierenden Schnitt legt er entsprechend des angefrischten Velums an die Pharynxhinterwand und näht sie unter Drahtsicherung doppelschichtig zusammen. Im Mittelfeld läßt *Trauner* die notwendige Öffnung zum Durchtritt der Luft frei. Auf diese Weise (Abb. 166) wird das Velum bis auf eine mittelständige Öffnung an der Pharynx-

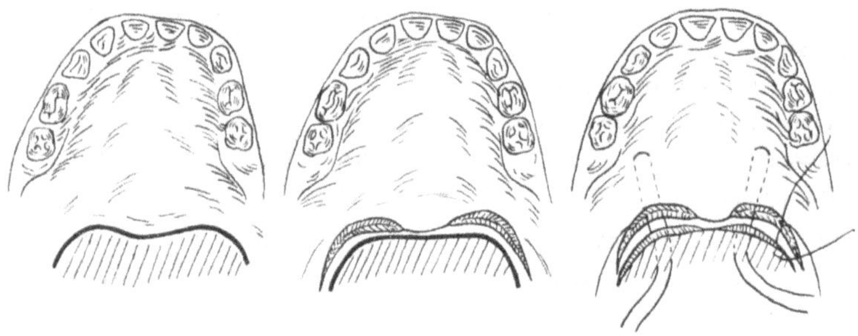

Abb. 166
Pharyngoplastik nach *Trauner*

hinterwand befestigt, so daß nun die Voraussetzung für eine normale Sprache gegeben ist. Obwohl dieses Vorgehen allgemein imponiert, können wir infolge der guten Ergebnisse mit der *Rosenthal*schen und *Sanvenoro-Rossellis*chen Plastik nichts Näheres darüber aussagen.

Pharyngoplastik nach Passavant-Hynes

In letzter Zeit ist noch eine neue — im Grunde genommen eine alte — sprachverbessernde Operation angegeben worden. *Hynes* hat den alten *Passavant*schen Gedanken aufgegriffen und operiert — ohne das Velum miteinzubeziehen — lediglich im Pharynxhinterwandbereich. Durch eine spezielle Schnittführung (Abb. 167) erhält er zwei Pharynxlappen, die er gegeneinander aufstellt und vernäht. Auf diese Weise bildet er einen *Passavant*schen Wulst, jedoch wird keine Velopharyngokonstriktio bewirkt, die u. E. erforderlich ist, um eine Normalsprache zu erreichen. Erst die Implantation gesunden und kontraktionsfähigen Muskelgewebes durch die Methoden *Schönborn, Rosenthal,*

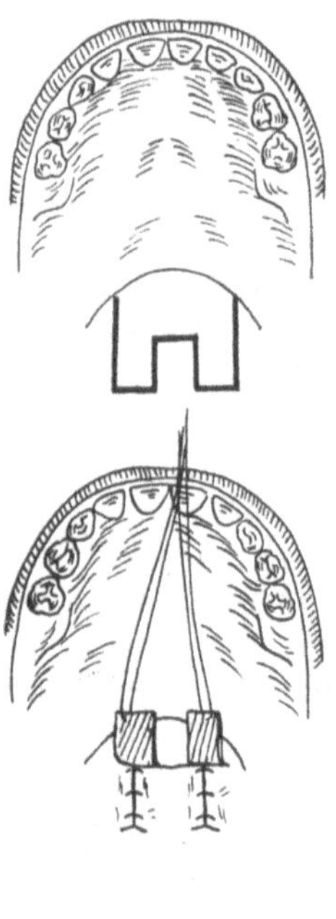

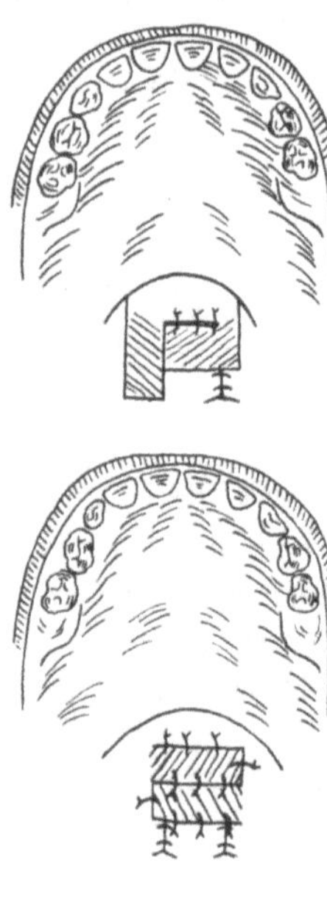

Abb. 167
Pharyngoplastik nach *Hynes.*

Durch eine spezielle Schnittführung wird ein verstärkter *Passavant*scher Wulst gebildet, bei dem jedoch das Velum unberührt bleibt. In speziellen Fällen mag dieses Verfahren seine Indikation besitzen, doch bei kurzen bzw. starren und rigiden Vela scheint uns der Effekt nicht ausreichend zu sein

Herfert, Burian, Sanvenero-Rosselli u. a. auf das vernarbte Velum wirkt sich sprachverbessernd aus.

Abschließend muß aber gesagt werden, daß es bei den Pharyngoplastiken keinesfalls auf die Methodik bzw. die Schnittführung ankommt — wir sagten das Gleiche bereits bei der primären Gaumenversorgung.

Letztlich ist nur das funktionelle Ergebnis entscheidend — nämlich die kontaktschaffende und die selbst und andere beglückende Normalsprache, die schließlich die Voraussetzung für ein schönes und erfolgreiches Leben ist.

IV. Spezialkliniken in deutschsprachigen Gebieten

Diese Angaben erheben keineswegs Anspruch auf Vollständigkeit. Durch den Ausbau vieler Abteilungen für Kiefer- und Gesichtschirurgie an den Universitätskliniken für Zahn-, Mund- und Kieferheilkunde ist mit einem weiteren Anwachsen von Spezialabteilungen zur Versorgung von Lippen-Kiefer-Gaumenspalten zu rechnen.

Berlin:	Abteilung für Kiefer- und Gesichtschirurgie im Rudolf-Virchow-Krankenhaus
	Universitätsklinik für Kiefer- und Gesichtschirurgie der Charité
Bern:	Chirurgische Abteilung des Zahnärztlichen Universitätsinstituts
Bochum:	Chirurg. Klinik der Städt. Krankenanstalt
Bonn:	Universitätsklinik für Zahn-, Mund- und Kieferheilkunde
Bremen:	Kieferklinik in den Städt. Krankenanstalten
Dortmund:	Chirurgische Klinik der Städt. Krankenanstalten Abteilung für Kiefer-Gesichtschirurgie am Hüttenhospital
Düsseldorf:	Westdeutsche Kieferklinik, Düsseldorf
Erlangen:	Universitätsklinik für Zahn-, Mund- und Kieferkrankheiten
Frankfurt am Main:	Chirurgische Klinik des Bürgerhospitals
Göttingen:	Chirurgische Universitätsklinik
Graz:	Universitäts-Zahn- und Kieferklinik
Halle:	Universitätsklinik für Zahn-, Mund- und Kieferkrankheiten
Hamburg:	Nordwestdeutsche Kieferklinik im Universitäts-Krankenhaus Eppendorf
Heidelberg:	Universitätsklinik für Zahn-, Mund- und Kieferkrankheiten
Kiel:	Universitätsklinik für Zahn-, Mund- und Kieferkrankheiten
Köln:	Universitätsklinik für Haut- und Geschlechtskrankheiten (Chir. Abt.)
Linz:	Kieferklinik der Städt. Krankenanstalten
Ludwigshafen:	Chirurgische Klinik der Städt. Krankenanstalten
Mainz:	Universitätsklinik für Zahn-, Mund- und Kieferkrankheiten
Marburg:	Klinik Dr. Schweckendiek
Mönchen-Gladbach:	Praxis Dr. Dr. Eckstein

München:	Universitätsklinik für Kinderchirurgie Chirurgisches Krankenhaus München-Nord Chirurgische Poliklinik der Universität München Universitätsklinik für Zahn-, Mund- und Kieferkrankheiten
Münster:	Abteilung für Kiefer-Gesichtschirurgie der Raphaelsklinik
Regensburg:	Abteilung für Kiefer-Gesichtschirurgie Städt. Krankenanstalten
Stuttgart:	Abteilung für Kiefer-Gesichtschirurgie Marienhospital
Thallwitz b. Leipzig:	Klinik für plastische- und Wiederherstellungschirurgie
Wien:	Kieferstation der Chirurgischen Universitätsklinik
Würzburg:	Universitätsklinik für Zahn-, Mund- und Kieferkrankheiten
Zürich:	Universitäts-Kinderklinik Zürich Universitätsklinik für Zahn-, Mund- und Kieferkrankheiten

Anhang

V. Das Bundessozialhilfegesetz

einführend kommentiert von Landessozialgerichtsrat Dr. F. Luber*)

1. Geschichtlicher Überblick über die Körperbehindertenhilfe in Deutschland

Jahrhundertelang war der Körperbehinderte (vor Jahren noch als Krüppel bezeichnet), ein bedauernswertes, zum Teil verachtetes, von der menschlichen Gesellschaft ausgestoßenes Geschöpf. Sein Los war es, meist von der Mildtätigkeit seiner Mitmenschen als Bettler oder gar Spaßmacher (Hofzwerg, Tanzkrüppel) zu leben. Niemand erblickte in Deutschland in der Fürsorge für den Körperbehinderten ein soziologisches Problem, bis 1816 der Würzburger Instrumentenmacher Johann Georg Heine die erste orthopädische Heilanstalt für Gelähmte und Amputierte gründete. Ihm folgte im Jahre 1832 in München der königlich-bayerische Konservator Johann Nepomuk Edler von Kurz, welcher die „Technische Industrieanstalt für krüppelhafte Kinder" ins Leben rief, die kurz darauf in „Handwerkerschule für krüppelhafte Kinder" umbenannt, 1844 verstaatlicht wurde und heute noch als staatliche Landesanstalt für krüppelhafte Kinder in München-Harlaching fortbesteht. Sie stellte nicht mehr lediglich ein Asyl oder Siechenheim dar, sondern kam dem heutigen Ziel der Eingliederung des Körperbehinderten in das Erwerbsleben bereits sehr nahe, indem sie für Unterricht und gewerbliche Ausbildung des Körperbehinderten sorgte. In den folgenden Jahren wurden noch einige Krüppelheime, und zwar lediglich im Süden Deutschlands, gegründet, darunter erstmals auch ein ärztlich geleitetes. Dann geschah auf diesem Gebiet verhältnismäßig lange nichts. Im Jahre 1886 gliederte Pastor Hoppe dem Oberlinhaus in Nowawes bei Berlin ein Krüppelheim mit Heil-, Erziehungs- und Pflegeanstalt an, was die Schaffung weiterer derartiger Heime durch die Innere Mission in Norddeutschland nach sich zog. Die St.-Josefs-Gesellschaft in Bigge (Ruhr), gegründet von Rektor Sommer 1904, sah ihre Aufgabe in der Errichtung katholischer Krüppelheime.

Die erstmals im Jahre 1906 durchgeführte amtliche Zählung der jugendlichen Körperbehinderten in Deutschland ergab die bestürzende Zahl von fast 98 000, davon über 48 000 heimbedürftig. Auf Grund dieses aufrüttelnden statistischen Ergebnisses wurden zahlreiche neue Heime, meist unter ärztlicher Leitung, ins Leben gerufen. 1909 erfolgte die Gründung der — überkonfessionellen — Deutschen Vereinigung für Krüppelfürsorge, welche heute noch als Deutsche Vereinigung zur Förderung der Körperbehindertenfürsorge e. V.[1]) besteht, deren Wirken auf das Wohl der Körperbehinderten und die Zusammenarbeit mit allen mit der Körperbehindertenhilfe befaßten Personen und Stellen gerichtet ist[2]). Ihr Organ war damals die Zeitschrift für Krüppelfürsorge, heute ist es das seit 1951 jährlich erscheinende Jahrbuch der Fürsorge für Körperbehinderte[3]) Im Auftrag dieser Vereinigung gab Dr. Konrad Biesalski 1911 einen umfassenden,

*) Mit freundlicher Genehmigung des Verlages R. S. Schulz, München.

[1]) Bis 1958 hieß der Verein „Deutsche Vereinigung zur Bekämpfung des Krüppeltums".

[2]) Die Satzung der Vereinigung und ein Verzeichnis der Vorstands- und Vereinsmitglieder ist im Jahrb. 1955 auf Seite 129 ff. veröffentlicht; es wird in den späteren Jahrbüchern jeweils ergänzt. Geschäftsstelle der Vereinigung: Orthopädische Anstalt der Universität Heidelberg, Heidelberg-Schlierbach, Wielandheim.

[3]) Zu beziehen durch Georg Thieme Verlag, Stuttgart-N, Herdweg 63.

reich illustrierten und gemeinverständlich dargestellten „Leitfaden für Krüppelfürsorge" heraus, der 1926 seine 3. Auflage erlebte und als „Grundriß der Krüppelfürsorge" erschien[4]). Während des ersten Weltkrieges konnten die in Friedenszeiten bei der zivilen Körperbehindertenhilfe in medizinischer und sozialer (berufsfürsorgerischer) Hinsicht gewonnenen Erfahrungen bei der Behandlung der Kriegsversehrten nutzbringend angewendet werden.

Die Errichtung der bislang bestehenden Heime für Körperbehinderte ging allein auf private bzw. kirchliche Initiative zurück. Deshalb war es ein Meilenstein in der Entwicklung der Körperbehindertenhilfe, als im Jahre 1920 mit dem Erlaß des Preußischen Krüppelfürsorgegesetzes[5]) sich der Staat (Land Preußen) der umfassenden Betreuung der Körperbehinderten annahm. Als Pflichtaufgabe der öffentlichen Wohlfahrtspflege — bei Vorliegen der fürsorgerechtlichen Hilfsbedürftigkeit — wurde erstmals neben der Sorge für Bewahrung, Kur und Pflege bei jugendlichen Körperbehinderten (unter 18 Jahren) die Erwerbsbefähigung im Gesetz verankert. Die Bestimmung einer Anzeigepflicht an das Jugendamt für Ärzte, Hebammen, Lehr-, Krankenpflege- und Fürsorgepersonen bei jugendlichen Körperbehinderten bzw. von einer Körperbehinderung Bedrohten (bei Verletzung dieser Anzeigepflicht Strafandrohung) sollte die frühzeitige und weitgehende Erfassung der Körperbehinderten gewährleisten. Die Verordnung über die Fürsorgepflicht, erlassen im Jahre 1924[5a]), übernahm zum Teil die Gedanken des Preußischen Krüppelfürsorgegesetzes (Erwerbsbefähigung) als Reichsgesetz. Die übrigen Länder haben teilweise dem Preußischen Krüppelbehindertengesetz ähnliche Sonderbestimmungen erlassen bzw. die Körperbehindertenhilfe in den landesrechtlichen Ausführungsbestimmungen zur RFV näher geregelt.

Unter der nationalsozialistischen Herrschaft konnte — auch gegen seinen Willen — unfruchtbar gemacht (sterilisiert) werden, wer an schwerer erblicher körperlicher Mißbildung litt (die als Erbkrankheit im Sinne des Gesetzes zur Verhütung erbkranken Nachwuchses vom 14. Juli 1933[6]) galt), wenn nach den Erfahrungen der ärztlichen Wissenschaft mit großer Wahrscheinlichkeit zu erwarten war, daß die Nachkommen an schweren körperlichen Erbschäden leiden werden (§ 1 Abs. 2 Ziffer 8 des Gesetzes vom 14. Juli 1933). In derartigen Fällen bestand ferner ein Eheverbot (§ 1 Abs. 1 Buchstabe d) des Gesetzes zum Schutze der Erbgesundheit des deutschen Volkes vom 18. Oktober 1935[7]).

Nach dem 2. Weltkrieg wurde die Rechtsmaterie der Körperbehindertenhilfe durch ein eigenes Bundesgesetz neu geregelt. Am 27. Februar 1957 wurde das Gesetz über die Fürsorge für Körperbehinderte und von einer Körperbehinderung bedrohte Personen (Körperbehindertengesetz) verkündet[8]). Es trat am 1. April 1957 in Kraft und umfaßte 19 Paragraphen. Es baute zwar auf dem Preußischen Krüppelfürsorgegesetz von 1920 auf, brachte aber einschneidende Verbesserungen und enthielt materielle wie verfahrensrechtliche Vorschriften. Der unter das Gesetz fallende Personenkreis wurde durch die Festlegung medizinischer Merkmale klar umrissen; neben den bisherigen Krüppelleiden wurden Hörstumme und Seelentaube zusätzlich aufgenommen. Auf die Leistungen nach dem Körperbehindertengesetz bestand ein Rechtsanspruch. Dazu gehörten die notwendigen ärztlichen bzw. fürsorgerischen Maßnahmen zur Verhütung einer drohenden Körperbehinderung, Beseitigung einer vorhandenen Körperbehinderung, Vorbereitung der Eingliederung in das Erwerbsleben, Befreiung von fremder Hilfe (wenn Erwerbsbefähigung nicht zu erzielen war) sowie zur Erleichterung des Leidens siecher Körperbehinderter. Träger der Körperbehindertenhilfe war sowohl der Bezirks- als auch der Landesfürsorgeverband. Bei Erreichung einer genau festgelegten Einkommensgrenze war der Körperbehinderte bei bestimmten, mit größeren Kosten verbundenen Maßnahmen zur Leistung eines angemessenen Beitrags verpflichtet. Das Körperbehindertengesetz war ein Fürsorgegesetz; soweit es nichts anderes bestimmte, fanden die allgemeinen fürsorgerechtlichen Vorschriften als generelle Rechtsnorm Anwendung. Zum Körperbehindertengesetz wurde eine Rechtsverordnung erlassen[9]), welche die Frage der Zuständigkeit der Fürsorgeverbände zur orthopädischen Versorgung der Körperbehinderten im einzelnen regelte.

[4]) Verlag von Leopold Voß, Leipzig.

[5]) Preuß. KFG v. 6. Mai 1920 (Preuß. GesSamml. S. 280).

[5a]) RFV; vgl. auch RGr § 6.

[6]) RGBl. I S. 529.

[7]) RGBl. I S. 1246 (Ehegesundheitsgesetz).

[8]) (BGBl. I S. 147).

[9]) v. 10. Juli 1958 (BGBl. I S. 449).

Das Körperbehindertengesetz — und das spätere Gesetz über die Tuberkulosehilfe — waren auf dem Gebiet der Eingliederung der Behinderten in das Erwerbsleben (Rehabilitation) Vorbilder für das Bundessozialhilfegesetz. Mit dem Inkrafttreten des Bundessozialhilfegesetzes (1. Juni 1962) wurde das Körperbehindertengesetz aufgehoben[10]).

Bei der Betrachtung der historischen Entwicklung der Körperbehindertenhilfe soll nicht versäumt werden, abschließend darauf hinzuweisen, daß sie sehr eng mit der Geschichte der deutschen Orthopädie verknüpft ist und daß beide gegenseitig aufeinander befruchtend gewirkt haben.

2. Zur Entstehung des Bundessozialhilfegesetzes

Der Bundestag hatte im Januar 1957 bei der Beratung der Rentenversicherungs-Neuregelungsgesetze die Bundesregierung ersucht, mit tunlichster Beschleunigung ein Gesetz über die Neuordnung des Fürsorgerechts vorzulegen. Dieser Beschluß kam der Absicht der Bundesregierung entgegen, im Rahmen einer umfassenden Reform der Sozialleistungen auch das Fürsorgerecht neu zu regeln. Die Bundesregierung (federführend war der Bundesminister des Innern) legte am 20. April 1960 dem Bundestag einen Entwurf eines Bundessozialhilfegesetzes (BSHG) vor (Drucksache 1799). Dem Gesetzentwurf sind als Anlagen beigefügt:

1. die amtliche Begründung mit einem Teil A („Allgemeines"), einem Teil B („Die Bestimmungen im einzelnen") und einem Teil C („Finanzielle Auswirkungen");
2. die Stellungnahme des Bundesrats, in der zu mehreren Paragraphen des Gesetzentwurfs Änderungen bzw. Ergänzungen, vor allem im Hinblick auf verfassungsrechtliche Bedenken vorgeschlagen werden;
3. die Auffassung der Bundesregierung zu der Stellungnahme des Bundesrats.

Der Gesetzentwurf wurde vom Bundestag (3. Wahlperiode) in seiner 111. Sitzung am 4. Mai 1960 in erster Lesung beraten und dem Ausschuß für Kommunalpolitik und öffentliche Fürsorge — federführend — sowie dem Ausschuß für Gesundheitswesen und dem Haushaltsausschuß — mitberatend — überwiesen (Protokoll S. 6253 ff.).

Am 25. April 1961 legte der Ausschuß für Kommunalpolitik und öffentliche Fürsorge dem Bundestag über die Ergebnisse der Beratung des Gesetzentwurfs einen schriftlichen Bericht (Ausschußbericht) vor (Drucksache 2673), welcher in einen Teil I („Allgemeines") und einen Teil II („Die einzelnen Bestimmungen") gegliedert ist und der weitere Vorschläge zu Änderungen und Ergänzungen der Gesetzesvorlage enthält. Der Ausschuß hörte Sachverständige, vor allem aus den kommunalen Spitzenverbänden und den Verbänden der freien Wohlfahrtspflege.

Die Bestimmungen des Gesetzentwurfs über die Änderung und Ergänzung des Bundesversorgungsgesetzes (Kriegsopferfürsorge) — Abschnitt 14 des Gesetzentwurfs — sind durch die inzwischen erfolgte Neuordnung des Kriegsopferrechts (Erstes Neuordnungsgesetz vom 27. Juni 1960; BGBl. I S. 453) weggefallen.

In der 157. und 158. Sitzung des Bundestages am 3. und 4. Mai 1961 erfolgte die zweite und dritte Lesung des Gesetzentwurfs (Protokolle S. 9022 ff.). Dabei wurde neben sonstigen geringfügigen Änderungen der Gesetzesvorlage der Grundsatz der freien Arztwahl im Gesetz ausdrücklich festgelegt und die ärztliche Meldepflicht von Personen mit einer körperlichen Behinderung gelockert (§ 37 Abs. 3 und 4; § 124 Abs. 3 und 4). Einen weiten Raum nahmen die Diskussionen zu der Regelung des Verhältnisses der Sozialhilfe zur freien Wohlfahrtspflege ein (§ 10, § 93 Abs. 1). Gegen diese Bestimmungen wurden Bedenken erhoben unter den Gesichtspunkten der Verfassungsmäßigkeit, des Eingriffs in die gemeindliche Selbstverwaltung und der Konfessionalisierung der Sozialhilfe. Mit einem Stimmenverhältnis von 193 Ja-Stimmen, 150 Nein-Stimmen und 3 Stimmenthaltungen wurden das Gesetz in dritter Lesung angenommen.

Bei der Beratung des Gesetzes im Bundesrat (Drucksache 167/61) wurden vor allem die Bestimmungen über das Verhältnis der Sozialhilfe zur freien Wohlfahrtspflege beanstandet. Mit einer geringen Mehrheit (6 Länder stimmten zu, 5 Länder stimmten dagegen) wurde das Gesetz in der 233. Sitzung des Bundesrats am 26. Mai 1961 die Zustimmung erteilt (Sitzungsbericht S. 116 ff.).

Am 30. Juni 1961 wurde das Gesetz verkündet und im Bundesgesetzblatt Teil I Nr. 46 vom 5. Juli 1961 auf S. 815 veröffentlicht.

---

[10]) § 153 Abs. 2 Ziff. 4 BSHG.

3. Zum Inhalt des Bundessozialhilfegesetzes unter Hervorhebung der Bestimmungen über die Körperbehindertenhilfe

Das BSHG ist eine Zusammenfassung des bisher in verschiedenen bundesrechtlichen Vorschriften niedergelegten Rechts der öffentlichen Fürsorge. Es enthält neben altem Recht zahlreiche neue Gedanken. Sein Inhalt ist materieller und verfahrensrechtlicher Art. Es gliedert sich in 14 Abschnitte, wobei dem Abschnitt 1, welcher die allgemeinen Grundzüge der Sozialhilfe aufzeigt, eine besondere Bedeutung zukommt. Die Abschnitte 2 bis 6 enthalten im wesentlichen materielles Recht, die Abschnitte 7 bis 10, 12 und 13 Verfahrensrecht. Der Abschnitt 11 enthält nur wenige „Sonstige Bestimmungen". Der letzte Abschnitt 14 enthält die üblichen Übergangs- und Schlußbestimmungen.

Die bisherige Bezeichnung „öffentliche Fürsorge" wird durch „Sozialhilfe" ersetzt. Dieser Begriff fällt unter den Oberbegriff „Sozialleistungen", worunter z. B. auch die Leistungen der Sozialversicherung, Kriegsopferversorgung, Arbeitslosenversicherung, Unterhaltssicherung fallen.

Das BSHG berührt in mehrfacher Hinsicht andere Rechtsgebiete, so insbesondere die Rechtsgebiete der Versicherung und Versorgung und der übrigen Sozialleistungen, der Arbeitsverwaltung, der Gesundheitsverwaltung, der Jugendwohlfahrt, des Schulwesens, des öffentlichen Dienstes, der freiwillige Gerichtsbarkeit (bezüglich der für Arbeitsscheue und Gefährdete vorgesehenen Zwangsmaßnahmen), der Verwaltungsgerichtsbarkeit.

Zur Durchführung des BSHG im einzelnen sind Rechtsverordnungen des Bundesrechts und Ausführungsbestimmungen der Länder vorgesehen.

Wegen der finanziellen Auswirkungen des Gesetzes wurde der Zeitpunkt seines Inkrafttretens hinausgeschoben (vgl. § 153 Abs. 1).

Sämtliche bisherigen fürsorgerechtlichen Vorschriften wurden aufgehoben, insbesondere die Fürsorgepflichtverordnung, die Reichsgrundsätze über Voraussetzung, Art und Maß der öffentlichen Fürsorge, die Vereinfachungsverordnungen sowie das **Körperbehindertengesetz** und das Tuberkulosehilfegesetz.

Aus Abschnitt 1 sind folgende materiell- und verfahrensrechtliche Grundsätze der Sozialhilfe hervorzuheben, welche im wesentlichen schon bisher galten:

Befähigung des Hilfeempfängers zur Selbsthilfe als Ziel der Sozialhilfe — § 1 Abs. 2,

Nachrang der Sozialhilfe gegenüber der Fähigkeit sich selbst zu helfen und gegenüber der Hilfe von anderen (Subsidiaritätsprinzip) — § 2,

Sozialhilfe nach der Besonderheit des Einzelfalles (individuelle Hilfe) — § 3,

Rechtsanspruch auf Sozialhilfe — § 4,

Eingreifen von Amts wegen (Offizialprinzip) — § 5,

Familiengerechte Hilfe — § 7,

Aufgabenteilung durch örtliche und überörtliche Träger — § 9,

Nebeneinander von Sozialhilfe und freier Wohlfahrtspflege — § 10.

Die wichtigsten Bestimmungen des BSHG sind, schematisch dargestellt, folgende:

A. MATERIELLES RECHT

I. Aufgabe

Aufgabe der Sozialhilfe ist es, dem Empfänger die Führung eines Lebens zu ermöglichen, das der Würde des Menschen entspricht. Die Hilfe soll ihn soweit wie möglich befähigen, unabhängig von ihr zu leben — Befähigung zur Selbsthilfe —; hierbei ist er verpflichtet mitzuwirken (§ 1 Abs. 2).

II. Leistungen

1. Inhalt der Sozialhilfe

Die Sozialhilfe umfaßt Hilfe zum Lebensunterhalt und Hilfe in besonderen Lebenslagen (§ 1 Abs. 1). Wegen der Leistungen im einzelnen s. nachstehend unter 6. und 7.

2. Sozialhilfe nach der Besonderheit des Einzelfalles

Art, Form und Maß der Sozialhilfe richten sich nach der Besonderheit des Einzelfalles — individuelle Hilfe (§ 3 Abs. 1).

Wünschen des Hilfeempfängers soll unter bestimmten Voraussetzungen entsprochen werden (§ 3 Abs. 2).

Der Hilfeempfänger hat ein Recht auf freie Arztwahl (§ 37 Abs. 3 und 4).

3. Vorbeugende und nachgehende Hilfe

Die Sozialhilfe soll vorbeugend und auch nach Beseitigung einer Notlage gewährt werden (§ 6)

4. Familiengerechte Hilfe

Bei Gewährung der Sozialhilfe sollen die besonderen Verhältnisse in der Familie des Hilfesuchenden berücksichtigt werden (§ 7).

5. Formen der Sozialhilfe

Formen der Sozialhilfe sind persönliche Hilfe, Geldleistung oder Sachleistung. Zur persönlichen Hilfe gehört auch die Beratung in sozialen Fragen (§ 8).

6. Die Leistungen der Hilfe zum Lebensunterhalt

a) Gegenstand der Hilfe

1. Beschaffung des notwendigen Lebensunterhalts
   Der notwendige Lebensunterhalt umfaßt besonders Ernährung, Unterkunft, Kleidung, Körperpflege, Hausrat, Heizung und persönliche Bedürfnisse des täglichen Lebens (§ 12 Abs. 1).
2. Übernahme von Krankenversicherungsbeiträgen für Rentenantragsteller (§ 13).
3. Alterssicherung
   Erfüllung der Voraussetzungen eines Anspruchs auf eine angemessene Alterssicherung oder auf ein Sterbegeld (§ 14).
4. Übernahme der Bestattungskosten (§ 15).

b) Hilfe zur Arbeit

Der Hilfesuchende muß seine Arbeitskraft zur Beschaffung des Lebensunterhalts für sich und seine unterhaltsberechtigten Angehörigen einsetzen. Unter bestimmten Voraussetzungen darf eine Arbeit nicht zugemutet werden (§ 18).
Schaffung von Arbeitsgelegenheit, insbesondere Schaffung einer Gelegenheit zu gemeinnütziger Arbeit (§ 19).
(Wegen Zwangsmaßnahmen s. nachstehend unter VIII.)

c) Form und Maß der Leistungen

Laufende und einmalige Leistungen; Taschengeld bei Hilfe zum Lebensunterhalt in einer Anstalt, einem Heim oder einer gleichartigen Einrichtung (§ 21).
Laufende Leistungen zum Lebensunterhalt außerhalb von Anstalten, Heimen und gleichartigen Einrichtungen werden nach Regelsätzen gewährt; Festsetzung der Höhe der Regelsätze durch die Länder (§ 22). Anerkennung eines Mehrbedarfs in bestimmten Fällen (§§ 23, 24).

7. Die Leistungen der **Hilfe in besonderen Lebenslagen** (§ 27 Abs. 1)

a) Hilfe zum Aufbau oder zur Sicherung der Lebensgrundlage

Geldleistungen in Form von Beihilfen oder Darlehen (§ 30).

b) Ausbildungshilfe

Ausbildung für einen angemessenen Beruf oder für eine sonstige angemessene Tätigkeit.
Ausbildungshilfe zum Besuch einer mittleren oder höheren Schule, Fachschule, Hochschule (§§ 31—35).

c) Vorbeugende Gesundheitshilfe

Vorsorgeuntersuchungen, Maßnahmen der Erholung, besonders für Kinder, Jugendliche, alte Menschen und Mütter (§ 36).

d) Krankenhilfe

Die Krankenhilfe umfaßt:

ärztliche und zahnärztliche Behandlung,
Versorgung mit Arzneimitteln, Verbandsmitteln und Zahnersatz, Krankenhausbehandlung, sonstige Leistungen,
Recht auf freie Arztwahl,

(§ 37).

e) Hilfe für werdende Mütter und Wöchnerinnen

Die Hilfe umfaßt:

Hebammenhilfe,
ärztliche Behandlung,
Versorgung mit Arznei- und Heilmitteln,
Entbindungskostenbeitrag,
Stillgeld,
Ernährungszulagen,

(§ 38).

f) **Eingliederungshilfe für Behinderte**

A. Personenkreis (§ 39 Abs. 1 und 2):

1. **Körperbehinderte** oder von einer Körperbehinderung bedrohte Personen, Körperbehinderte sind Personen, die in ihrer Bewegungsfähigkeit durch eine Beeinträchtigung ihres Stütz- und Bewegungssystems nicht nur vorübergehend wesentlich behindert sind oder bei denen **wesentliche Spaltbildungen des Gesichts** oder des Rumpfes bestehen,
2. Blinde, von Blindheit bedrohte oder nicht nur vorübergehend hochgradig sehschwache Personen,
3. Personen, die durch eine Beeinträchtigung oder Hörfähigkeit nicht nur vorübergehend wesentlich behindert oder von einer solchen Behinderung bedroht sind,
4. Personen, die durch eine Beeinträchtigung der Sprachfähigkeit nicht nur vorübergehend wesentlich behindert oder von einer solchen Behinderung bedroht sind,
5. Personen, deren geistige Kräfte schwach entwickelt sind.

Anderen Personen mit einer körperlichen, geistigen oder seelischen Behinderung kann Eingliederungshilfe gewährt werden.
Die Personen zu Ziffer 1. mit 4. werden unter dem Begriff „Personen mit körperlicher Behinderung" zusammengefaßt (§ 124).

B. Aufgabe (§ 39 Abs. 3):

eine drohende Behinderung zu verhüten oder eine vorhandene Behinderung oder deren Folgen zu beseitigen oder zu mildern und dabei dem Behinderten die Teilnahme am Leben in der Gemeinschaft zu ermöglichen oder zu erleichtern. Hierzu gehört vor allem, dem Behinderten die Ausübung eines angemessenen Berufs oder einer sonstigen angemessenen Tätigkeit zu ermöglichen oder ihn wenigstens unabhängig von Pflege zu machen.

C. Maßnahmen der Hilfe (§ 40):

als Rechtsanspruch (§ 40 Abs. 1):

1. ambulante oder stationäre Behandlung oder sonstige ärztliche Maßnahmen zur Verhütung, Beseitigung oder Milderung der Behinderung,
2. orthopädische Versorgung,
3. Schulbildung,
4. Berufsausbildung oder Hilfe für eine sonstige angemessene Tätigkeit,
5. Fortbildung und Umschulung,
6. Hilfe zur Erlangung eines Arbeitsplatzes,
7. nachgehende Hilfe.

Als Kannleistung (§ 40 Abs. 2):

nach Möglichkeit Gelegenheit zur Ausübung einer der Behinderung entsprechenden Tätigkeit, wenn wegen der Schwere der Behinderung arbeits- und berufsfördernde Maßnahmen nach § 40 Abs. 1 nicht möglich sind.

Als Kannleistung (§ 40 Abs. 3):

Beihilfen zum Besuch von Angehörigen während stationärer Maßnahmen.

D. Lebensunterhalt (§§ 41, 42):

Die Hilfe nach § 40 Abs. 1 Nr. 3 bis 5 (Hilfe zur Schulbildung, Berufsausbildung, Fortbildung und Umschulung) umfaßt auch den Lebensunterhalt des Behinderten; hier gelten die Bestimmungen des Abschnittes 2. Anerkennung eines Mehrbedarfs. Gewährung auch während einer Übergangszeit (Einarbeitungszeit). Erhöhung der Regelsätze für den Lebensunterhalt der von dem Behinderten unterhaltenen Personen.

E. Versagung der Hilfe (§ 45):

bei schuldhafter Gefährdung des Erfolgs der Hilfe.

F. Gesamtplan (§ 46):

Aufstellung eines Gesamtplanes durch den Träger der Sozialhilfe; bei Körperbehinderten im Benehmen mit dem Gesundheitsamt, Zusammenwirken mit sonstigen Stellen und Personen (Landesarzt).

g) Tuberkulosehilfe

Aufgabe

Förderung und Sicherung der Heilung Tuberkulosekranker,
Schutz der Umgebung des Kranken gegen die Übertragung der Tuberkulose.

Umfang der Tuberkulosehilfe:

Heilbehandlung,
Hilfe zur Eingliederung in das Arbeitsleben,
Hilfe zum Lebensunterhalt,
Sonderleistungen,
vorbeugende Hilfe,

(§§ 48—66).

h) Blindenhilfe

Blindengeld (§ 67).

i) **Hilfe zur Pflege**

Gewährung bei Hilflosigkeit infolge Krankheit oder **Behinderung;**
Vermittlung angemessener Bildung und von Anregungen kultureller oder sonstiger Art; häusliche Pflege; Pflegegeld in Höhe von 100 DM mtl., bei außergewöhnlicher Pflege angemessene Erhöhung (§§ 68, 69).

k) Hilfe zur Weiterführung des Haushalts

persönliche Betreuung von Haushaltsangehörigen sowie die sonstige zur Weiterführung des Haushalts erforderliche Tätigkeit; anderweitige Unterbringung Haushaltsangehöriger (§§ 70, 71).

l) Hilfe für Gefährdete

Aufgabe:

Hinführung zu einem geordneten Leben, vor allem Gewöhnung an regelmäßige Arbeit,
Hilfe für Nichtseßhafte,

(§§ 72—74).

(Wegen Zwangsmaßnahmen s. nachstehend unter VIII.)

m) Altenhilfe

Aufgabe:

Überwindung von Schwierigkeiten, die durch das Alter entstehen,
Verhütung von Vereinsamung im Alter.

Maßnahmen:

Hilfe zu einer Tätigkeit,
Hilfe bei der Beschaffung von Wohnungen,
Hilfe zum Besuch von Veranstaltungen usw.,
Hilfe zur Ermöglichung der Verbindung mit nahestehenden Personen,

(§ 75).

III. Anspruch

1. Rechtsanspruch, Kann-Leistung

Auf die Leistungen der Sozialhilfe besteht ein Anspruch (§ 4), welcher im Verfahren der allgemeinen Verwaltungsgerichtsbarkeit (Verwaltungsrechtsweg) durchgefochten werden kann (s. im einzelnen nachstehend unter B. VII).

Das BSHG sieht Leistungen vor, auf die ein Rechtsanspruch besteht — Pflichtleistungen — (Ist-Vorschriften) — § 4 Abs. 1 Satz 1 — und Leistungen, deren Gewährung in das Ermessen des Trägers der Sozialhilfe gestellt ist (Soll- und Kann-Vorschriften).

2. Persönliche Natur des Anspruchs

Der Anspruch auf Sozialhilfe kann nicht übertragen werden; er ist unverpfändbar und unpfändbar (§ 4 Abs. 1 Satz 2).

3. Anspruch dem Grunde nach

Über Form und Maß der Sozialhilfe ist grundsätzlich nach pflichtmäßigem Ermessen zu entscheiden (§ 4 Abs. 2).

4. Nachrang der Sozialhilfe (Grundsatz der Subsidiarität der Sozialhilfe)

Ein Anspruch auf Sozialhilfe besteht nicht, wenn der Hilfesuchende

a) sich selbst helfen kann (Selbsthilfe) oder
b) die erforderliche Hilfe von anderen, besonders von Angehörigen oder von Trägern anderer Sozialleistungen erhält (Hilfe durch andere)

(§ 2 Abs. 1).

Bei der Beantwortung der Frage, ob der Hilfesuchende sich selbst helfen kann, sind seine eigenen Kräfte und Mittel (Einkommen und Vermögen) bzw. die Mittel seines Ehegatten und seiner Eltern zu berücksichtigen. Dabei gilt für die Hilfe zum Lebensunterhalt ein strengerer Maßstab als bei Hilfe in besonderen Lebenslagen (§§ 11, 28); s. nachstehend unter IV.

Verpflichtungen anderer, besonders Unterhaltspflichtiger oder der Träger anderer Sozialleistungen, werden durch das BSHG nicht berührt. Auf Rechtsvorschriften beruhende Leistungen anderer, auf die jedoch kein Anspruch besteht (Kannleistung), dürfen nicht deshalb versagt werden, weil nach den BSHG entsprechende Leistungen vorgesehen sind.

5. Vorläufige Hilfeleistung

In dringenden Fällen ist Sozialhilfe zu gewähren, auch wenn noch nicht feststeht, ob ein anderer zur Hilfe verpflichtet ist. Dies gilt bei der Eingliederungshilfe für **Behinderte** und bei der Tuberkulosehilfe (§§ 44, 59).

6. Kein Antragserfordernis

Ein Antrag ist nicht Anspruchsvoraussetzung; es gilt das Amtsprinzip (§ 5).

IV. Einsatz des Einkommens und Vermögens

Sozialhilfe erhält nicht, wer sich selbst helfen kann (§ 2 Abs. 1). Bei Prüfung dieser Voraussetzung ist das Einkommen und Vermögen des Hilfesuchenden bzw. seines Ehegatten und seiner Eltern heranzuziehen (§§ 11, 28). Bei der Hilfe zum Lebensunterhalt ist das Einkommen in voller Höhe, bei der Hilfe in besonderen Lebenslagen nur dann einzusetzen, wenn es eine bestimmte Einkommensgrenze übersteigt (§ 84).

1. Begriff des Einkommens

Einkommen sind alle Einkünfte in Geld oder Geldeswert. Bestimmte Unkosten sind abzusetzen. Für zweckbestimmte Leistungen und Zuwendungen gelten besondere Vorschriften (§§ 76—78).

2. Einkommensgrenzen für die Hilfe in besonderen Lebenslagen.

a) Allgemeine Einkommensgrenze

Die Aufbringung der Mittel ist nicht zuzumuten, wenn das monatliche Einkommen eine Einkommensgrenze nicht übersteigt, die sich ergibt aus

1. einem Grundbetrag in Höhe des Doppelten des Regelsatzes eines Haushaltsvorstandes,
2. den Kosten der Unterkunft und
3. einem Familienzuschlag von 60 DM für jeden Angehörigen (§ 79).
   Bei bestimmten Leistungen erhöht sich der Familienzuschlag auf 80 DM (§ 80).

b) **Besondere Einkommensgrenze**

Bei bestimmten Leistungen der Eingliederungshilfe für **Behinderte** und der Tuberkulosehilfe tritt an die Stelle des Grundbetrages und des Betrages für die Kosten der Unterkunft ein Grundbetrag von 500 DM, bei der Blindenhilfe ist der Grundbetrag 1000 DM, der Familienzuschlag erhöht sich auf 80 DM (§ 81).

3. Einsatz des Vermögens

Zum Vermögen gehört das gesamte verwertbare Vermögen. Vom Einsatz oder von der Verwertung des Vermögens bestehen jedoch mehrere Ausnahmen, so bei Familien- und Erbstücken, bei einem Familienheim, bei kleineren Barbeträgen usw. (§ 88).

4. Ausnahmen

a) Erweiterte Hilfe, Kostenbeitrag

Sozialhilfe kann oder muß in bestimmten Fällen auch bei ausreichendem Einkommen oder Vermögen gewährt werden. Das Gesetz spricht hier von „erweiterter Hilfe". Diese Hilfe bedingt eine Verpflichtung des Hilfeempfängers zum Kostenbeitrag (§ 11 Ab. 2, §§ 29, 43, 58). Die Eingliederungshilfe für **Behinderte** fällt hierunter (s. § 43).

b) gänzliche Freistellung

In besonderen Fällen kann oder muß Sozialhilfe ohne Rücksicht auf vorhandenes Einkommen oder Vermögen gewährt werden (§ 56 Abs. 1 Satz 1 Nummer 2, § 72 Abs. 3, § 75 Abs. 3).

V. Verpflichtungen anderer

Verpflichtungen anderer, besonders Unterhaltspflichtiger oder der Träger anderer Sozialleistungen, werden durch das BSHG nicht berührt (§ 2 Abs. 2).

Hat ein Hilfeempfänger für die Zeit, für die Hilfe gewährt wird, einen Anspruch gegen einen anderen, kann der Träger der Sozialhilfe durch schriftliche Anzeige an den anderen bewirken, daß der Anspruch bis zur Höhe seiner Aufwendungen auf ihn übergeht (Anspruchsüberleitung; cessio legis) — § 90.

Ein nach bürgerlichem Recht Unterhaltspflichtiger darf durch die Anspruchsüberleitung nicht schlechter gestellt werden als der Hilfeempfänger selbst, der sein Einkommen und Vermögen einzusetzen hätte (§ 91).

VI. Kostenersatz

Eine Verpflichtung, die aufgewendeten Kosten der Sozialhilfe zu ersetzen, besteht in 2 Fällen:

1. Schuldhaftes Verhalten beim Empfang der Leistung

Zum Ersatz der Kosten der Sozialhilfe ist verpflichtet, wer nach Vollendung des 18. Lebensjahres die Voraussetzungen für die Gewährung der Sozialhilfe an sich selbst oder seine unterhaltsberechtigten Angehörigen durch vorsätzliches oder grobfahrlässiges Verhalten herbeigeführt hat. Von der Heranziehung zum Kostenersatz kann abgesehen werden, soweit sie eine Härte bedeuten oder den Erfolg der Hilfe gefährden würde (§ 92 Abs. 2).

2. Nur hinsichtlich der Kosten der Hilfe zum Lebensunterhalt
   Späterer Erwerb eines erheblichen Einkommens oder Vermögens.
   Zum Ersatz der Kosten der Hilfe zum Lebensunterhalt (also nicht bei der Hilfe in besonderen Lebenslagen) sind der Empfänger der Hilfe und sein Ehegatte (bzw. die Eltern, deren Kindern vor dem 18. Lebensjahr Hilfe zum Lebensunterhalt gewährt worden ist) verpflichtet,
   a) soweit ihr monatliches Einkommen zusammen die besondere Einkommensgrenze des § 81 übersteigt und sein Einsatz nach § 84 zuzumuten ist, oder
   b) soweit ihr Vermögen zusammen über dem Sechsfachen des Betrages der besonderen Einkommensgrenze nach § 81 liegt.
   (s. oben unter IV).

Der Anspruch auf Kostenersatz im Falle der Ziffer 2 erlischt nach 4 Jahren (§ 92 Abs. 3 und 6).

VII. Ansprüche anderer

Hat jemand in einem Eilfall einem anderen Hilfe gewährt, die der Träger der Sozialhilfe bei rechtzeitiger Kenntnis gewährt haben würde, sind die Aufwendungen zu erstatten, wenn er sie nicht auf Grund rechtlicher oder sittlicher Pflicht selbst zu tragen hat. Der Anspruch ist innerhalb einer angemessenen Frist geltend zu machen (§ 121).

VIII. Zwangsmaßnahmen

Das BSHG sieht in 2 Fällen die Möglichkeit einer zwangsweisen Unterbringung in einer Anstalt vor, nämlich

1. die Unterbringung in einer Arbeitseinrichtung bei Arbeitsscheuen, wenn es infolge dieses Verhaltens notwendig ist, ihnen oder einem Unterhaltsberechtigten laufende Hilfe zum Lebensunterhalt zu gewähren;
2. die Unterbringung in einer geeigneten Anstalt, einem geeigneten Heim oder in einer geeigneten gleichartigen Einrichtung bei willensschwachen oder verwahrlosten Gefährdeten.

Die Anordnung der Zwangsmaßnahme erfolgt durch das Gericht nach dem Gesetz über das gerichtliche Verfahren bei Freiheitsentziehungen (§§ 26, 73).

B. FORMELLES RECHT

I. Träger der Sozialhilfe

Die Sozialhilfe wird von örtlichen und überörtlichen Trägern gewährt (§ 9).

1. Örtliche Träger

Örtliche Träger der Sozialhilfe sind die kreisfreien Städte und die Landkreise. Sie führen die Sozialhilfe als Selbstverwaltungsangelegenheit durch. Durch Landesrecht kann bestimmt werden, daß und inwieweit die Landkreise ihnen zugehörige Gemeinden oder Gemeindeverbände zur Durchführung von Aufgaben nach dem BSHG heranziehen und ihnen dabei Weisungen erteilen können (§ 96 Abs. 1).

2. Überörtliche Träger

Die Länder bestimmen die überörtlichen Träger. Sie können bestimmen, daß und inwieweit die überörtlichen Träger örtliche Träger zur Durchführung von Aufgaben nach dem BSHG heranziehen und ihnen dabei Weisungen erteilen können (§ 96 Abs. 2).

3. Örtliche Zuständigkeit

Für die Sozialhilfe örtlich zuständig ist der Träger der Sozialhilfe, in dessen Bereich sich der Hilfesuchende tatsächlich aufhält. Für die Ausbildungshilfe gilt eine besondere Regelung (§§ 97, 98).

4. Sachliche Zuständigkeit

Für die Sozialhilfe sachlich zuständig ist der örtliche Träger der Sozialhilfe, soweit nicht nach dem Gesetz selbst (§ 100) oder nach Landesrecht der überörtliche Träger sachlich zuständig ist (§ 99). Grundsätzlich ist also der örtliche Träger sachlich zuständig.

Nach dem Gesetz (§ 100) ist der überörtliche Träger für die Gewährung bestimmter Leistungen der Sozialhilfe zuständig; es handelt sich hierbei um Leistungen, denen eine überörtliche Bedeutung zukommt und die mit hohen Kosten verbunden sind, so z. B. die Hilfe in besonderen Lebenslagen für **Behinderte**, Geisteskranke, Suchtkranke, die größere orthopädische Versorgung von **Behinderten**, die Tuberkulosehilfe, die Blindenhilfe, die Ausbildungshilfe zum Besuch einer Hochschule usw. Daneben obliegen dem überörtlichen Träger noch allgemeine Aufgaben, z. B. Maßnahmen bei verbreiteten Krankheiten (§ 101).

5. Sonderbestimmungen für die Tuberkulosehilfe

Für einen bestimmten Personenkreis sind zur Gewährung der Tuberkulosehilfe bzw. einzelner Leistungen der Tuberkulosehilfe nicht die Träger der Sozialhilfe, sondern andere Stellen zuständig („Träger der Tuberkulosehilfe, die nicht Träger der Sozialhilfe sind"). Es handelt sich hierbei um Personen, die im öffentlichen Dienst stehen sowie um Versorgungsempfänger des öffentlichen Dienstes und um deren Angehörige, ferner um Personen, welche sich in Anstaltspflege oder in Haft befinden (§§ 127 bis 131).

II. Finanzierung der Sozialhilfe

Die Finanzierung der Sozialhilfe obliegt der Regelung durch Landesrecht. Bei bestimmten Leistungen der Tuberkulosehilfe trägt der Bund teilweise die Kosten (§ 66).

Unberührt bleiben die Bestimmungen des Ersten Überleitungsgesetzes (Tragung der Aufwendungen für die Kriegsfolgenhilfe durch den Bund).

III. Kostenerstattung zwischen den Trägern der Sozialhilfe

Eine Kostenerstattung zwischen den Trägern der Sozialhilfe findet in 3 Fällen Anwendung:

1. Bei Aufenthalt eines Hilfeempfängers in einer Anstalt (§ 103), bei Unterbringung eines Kindes oder Jugendlichen in einer anderen Familie oder bei einer anderen Person als bei seinen Eltern (§ 104), bei Geburt eines Kindes in einer Anstalt (§ 105);
2. bei pflichtwidriger Handlung des Trägers der Sozialhilfe (§ 107);
3. bei Übertritt eines Hilfesuchenden aus dem Ausland (§ 108).

Im Falle der Ziffer 1 ist der gewöhnliche Aufenthalt im Zeitpunkt der Aufnahme in die Anstalt bzw. in die andere Familie, im Falle der Ziffer 3 der Geburtsort maßgebend.

Der Anspruch auf Kostenerstattung verjährt in 2 Jahren (§ 113).

IV. Amtsprinzip

Die Sozialhilfe setzt ein, sobald dem Träger der Sozialhilfe oder den von ihm beauftragten Stellen bekannt wird, daß die Voraussetzungen für die Gewährung vorliegen (§ 5).

IVa. Sonderbestimmungen für Personen mit körperlicher Behinderung

a) Personenkreis (§§ 123, 124 Abs. 1):
   Personen,
   1. die in ihrer Bewegungsfähigkeit durch eine Beeinträchtigung ihres **Stütz- oder Bewegungssystems** nicht nur vorübergehend wesentlich behindert oder von einer solchen Behinderung bedroht sind,
   2. bei denen **Spaltbildungen** des Gesichts oder des Rumpfes bestehen,
   3. die blind oder von Blindheit bedroht sind,
   4. die durch eine Beeinträchtigung der Hörfähigkeit nicht nur vorübergehend wesentlich behindert sind oder
   5. die durch eine Beeinträchtigung der Sprachfähigkeit nicht nur vorübergehend wesentlich behindert sind.

   Ausgenommen Personen, die wegen ihrer Behinderung als Unfallverletzte nach der Unfallversicherung oder als Beschädigte nach dem BVG Entschädigungsleistungen erhalten.

b) Einleitung ärztlicher Maßnahmen (§ 124 Abs. 2—4):

1. Hebammen und andere Medizinalpersonen, Lehrer, Sozialarbeiter, Kindergärtnerinnen und Hortnerinnen sind verpflichtet, die Personensorgeberechtigten von geschäftsunfähigen oder in der Geschäftsfähigkeit beschränkten Behinderten anzuhalten, den Behinderten einem Arzt vorzustellen. Bei Ablehnung ist das Gesundheitsamt zu benachrichtigen (§ 124 Abs. 2).
2. Ärzte sind verpflichtet, Behinderte bzw. deren Personensorgeberechtigte über die Heilbehandlung und durch Aushändigung eines amtlichen Merkblattes über die gesetzlichen Hilfemöglichkeiten aufzuklären. Lehnt der Personensorgeberechtigte eines Behinderten die Heilbehandlung ab oder vernachlässigt er diese, sind die Ärzte berechtigt, das Gesundheitsamt zu benachrichtigen (§ 124 Abs. 3 und 4).

c) Landesarzt (§ 125):

Dem mindestens in jedem Land zu bestellenden Landesarzt obliegen folgende Aufgaben:

1. Einrichtung von Sprechtagen und Beteiligung daran,
2. Erstattung von Gutachten,
3. regelmäßige Unterrichtung der zuständigen Landesbehörde.

d) Aufgaben des Gesundheitsamtes (§ 126):

1. ärztliche Beratung,
2. Benachrichtigung des Trägers der Sozialhilfe usw. zur Einleitung der erforderlichen Maßnahmen,
3. Einleitung unaufschiebbarer ärztlicher Maßnahmen,
4. Führung einer Kartei.

V. Einrichtungen, Zusammenarbeit

Den Trägern der Sozialhilfe obliegt

die Sorge für die zur Gewährung der Sozialhilfe geeigneten Einrichtungen (§ 93) — s. auch nachstehend unter VI; die Zusammenarbeit mit den Trägern anderer Sozialleistungen (§ 94);
die Bildung von Arbeitsgemeinschaften (§ 95).

VI. Verhältnis zur freien Wohlfahrtspflege

Die rechtlichen Beziehungen zwischen den Trägern der Sozialhilfe (staatliche Wohlfahrtspflege) und den Trägern der freien Wohlfahrtspflege (Kirchen, Religionsgesellschaften des öffentlichen Rechts sowie Verbände der freien Wohlfahrtspflege) haben im BSHG (§§ 10, 93, 95) eine eingehende Regelung gefunden.

1. Eigener Aufgabenbereich

Die Stellung der Träger der freien Wohlfahrtspflege als Träger eigener sozialer Aufgaben bleibt unberührt (§ 10 Abs. 1, Abs. 2).

2. Zusammenarbeit

Die Träger der Sozialhilfe sollen mit den Trägern der freien Wohlfahrtspflege zusammenarbeiten. Das Ziel dieser Zusammenarbeit soll sein, daß sich die Sozialhilfe und die Tätigkeit der freien Wohlfahrtspflege zum Wohle des Hilfesuchenden wirksam ergänzen (§ 10 Abs. 2, Abs. 3 Satz 1). Die Verbände der freien Wohlfahrtspflege sollen in den von den Trägern der Sozialhilfe zu bildenden Arbeitsgemeinschaften vertreten sein (§ 95 Abs. 1 Satz 2).

3. Subsidiaritätsprinzip

Wird die im BSHG vorgesehene Hilfe im Einzelfall durch die freie Wohlfahrtspflege gewährleistet, sollen die Träger der Sozialhilfe von der Durchführung eigener Maßnahmen absehen; dies gilt nicht für die Gewährung von Geldleistungen (§ 10 Abs. 4). Die Träger der Sozialhilfe sollen eigene Einrichtungen, die zur Gewährung der Sozialhilfe geeignet sind, nicht neu schaffen, soweit solche Einrichtungen der Träger der freien Wohlfahrtspflege vorhanden sind, ausgebaut oder geschaffen werden können (§ 93 Abs. 1 Satz 2).

4. Übertragung von Aufgaben

Die Träger der Sozialhilfe können die Verbände der freien Wohlfahrtspflege — sofern diese einverstanden sind — an der Durchführung der Aufgaben nach dem BSHG beteiligen oder ihnen diese Aufgaben übertragen (§ 10 Abs. 5).

5. Unterstützung

Die Träger der Sozialhilfe sollen die Verbände der freien Wohlfahrtspflege in ihrer Tätigkeit auf dem Gebiet der Sozialhilfe angemessen unterstützen (§ 10 Abs. 3 Satz 2).

VII. Rechtsweg

Gegen die Entscheidungen der Träger der Sozialhilfe über Ansprüche nach dem BSHG (Verwaltungsakte) steht der Verwaltungsrechtsweg offen. Für das Prozeßverfahren gilt die Verwaltungsgerichtsordnung.

Literaturverzeichnis

Die in diesem Buch demonstrierten Fälle entstammen dem Krankengut der Kieferchirurgischen-Orthopädischen Heilstätte Thallwitz b. Leipzig (Damaliger Chefarzt: Professor Dr. Dr. *W. Rosenthal*) der Universitätsklinik für Kiefer-Gesichtschirurgie der Charieté Berlin (Damaliger Direktor: Prof. Dr. Dr. *W. Rosenthal*) und der Abteilung für Kiefer-Gesichts-Chirurgie des Rudolf-Virchow-Krankenhauses Berlin (Dirigierender Arzt: Prof. Dr. Dr. *H. Harnisch*).

A

Aresin, G.: in „Toxoplamose" von Wildführ. Fischer Verlag, Jena (1954).

Axhausen, G.: Technik und Ergebnisse der Gaumenplastik. Leipzig (1936).

Axhausen, G.: Zur Sterilisation der Spaltbildungen Dtsch. Zahnhk. *5*, 514 (1938).

Axhausen, G.: In welchem Lebensalter sollen Gaumenspalten operiert werden. Stoma, Konstanz. *4*, H. 4, 195 (1951).

Axhausen, G.: Technik und Ergebnisse der Spaltplastiken. Hanser-Verlag, München (1952).

B

Barsky, A. J.: Principles and Practice of Plastic Surgery. The Williams & Wilkins Company. Baltimore 1950.

Berndorfer, A.: Die Geschichte der Operationen der angeborenen Mißbildungen. Zbl. Chir. Nr. 27 (1955).

Berndorfer, A.: Zur Versorgung fetaler Gesichtsspalten. Dtsch. Zahn-Mund-Kieferhk. *28*, H. 7/8, 307 (1958).

Berndorfer u. *Gabka:* Grundlagen und Geschichte der plastischen Chirurgie (in Arbeit).

Berson, M. I.: Atlas of Plastic Surgery. William Heinemann. Medical Books. LTD. London 1948.

Birkenfeld, W.: Über die Erblichkeit der Lippen- und Gaumenspalte. Arch. klin. Chir. *141*, 729 (1927).

Blair, Vilray, P. u. J. B. Brown: Internat. J. Orthodont., S. Louis *4*, 370 (1931).

Bredt: Über den Tod — Eine naturwissenschaftliche Betrachtung. Berlin (1958).

Brophy: Cleft lip and palate. Philadelphia (1923).

Browne, D.: Brit. J. Plast. Surg. *20*, 7 (1932); Ref.: Dtsch. Mschr. Zahnhk. *8*, 369 (1933).

Browne, D.: Hare Lip. Ann. Coll. Surg. England 5169 (1949); Ref.: Zbl. Hals.-Nas.-Ohr.hk. *42*, 138.

Brown, J. B. and *F. Mc. Dowell:* Plast. and Rec. Surg. 5/5 (1950).

Büchner, F.: Von den Ursachen der Mißbildungskrankheiten. Münch. med. Wschr. *97*, Nr. 50 (1935).

Burian, F.: Chirurgie rozstepu rtu a patra. Prag (1954).

Burian, F.: The Prevention of Congenital Malformations. Especially Cleft-Lip and Palate. Transactions of the International Society of Plastic Surgeons. Second Congress, London 1959. E. & C. Livingstone LTD. Edinburgh and London 1960.

Burian, F.: Chirurgie der Lippen- und Gaumenspalten VEB Verlag Volk und Gesundheit Berlin 1963.

C

Cassardelli, H.: Lippen-Kiefer-Gaumenspalten und ihre Beziehungen zur Anzahl der Zähne und zum Zwischenkiefer. Med. Diss. Berlin (1952).

Celsus: Arzneywissenschaft — Deutsch von Scheffler. Braunschweig (1846).

D

Davis, Warren: J. Internat. Coll. Surgeons, Chicago *3* (1940).

Derichsweiler, H.: Die Gaumennahtsprengung. Fortschr. KO *14* (1953).

Derichsweiler, H.: Die kieferorthopädische Behandlung von Lippen-Kiefer-Gaumenspalten. Fortschr. Kiefer-Ges. Chir. *1* (1955).

Dorrance, G. M. u. *J. W. Bransfield:* Plastic. Surg. 1/2 (1946).

Dorrence: The operative Story of Cleft Palate. Philadelphia (1933).

Doubek, F.: Die Prüfung der Sprechfunktion bei Gaumenspaltenoperationen. Fortschr. Kiefer-Ges. Chir. *1* (1955).

E

Eckstein, A.: Die Lage der Milchzahnkeime im Oberkiefer bei nichtoperierten Lippen-Kiefer-Gaumenspalten. Dtsch. Zahn-Mund-Kieferhk. *26,* 409 (1957).

Eckstein, A. u. *Schuchardt, K.:* Ergebnisse bei einseitigen durchgehenden Lippen-Kiefer-Gaumenspalten in kieferorthopädischer und sprachlicher Hinsicht. Fortschr. Kiefer-Ges.-Chir. *1* (1955).

Eichmann, E. u. *Genesius, H.:* Die Mißgeburtenzunahme in Berlin und Umgebung in den Nachkriegsjahren. Arch. Gynäk. *181,* 168 (1954).

Ernst, F.: Über Gaumenplastik. Arch. klin. Chir., Berlin 138, 170 (1925).

Ernst, F.: Zbl. Chir. 1941, S. 2311.

Ernst, F.: Erfolgsmöglichkeiten der Nachoperation bei Gaumenplastiken. Kongreßbericht Nr. 73 der Ges. f. Zahnheilk.; Dtsch. Zahnheilk. 1937, 149.
Dtsch. Zahnheilk. 1937, *149.*

F

Fleischmann, A.: Neue Erfahrungen über Gesichtsspalten bei Mensch und Tier. Embryol. Sber. phys. med. soz., Erlangen *69* (1937).

Fogh-Andersen: Inheritance of hare lip and cleft palate. Med. Diss., Kopenhagen (1941). Nyt Nordisk Forlag, Arnold Busck, Kopenhagen (1942).

Fogh-Andersen: Pharyngeal Flap Operation in Velo-Pharyngeal Insufficiency. Acta chir. Scand. *105,* 1—4 (1953).

Franco: Petit traité contenant une des parties principales de chirurgie. Lyon (1556).

Franco: Traité des hernies ect. Lyon (1561).

Frobelius: St. Petersburger Medicinische Zeitschrift *9,* 173 (1865) (zit. n. Rischbieth).

G

Ganzer, H.: Die Kriegsverletzungen des Gesichts- und Gesichtsschädels. Leipzig, Johann Ambrosius Barth (1943).

Gabka, J.: Aetiology and Statistics of Harelip and Cleft Palate. Transactions of the International Society of Plastic Surgeons. Second Congress, London 1959. E. & C. Livingstone LTD. Edinburgh and London 1960.

Gabka, E.: Beitrag zur Problematik der medianen Lippen-Kieferspalten. Stoma, Konstanz. *4,* 223 (1956).

Gabka, E. u. *Gabka, J.:* Ergebnisse verschieden modifizierter Lippenplastiken und ihre Folgezustände. Zbl. Chir. H. *35* (1954).

Gabka, J.: Beitrag zur Ätiologie der Lippen-Kiefer-Gaumenspalten unter besonderer Berücksichtigung der Toxoplasmose. Dtsch. Stomat. *3,* 10 (1953).

Gabka, J.: Allgemeine Mißbildungsätiologie unter besonderer Berücksichtigung der Lippen-Kiefer-Gaumenspalten. Dtsch. Zahn-Mund-Kieferhk. *20* (1954).

Gabka, J.: Zur Ätiologie der Lippen-Kiefer-Gaumenspalten. Fortschr. Kiefer-Ges.-Chir. *1* (1955).

Gabka, J.: Zur Frage der Erblichkeit fetaler Gesichts- und Kieferspalten. Zeitschr. ärztl. Fortbild. *51,* H. 7 (1957).

Gabka, J.: Tierexperimentelle Untersuchungen zur Erzeugung von Phänokopien durch Toxoplasmeninfektion. Zeitschr. menschl. Vererb.-Konstit.lehre (1957).

Gabka, J.: Tierexperimenteller Beitrag zur Frage der Entstehung primärer Mißbildungen durch die Toxoplasmose. Zbl. allg. Path. *96,* 135 (1957).

Gabka, J.: Zur Versorgung fetaler Gesichtsspalten. Dtsch. Zahn-Mund-Kieferhk. *28* (1958).

Gabka, J.: Zur operativen Rücklagerung der Praemaxilla bei doppelseitigen Lippen-Kiefer-Gaumenspalten. Med. Kosmetik H. 1 (1958).

Gabka, J.: Aetiology and Statistics of Harelip and Cleft Palate. Transactions of the International Society of Plastic Surgeons. 2. Congress London 1959.

Gabka, J.: Cleft Palate Plastic and Speech Transactions of the International Confederation of Plastic Surgeons. 3. Congress Washington 1963.

Gelbke, H.: Beitrag zu modernen Lippenplastiken. DZZ *9*, H. 11 (1954).

Gelbke, H.: Die Schnittführung nach Le Mesurier und andere moderne Gesichtspunkte bei der Operation von Lippenspalten. Bruns' Beitr. klin. Chir. *188*, H. 4 (1954).

Gelbke, H.: Zum Sprachproblem bei Gaumenspaltenträgern unter besonderer Berücksichtigung der Pharyngoplastik nach *Hynes*. Fortschritte der Kiefer- und Gesichtschirurgie. Bd. 5. (1959), S. 245.

Gelbke, H.: Lippen-Kiefer-Gaumenspalten im „Lehrbuch d. Kinderchirurgie". A. Oberniedermayr. Heidelberg.

Gerke, J.: Die Vergesellschaftung der Spaltbildungen des Gesichts und der Kiefer mit anderen körperlichen und geistigen Fehlbildungen. Med. Mschr. *2*, H. 11, 470 (1958).

Gerke, J.: Spaltbildungshäufung im Gesichts-Kieferbereich und Kombination mit anderen körperlichen Mißbildungen. Münch. med. Wschr. Nr. 50/51 (1943)

Gerke, J.: Zur Frage der körperlichen und geistigen Beurteilung der Lippen-Kiefer-Gaumenspaltenträger. Med. Mschr. *6*, H. 7 (1952).

Gesenius: Anat. Anz., Jena *98*, H. 16/17.

Gillies, H. u. *Millard, D. R.:* The Principles and Art of Plastic Surgery Butterwarth a. Co. Ltd., London (1957).

Graefe: Die Gaumennaht, ein neuentdecktes Mittel gegen angeborene Fehler der Sprache. J. Chir. Augenhk. *1* (1826)

Grebe, H.: Alter der Mutter und kindliche Mißbildung. Med. Klin. *48*, H. 10 (1953).

Grebe, H.: Gene und Phänokopien in der Ätiologie menschlicher Mißbildungen. Ac. Gen. Med. *XXX* (1954).

Grebe, H. u. *Windorfer, A.:* Beitrag zur erblichen und nichterblichen Mißbildungsätiologie. Dtsch. med. Wsch. *78*, H. 5 (1953).

Grothkopp: Erblichkeit bei Lippen- und Gaumenspalten. Vox. *20*, 43 (1934).

Gruber: Angeborene Amputation, amniotische Abschnürung, hypoplastische Gliedmaßenstummel, Peromalie. Münch. med. Wschr. Nr. 7 (1936).

Günther: Zur Kasuistik der amniogenen Mißbildungen. Erbarzt Nr. 11 (1937).

Günther, R.: Zum Erbgang der Lippen- und Gaumenspalte. Erbarzt *8*, 226 (1940).

Günther, W.: Über die Häufigkeit der fötalen Gesichtsspalten. Leipzig (1931) Pp. 28. Dist.

Gutzmann, H.: Lehrbuch der Sprachheilkunde, Berlin (1924).

Gutzmann, H.: Die sprachliche Nachbehandlung operierter Gaumenspalten. Chir. *II*, Nr. 22 (1930).

Gurlt: Geschichte der Chirurgie.

H

Hagedorn: Zbl. Chir. *2*, Nr. 45 (1884).

Hagedorn: Zbl. Chir. *19*, Nr. 14 (1897).

Haugk: Beitrag zur Statistik der Hasenscharten. Inaug. Diss., Berlin (1952).

Häupl, K.: Die funktionelle Kieferorthopädie im Dienste der Behandlung der Kiefer- und Gaumenspalten. Fortschr. Kiefer-Ges.-Chir. *I*, 161 (1955).

Haym, J.: Über die Häufigkeit der Lippen-Gaumenspalte. Zahnärztl. Rundschau, H. Dez., 360 (1950).

Haym, J.: Zur Frage der körperlichen und geistigen Beurteilung der Lippen-Kiefer-Gaumenspaltenträger. Med. Mschr. *6*, H. 6, 368 (1952).

Haym, J.: Seltene fetale Hemmungsbildungen im Gesichtsbereich und die Embryologie des Gesichtes. Stoma *5*, H. 3, 175 (1952).

Haym, J.: Die Versorgung der angeborenen Lippen-Gaumenspalten. Die Heilberufe *5*, Jg. H. 3, 85 (1953).

Haym, J.: Die Gaumenplastik. Dtsch. Zahn-Mund-Kieferhk. *20*, 357 (1954).

Haym, J.: Die Lippenplastik. Dt. Stomat. H. 9 (1954).

Haym, J.: Der Zeitpunkt der Gaumenplastik. Fortschr. Kiefer-Ges.-Chir. *I*, 59 (1955)

Haym, J.: Velo Pharyngoplasty as a speech-improving operation in cleft Palate. Transactions of the International Confederation of Plastic Surgeons. 3. Congress Washington 1963.

Haymann: Amniogene und erbliche Hasenscharten. Arch. klin. Chir. *70*, 1033 (1903).

Heidsiek, C.: Zur Frage der Durchtrennung der Vasa palatina bei der Brückenlappenplastik. Zbl. Chir. *82* Jg. H. 52, 2126 (1957)

Heiner, H.: Modifikation der Mesurier-Plastik. Dt. Stomat. *9*, 9 (1959).

Heister: Chirurgie. Nürnberg (1770).

Herfert, O.: Zur Therapie der Kiefer-Gaumenspalten. (Zugleich eine Entgegnung zu der Arbeit von Prof. Dr. A. Oberniedermayr u. Dr. Dr. H. Derichsweiler.) Chir. 8 (1952).

Herfert, O.: Der optimale Zeitpunkt für die Operation der Gaumenspalten. Ein chirurgisches und kieferorthopädisches Problem. Dtsch. Zahn-Mund-Kieferhk. *17*, 265 (1952/53).

Herfert, O.: Vergleichende Untersuchungen über das Ergebnis der Lippenspaltoperation nach den Methoden von Axhausen und Rosenthal. Zbl. Chir. 78, H. 43 (1953).

Herfert, O.: Zur Therapie der Kiefer-Gaumenspalten. Fschr. KO *14*, H. 4 (1953).

Herfert, O.: Sprachverbessernde Operationen nach funktionell unbefriedigender Gaumenplastik. Dtsch. Zahn-Mund-Kieferhk. *19*, 1 (1953/54).

Herfert, O.: Experimenteller Beitrag zur Frage der Schädigung des Oberkieferwachstums durch vorzeitige Gaumenspaltenoperation. Dtsch. Zahn-Mund-Kieferhk. *9/10* (1954).

Herfert, O.: Korrekturoperationen nach Lippen-Kiefer-Gaumenplastik. Arch. Ohr-Nas.-Kehlk.hk. 166 (1955).

Herfert, O.: Zur Technik der Pharynxplastik. Fortschr. Kiefer-Ges.-Chir., *I*, 82 (1955).

Herfert, O.: Tierexperimentelle Untersuchungen über die biologische Wertigkeit des Brückenlappens (Axhausen) und Stiellappens (Palatinalappen) bei der Gaumenplastik. Dtsch. Zahn-Mund-Kieferhk. *24*, H. 3 u. 4, 112 (1956).

Herfert, O.: Zur Chirurgie der Lippen-Kiefer-Gaumenspalten. Fortschr. Kiefer-Ges.-Chir. *XV* (1958).

His: Beobachtungen zur Geschichte der Nasen- und Gaumenbildung beim menschlichen Embryo. Abh. sächs. Ges. Wiss. Math. phys. Kl. *27*, 349 (1902).

Hochstetter: Morphol. Jahrb. (1936).

Holdsworth, W. G.: Cleft Lip and Palate. Third Edition. William Heinemann. Medical Books. LTD. London 1963.

Hynes, W.: Pharyngoplasty by musle transplantation. Brit. J. Plast. Surg. Vol. *III*, 128 (1950 bis 1951).

I

Idelberger, A. u. *Idelberger, K.:* Serienmäßige Zwillingsuntersuchungen zur Erbpathologie der Lippen-Kiefer-Gaumenspalten. Zschr. menschl. Vererb.-Konstitutionslehre *24*, 417 (1940).

Immenkamp, A.: Zur Operation der einseitigen totalen Lippenspalte. Zahnärztl. Rundschau, Berlin *64* (1955)

J

Johanson, B.: Fortschr. d. Kiefer- u. Gesichtschirurgie. Bd. I, 168. Thieme, Stuttgart.

Johanson, B.: Introduction to cleft lip and palate surgery. Symposion on Plastic Surgery of the face. New York 1963.

Johanson, B., Isaksson, I., Kling, A., Nordin, K. E. and Ohlsson, A. Primary and secondary home grafting in cases of cleft lip and Palate ... Transactions of the International Confederation of Plastic Surgeons. 3. Congress Washington 1963.

K

Kazanjian, V. H. and *Converse, J. M.:* The Surgial Treatment oft Facial Injuris. The Williams & Wilkins Company, Baltimore 1949.

Klinke, K.: Der Beginn der seelischen Entfaltung beim Kinde. Kipra H. 1, 32 (1955).

Korkhaus, G.: Die kieferorthopädische Behandlung von Lippen-Kiefer-Gaumenspalt-Patienten. Fortsch. Kiefer-Ges.-Chir. *I*, 138 (1955).

Korkhaus, G.: Disturbances in the Development of the Upper Jaw and the Middle Face. Amer. J. Orthop. Surg., Vol. *43*, Nr. 11, 848 (1957).

Krebs: Untersuchungen zur Vererbung der Lippen-Kiefer-Gaumenspalte. Berlin (1940).

L

Langenbeck, v.: Operation der angeborenen totalen Spaltungen des harten Gaumens nach einer neuen Methode. Dtsch. Klin. *8* (1861).

Langenbeck, v.: Die Uranoplastik mittels Ablösung des mukös-periostalen Gaumenüberzuges. Arch. klin. Chir. 2, 206 (1862).

Langenbeck, v.: Weitere Erfahrungen im Gebiete der Uranoplastik. Arch. klin. Chir. 5 (1864).

Le Mesurier, A. B.: Plast and Rec. Surg. *4/1* 1949.

Le Mesurier, A. B.: Hare-Lips and their treatment, the Williams & Wilkins Company. Baltimore 1962.

Lexer: Gaumenspaltenoperationen. D. Zschr. Chir. *CC*, 109 (1927).

Lexer, E.: in Bier-, Braun-Kümmell: Chirurgische Operationslehre, 6. Auflage, Bd. 1, Leipzig 1933.

Lindemann: Dtsch. Zschr. Chir. *249,* 1 und 2 (1937).

Limberg, A. A.: Chirurgija, Moskva H. 6, 3—9 (1952).

Limberg, A. A.: in Handbuch der Chirurgie von Girglow usw. Bd. 3, Leningrad 1933.

Limberg, A. A.: Les sections osseuses sontelles nécessaires dans l'opération des divisions palatines congénitales. Revue de la Stomat. 1954, Nr. 10.

Luber, F.: Kommentar zum deutschen Bundessozialhilfegesetz (BSHG) (1962). Schulz, München.

Lucas, R. C.: On the congenital absence of an upper lateral incisor tooth as forerunner of Harelip and Cleft Palate. Tr. Clin. Soc. *21,* 64 (1888).

Luhmann, K.: Technik und Ergebnisse der Stiellappenplastik beim Verschluß von Gaumenspalten. Fortschr. Kiefer-Ges.-Chir. *1.*

Luhmann, K.: Über Gesichtsspalten. Bl. Wohlf. Gehör-Sprachgeschädigter *9,* Fol. k (1945).

Luhmann, K.: Die angeborenen Spaltbildungen des Gesichtes. A. Barth (1956 und früher).

M

Mahler, L.: Die Entwicklung der plastischen Chirurgie der Lippen-Kiefer-Gaumenspalten. Münch. Med. Wschr. *105* 1385, (1963).

Makowsky u. *Ruckteschler:* Untersuchungen über den Einfluß von Geburtenfolgen und Alter der Mutter auf die Ausbildung der erblichen Lippen-Kiefer-Gaumenspalte. DZZ 5, 354 (1950); Zbl. HNO *42,* 326.

Marino u. *Segro:* Gaumenspalte. Rachen-Gaumensegelfixation als eine Ergänzung zur Rückverlagerungsoperation. Brit. J. Plastic. Surg. *3,* 222 (1950); Zbl. HNO *43,* 161.

Matthews, D.: Brit. J. Plast. Surg. 1952, S. 77—86.

Matthews, D.: Der Zwischenkiefer in Fällen von bilateralen Lippen- und Gaumenspalten. Fortschr. Kiefer-Ges.-Chir. *I,* 40 (1955).

Matthews, D.: The use of bone grafts in the treatment of cleft palate. Transactions of the International Confederations of Plastic Surgeons. 3. Congress Washington 1963.

May, H.: Reconstructive and Reparative Surgery. F. A. Davis Company, Philadelphia 1949.

May, H.: The Axhausen Operation for Cleft Lip Repair modified after the Hagedorn Le Mesurier Principle. Plast. and Reconstr. Surg. *15,* H. 1, 15 (1955).

Meckel, J. F.: Beiträge zur Geschichte des menschlichen Fötus in Beiträge zur vergleichenden Anatomie. 1808 (zit. n. Pohlmann).

Millard, D. R.: Adaptation of the Rotation-Advancement. Principle in Bilateral Cleft Lip. Transactions of the International Society of Plastic Surgeons Second Congress, London 1959, E. & C. Livingstone LTD. Edinburgh and London 1960.

Millard, D. R.: Wide and for short cleft palate. Plast. and Reconstr. Surg. Vol. 29, Nr. 1 (1962).

Millard, D. R.: The Island Flap in cleft palate surgery. Surgery, Gyneocology and Obstetrics Vol. 116, 297 (1963).

Minadoi: De humani corporis turpitidinibus cognoscendis et curandis. Patavii (1600).

Myrepsius: Über die wunderbare Behandlung der Hasenscharten.

N

Mac Neil, K., C.: The bilateral cleft of lip, alveolar precess and hard an soft palates. Brit. Dent. J. Vol. *101,* Nr. 6.

Noack, H. u. *Opitz, G.:* Das Frühgeburtenproblem beleuchtet an Hand von 57 000 Geburten. Zbl. Gynäk. *76,* H. 26, 1009.

Nordin, K. E. u. *Johanson, B.:* 1955: Freie Knochentransplantation bei Defekten im Alveolarkamm nach kieferorthopäd. Einstellung der Maxilla bei LKG-Spalten. Fortschr. d. Kiefer- u. Gesichtschirurgie. Bd. I, 168—171.

O

Oberniedermayr, A.: Operationsalter der angeborenen Lippen-Kiefer-Gaumenspalten. Münch. Med. Wschr. *96,* Nr. 2, 37 (1954).

Oberniedermayr, A. u. *Derichsweiler, H.:* Zur Frage des Operationstermins und der postoperativen Kieferverbindungen bei der Gaumenspalte. Chirurg *23,* 8 (1952).

P

Padgett, E. L. and *Stephenson, K. L.:* Plastic and Reconstructive Surgery. First Editon. Charles C. Thomas. Springfield. Illinois 1948.

Pagnamenta, E.: Anatomische und funktionelle Spätresultate von 150 Gaumenspaltenoperationen. Dtsch. Ztschr. Chir. *235*, 214 (1932).

Paré: Oeuvres editée par Malgaigne. Paris (1840).

Passavant, G.: Über die Beseitigung der näselnden Sprache bei angeborenen Spalten des harten und weichen Gaumens (Gaumensegel, Gaumennaht und Rücklagerung des Gaumensegels). Arch. klin. Chir. *6*, 333 (1865).

Pfeiffer, G. and *Schuchardt, G.:* Growth of nose, upper jan and teeth after primary osteoplastic ... Transactions of the International Confederation of Plastic Surgeons. 3. Congress Washington 1963.

Pichler, M. u. *Trauner, R.:* Mund- und Kieferchirurgie. *2/2*, Wien 1948.

Ploner, L.: Betrachtungen zur medianen Unterlippen-Kieferspalte, Fortschr. Kiefer-Ges.-Chir. *II*, 263 (1956).

Ploner, L.: Die schräge Gesichtsfalte. Fortschr. Kiefer-Ges.-Chir. *III*, 334 (1957).

R

Reed, S. C.: An ambryological study of harelip in mice. Anat. Rec. *56*, 101 (1933).

Ragnell, A.: Korrekturplastik nach Lippenspaltenoperation. Fortschr. Kiefer-Ges.-Chir. *I*, 84 (1955).

Rehrmann, A.: Die Operation der einseitigen Lippenspalten nach Hagedorn-Le Mesurier. Dtsch. zahnärztl. Zschr. *9*, H. 17 (1954).

Rehrmann, A.: Die neuzeitliche Operation der Lippen-Kiefer-Gaumenspalten. Zahnärztl. Rundsch. *65*, H. 2, 27 (1956).

Rehrmann, A.: Zur Operationstechnik der doppelseitigen Lippenspalte. Fortschr. d. Kiefer- u. Gesichtschirurgie. Bd. 5, 280 bis 283.

Reichenbach, E.: Obturatoren. Zahnärztl. Rdsch., H. 28, 1241 (1933).

Reichenbach, E.: Anzeigenstellung der verschiedenen Obturatoren für Gaumenspalten nach sprechärztlichen Gesichtspunkten. Hals-Nas.-Ohr.arzt *28*, 29 (1937).

Reichenbach-Brückl: Kieferorthopädische Klinik und Therapie. 2. Aufl. Verlag A. Barth, Leipzig (1954).

Ritter, R.: Die Prophylaxe der Kieferdeformitäten vor und nach Lippen-Kiefer-Gaumenspaltoperation; in: Fortschr. Kiefer-Ges.-Chir. *I* (1955).

Ritter, R.: Die Eingriffe an den Zähnen, Kiefern, Lippen und am Gaumen mit den dazu notwendigen prothetisch-orthopädischen Maßnahmen. Allg. spez. chir. Op.-Lehre, 4. Bd. Begr. v. M. Kirschner.

Ritter, R.: Die Nachteile der Frühoperation bei Lippen-Kiefer-Gaumenspalten. Stoma H. 1, 10 (1948).

Rosenthal, W.: Persönliche Mitteilung.

Rosenthal, W.: Pathologie und Therapie der Gaumendefekte. Misch Fschr. Zahnhk. (1928).

Rosenthal, W.: Erfahrungen auf dem Gebiet der Uranoplastik. Dtsch. Zschr. Chir. *14c* (1917).

Rosenthal, W.: Zur Frage der Gaumenplastik. Zbl. Chir. Nr. *30* (1924).

Rosenthal, W.: Pathologie und Therapie der Gaumendefekte. Fortschr. Zahnhk. *5*, 11 (1929).

Rosenthal, W.: Ätiologie der fetalen Spaltbildungen. Fortschr. Zahnhk., Lief. 11 (1930).

Rosenthal, W.: Lehrbuch der Mund- und Kieferchirurgie. In Gemeinschaft mit Prof. Sonntag. 440 S. Verlag G. Thieme, Leipzig (1930).

Rosenthal, W.: Die Verwendbarkeit der Schlundlappenplastik bei Gaumensegellähmung sowie bei Zerstörung oder Vernarbung des Velums. Dtsch. Kieferchir. *1*, H. 1 (1934).

Rosenthal, W.: Pathologie und Therapie der Gaumendefekte. Fortschr. Zahnhk. 989 (1931).

Rosenthal, W.: Chirurgie der fetalen Gesichtsspalten. Zbl. Chir. *39*, 2345 (1932); Z. Stomat. *9*, 530 (1932).

Rosenthal, W.: Pathologie und Therapie der Gaumendefekte. Fortschr. Zahnhk. *11*, 953 (1930); 890 (1932) I. Teil und 974 (1933) I. Teil.

Rosenthal, W.: Die moderne Gaumenspaltenbehandlung. Z. Stomat. *30*, 530 (1932); Zbl. HNO *19*, 403.

Rosenthal, W.: Zeitpunkt und Technik der Gaumenspaltenoperationen. Zbl. Chir. *59*, 1190 (1932).

Rosenthal, W.: Die Erfolgsbeurteilung nach Lippen- und Gaumenspaltenoperation. Dtsch. zahnärztl. Zschr. *3*, H. 19/20 (1948).

Rosenthal, W.: Versorgung der fetalen Gesichts- und Kieferspalten. Zbl. Chir. *74*, H. 3 (1949).

Rosenthal, W.: Zur Mitteilung: „Nachteile der Frühoperation bei Lippen-Kiefer-Gaumenspalten" von Prof. Dr. Dr. R. Ritter, Heidelberg.

Rosenthal, W.: Zur Mitteilung: „Nachteile der Frühoperation bei Lippen-Kiefer-Gaumenspalten". Stoma *2*, H. 1 (1949).

Rosenthal, W.: Entstehung und Bedeutung der kiefer-chirurgisch-orthopädischen Heilstätte Thallwitz. D. Dtsch. Gesundheitsw. *6*, H. 8, 227 (1951).

Rosenthal, W.: Die postoperative Kieferverkrüppelung nach Lippen- und Gaumenspaltenoperation. Der Chirurg *22*, H. 11, 483, 86 (1951).

Rosenthal, W.: Spezielle Zahn-, Mund- und Kieferchirurgie, Leipzig (1951).

Rosenthal, W.: Das Problem der Hasenscharte. Kinderärztl. Praxis, Sonderh. (1953).

Rosenthal, W.: Zum Problem der Spaltbildungen. Dtsch. Stomatologie, H. 1 (1954).

Rosenthal, W.: Erfahrungen bei 3000 operierten Spaltträgern. Fortschr. Kiefer-Ges.-Chir. *I*, 80 (1955).

Rosenthal, W.: Plastische Maßnahmen zur Erzielung einer deutlichen Sprechweise bei Lippen-Kiefer-Gaumenspalten. Langenbeck's Arch. klin. Chir. *282*, 631 (1955).

Rosenthal, W., Hoffmann-Axthelm, W., u. *Bienengräber, A.:* Spezielle Zahn-, Mund- und Kieferchirurgie. 2. Aufl. Johann Ambrosius Barth, Leipzig 1963.

Rosenthal, W.: Pharyngeal Closure in cleft palate. 1. Int. Congr. of Plast. Surg. Stockholm 1955.

Rosenthal, W.: Die Velo-Pharyngo-Plastik, Langenbecks Arch. klin. Chir. *295* (1960).

Rosenthal, W.: Problems of the Surgical Treatment of Congenital Cleft Transactions of the International Society of Plastic Surgeons. Second Congress, London 1959, E. & C. Livingstone LTD. Edinburgh and London 1960.

Roux: Mémoire sur la staphyloraphie, ou suture du voile du palais. Paris (1825).

S

Sanders, J.: Inheritance of harelip and cleft palate. Genetica *15*, 433 (1934).

Sanvenero-Rosselli: Gaumenspalten. Riv. ital. Stomat. *6*, 497 (1935).

Sanvenero-Rosselli: Pharynxplastik. Rev. chir. struct. (Belg.) *6*, 413 (1936).

Sanvenero-Rosselli: Verschluß von Gaumenspalten unter Verwendung von Pharynxlappen. Fortschr. Kiefer-Ges.-Chir. *I*, 65 (1955).

Schiltsky: Über neue weiche Obturatoren. Berlin.

Schlegel, D.: Kasuistik zur lateralen Nasenspalte. Dt. zahnärztl. Zschr. H. 22 (1959).

Schmid, Ed.: Zur Operationstechnik der Cheilognatho-palatoschisis. Medizinische Nr. 42 (1954).

Schönborn: Über eine neue Methode der Staphylorraphie. Arch. klin. Chir. *19*, 527 (1876).

Schröder, C. H.: Eineiige Zwillinge mit Hasenscharte und Gaumenspalte. Zbl. Chir. *42*, 2299 (1939).

Schröder, C. H.: Die Vererbung der Hasenscharte und Gaumenspalte. Arch. Rassenbiol. *25*, 369 (1931).

Schröder, C. H.: Untersuchungen über die Vererbung der Hasenscharte und Gaumenspalte mit besonderer Berücksichtiggung des Erbganges. Arch. klin. Chir. *182*, 299 (1935).

Schröder, C. H.: Erbliche Beziehungen der Hasenscharte und Gaumenspalte zu anderen körperlichen Mißbildungen, insbesondere zu Wirbelsäulenmißbildungen. Beitr. klin. Chir. *169*, 402 (1939).

Schrudde, J.: Neue Methoden der Lippenspaltoperation. Med. Kosmetik H. 12, 339 (1957).

Schrudde u. *Stellmach, R.:* Die primäre Osteoplastik der Defekte des Kieferbogens bei Lippen-Kiefer-Gaumenspalten am Säugling. Zbl. Chir. H. 15 (1958).

Schrudde, J. u. *Stellmach, R.:* Funktionelle Gesichtspunkte bei Osteoplastik. Fortschr. Kieferorthop. *20*, 4 (1959).

Schrudde, J. u. *Stellmach, R.:* Primäre Osteoplastik und Kieferbogenformung bei Lippen-Kiefer-Gaumenspalten. Fortschr. der Kiefer- u. Gesichtschirurgie. Bd. 5 (1959), S. 245—265.

Schuchardt, K.: Ein Beitrag zur Deckung von Gaumendefekten mit extraoralen Rundstiellappen. DZW 127 (1942); Zbl. HNO.

Schuchardt, K.: Der Ersatz des fehlenden Zwischenkiefers. Dtsch. zahnärztl. Zschr. 2, H. 7 u. 8, 209 (1947).

Schuchardt, K.: Die Operationen im Ges.Kieferbereich. Bier/Braun/Kümmel, II. Bd., 7. Aufl. (1953).

Schuchardt, K.: Zur Frage des günstigsten Termins für den operativen Verschluß der Gaumenspalte. Dtsch. Zahn-, Mund- und Kieferheilk., 20, 9/10, 348 (1954).

Schuchardt, K.: Plastik bei zu kurzer Oberlippe. Ärztl. Praxis, H. 8, 11 (1956).

Schuchardt, K.: Zahn-, Mund- und Kieferheilkunde. Urban und Schwarzenberg München/Berlin 1959.

Schuchardt, K. and *Stellmach, R.:* Comments on bone grafting in the cleft palate patient. Symposion on plastic surgery of the face. New York 1963.

Schwalbe, E.: Die Morphologie der Mißbildungen der Menschen und der Tiere. Jena (1906).

Schweckendiek, H.: Zur Frage der Früh- und Spätoperationen der angeborenen Lippen-Kiefer-Gaumenspalten. Zschr. Laryng. *30,* 51 (1951); Zbl. HNO *44,* 44.

Schweckendiek, H.: Zur Behandlung der angeborenen Gaumen-Lippenspalten. Landarzt, Stuttgart *31,* H. *7,* 149 (1955).

Schweckendiek, H.: Zur zweiphasigen Gaumenspaltenoperation bei primärem Velumverschluß. Fortschr. Kefer-Ges.-Chir. *I,* 73 (1955).

Skoog, T.: Eine Operationsmethode für Lippenspalten. Fortschr. der Kiefer- und Gesichtschirurgie. Bd. 5 (1959), S. 266—272.

Skoog, T.: A Design for the Repair of unilateral Cleft Lips. Amer. Surg. Vol *95,* 223 (1958).

Sittel: Über die Vererbung von Mißbildungen. Inaug. Diss. Berlin (1952).

Steffensen, W. H.: Plast. and Rec. Surg. 4/4, 1949.

Smith and *Dawson:* Egyptian mummies. London (1924).

Steiniger, F.: Neue Beobachtungen an der erblichen Hasenscharte der Maus. Zschr. menschl. Vererb.-Konstitutionslehre *23,* 427 (1939).

Steiniger, F.: Die Entstehung und Vererbung der Hasenscharte. Fortschr. Erbpath., Rassenhyd. *4* : 98—144 (1940).

Stellmach, R.: Die funktionskieferorthopädische Behandlung der Kieferdeformitäten bei Lippen-Kiefer-Gaumenspalten im Säuglingsalter. Fortschr. Kieferorth. *16,* 247 (1955).

Stellmach, R.: Die Aufgaben des Zahnarztes bei der Betreuung von Patienten mit Lippen-Kiefer-Gaumenspalten. Z. R. H. *13,* (1955).

Stellmach, R.: Adaptions of alveolar bone grafting to early lip repair in clefts of both primary and secondary palate. Transactions of the International Confederation of Plastic Surgeons. 3. Congress Washington 1963.

T

Tennison, Ch. W.: Plastic Surg., Baltimore 9, S. 115—130.

Tiedemann, G.: Über Umwelteinflüsse bei der Entstehung der erblichen Lippen-Kiefer-Gaumenspalte. Klinik und Praxis i. Jg. Nr. 6 (1946).

Tiedemann, G.: Erstgeburt, mütterliches Alter und sonstige Umwelteinflüsse bei der Entstehung der erblichen Lippen-Kiefer-Gaumenspalte. Zschr. menschl. Vererb.-Konstit.-Lehre *29,* 231 (1949).

Tiedemann, G.: Untersuchungen über den Einfluß von Geburtenfolge und Alter der Mütter auf die Ausbildung der erblichen Lippen-Kiefer-Gaumenspalte. Dtsch. zahnärztl. Zsch. *6,* H. 4, 203 (1950).

Töndury, G.: Über die Genese der Lippen-Kiefer-Gaumenspalten. Fortschr. Kiefer-Ges.-Chir. *I,* 1 (1955).

Trauner, R.: Operation bei Lippen-Kiefer-Gaumenspalten. Sonderdruck aus „Chirurgische Operationslehre", *I,* Herausg. Prof. Dr. Breitner.

Trauner, R.: Die Anatomie der Lippen-Kiefer-Gaumenspalten. Die Zahn-, Mund- u. Kieferheilkunde Bd. III, Verlag: Urban und Schwarzenberg, München-Berlin.

Trauner, R.: Verbesserungen der operativen Therapie der Lippen- und Gaumenspalten. Mschr. Ohrenheilk. *82,* 409 (1949); Zbl. HNO *38,* 352.

Trauner, R.: Ergebnisse der Lippen-Gaumenspaltenoperationen. Wien. Med. Wschr. *50,* 75; Zbl. HNO *42,* 330.

Trauner u. *Arnold:* Sprachergebnisse nach Gaumenspaltenoperationen. Dtsch. Zahn-Mund-Kieferhk. *IV,* H. 5/6, 214 (1952).

Trauner, R.: Über eine neue Methode der Velo-Pharynxplastik bei zu kurzem und weichem Gaumen. Langenbeck's Arch. klin. Chir. *274,* 204 (1953).

Trauner, R.: Der heutige Stand des Verschlusses der einseitigen Lippenspalte (Hasenscharte). Chir. Praxis, H. 3 (1957).

Trauner, R.: Korrekturen bei Lippen-Kiefer-Gaumenspalten. Langenbeck's Arch. klin. Chir. *287* (1957).

Trauner, R.: Lippen-, Kiefer- und Gaumenspalten in Zahn-, Mund- u. Kieferheilkunde, ein Hausbuch. Herausgegeben von K. Schuchardt. Urban u. Schwarzenberg München/Berlin 1959.

Trauner u. *Wirth:* Die Nasenkorrekturen bei einseitigen Lippen-Kiefer-Gaumenspalten. Ztschr. Laryng., Stuttgart, *36*, H. 11 (1957).

Trauner u. Wirth: Die Nasenkorrekturen bei doppelseitigen Lippen-Kiefer-Gaumenspalten. Zschr. Laryng. *37*, H. 11 (1958).

U

Ullik, R.: Die plastische Chirurgie des Gesichtes. Verlag: Urban und Schwarzenberg, Wien (1948).

Ullik, R.: Spätresultate nach Operation von Lippen-Kiefer-Gaumenspalten. Zschr. Stomat. (Österr.) *48*, H. 11, 571 (1951).

Ullik, R.: Über Nachuntersuchungen der an der Kieferstation der Chirurgischen Klinik in Wien seit 1932 ausgeführten Operationen nach Veau bei durchgehenden Lippen-Kiefer-Gaumenspalten und über Folgerungen, die aus den Resultaten gezogen werden müssen. Zschr. Stomat. (Österr.) *48*, H. 2, 49 (1951).

Ullik, R.: Der Zeitpunkt der Lippenplastik. Fortschr. Kiefer-Ges.-Chir. *I*, 25 (1955).

V

Veau, V.: Les résultates de la staphylorrhaphie Soc. de Chir. Mars (1922).

Veau, V. Division palatine. Paris (1931).

Veau, V.: Fünf Hasenscharten bei Hundekeimlingen von 11—14 mm Sstl. Berlin (1941).

Veau, V.: Bec-de-lièvre. Paris (1938).

Veau u. *Le Hyaric:* De L'école d'Alfort. Paris (1936).

W

Wardill, W.: Brit. J. Surg. *25* (1937).

Wassmund, M.: Der Verschluß des Kieferspaltes und Nasenbodens bei vollständiger Spaltbildung, Zeitpunkt und Methoden. Fortschr. Kiefer-Ges.-Chir. *I*, 27 (1955).

Wassmund, M.: Lehrbuch der praktischen Chirurgie des Mundes und der Kiefer. Leipzig (1935).

Weinberger: zit. n. Gabka.

Widmaier, W.: Die Plastik nach Le Mesurier; Bemerkungen zur Indikationsstellung. Fortschr. der Kiefer- u. Gesichtschirurgie. Bd. 5 (1959), S. 306—311.

Wildführ: Toxoplasmose. Fischer, Jena (1954).

Wiesner, E.: Ein Fall von Cheilognathopalatoschisis media beim Kalbe. Monatshefte für Veterinärmedizin 7. Jg., Nr. 11, 216—217 (1952).

Wirth, F.: Die Korrekturen der vorderen Anteile des Septumknorpels, Verbesserung der Nasenform und Atmung. Zschr. Laryng. *37*, H. 11 (1957).

Wulff, J.: Erfahrungen bei der Sprecherziehung von Gaumenspaltenpatienten. Fortschr. Kiefer-Ges.-Chir. *I*, Georg Thieme-Verlag, Stuttgart (1955).

Y

Ypermann: La Chirurgie — Traduits par Dr. A. de Mets. Paris (1936).

Z

Zimmer, H.: Zur Entwicklung der Chirurgie der Spaltbildung des Gesichts in den letzten zwei Jahrzehnten. Zschr. Stomat. (Österr.) *48*, H. 2, 58 (1951); *58*, H. 3, 100 (1951).

Namenregister

Sachregister

F

G

H

I

K

Q

R

S

T

U

HANDBUCH DER PLASTISCHEN CHIRURGIE

Herausgegeben von

E. GOHRBANDT · J. GABKA · A. BERNDORFER
Berlin · Berlin · Budapest

BAND I
Allgemeine Plastische Chirurgie

BAND II
Spezielle Plastische Chirurgie

BAND III
Grundlagen zur Plastischen Chirurgie

BAND IV - ATLAS
Geschichte der Plastischen Chirurgie

Um einen Gesamtüberblick über den gegenwärtigen Stand, die Grundlagen und die Geschichte der *Plastischen Chirurgie* zu geben, hat sich Professor ERWIN GOHRBANDT, Berlin, entschlossen, das

HANDBUCH DER PLASTISCHEN CHIRURGIE

herauszugeben.

GOHRBANDT, der Altmeister der Chirurgie, der schon gemeinsam mit FISCHER und SAUERBRUCH die berühmte „Chirurgische Operationslehre" von BIER-BRAUN-KÜMMEL in 7. Auflage herausgab, verfügt wohl wie kein anderer über die notwendigen Kenntnisse und praktischen Erfahrungen, um einer solchen Aufgabe gerecht zu werden.

Um die Vielseitigkeit der Probleme lösen zu können, die von einem allein unmöglich gemeistert werden können, war es das Anliegen der Herausgeber — GOHRBANDT wählte hierzu den bekannten Plastiker und Medizinhistoriker ALFRED BERNDORFER, Budapest, und den jungen JOACHIM GABKA, Berlin — möglichst viele Spezialisten als Autoren zu gewinnen. So soll dieses Handbuch über alle aktuellen Probleme auf sämtlichen Gebieten der *Plastischen Chirurgie* durch kompetente Fachärzte informieren. Deshalb haben sich erfahrene plastische Chirurgen aus vielen Ländern der Welt zusammengefunden, um eine *Enzyklopädie der Plastischen Chirurgie* zu schaffen.

Während bei den Chirurgen die Operation oftmals „ultima ratio" ist, stellt der plastisch operative Eingriff erst den Beginn einer Rehabilitation dar. Eine Reihe weiterer Maßnahmen ist oftmals erforderlich, um ein möglichst günstiges Endergebnis zu erzielen. So ist gewissermaßen die Tätigkeit der plastischen Chirurgen ein Teamwork, an dem eine Reihe anderer medizinischer Disziplinen beteiligt sind. Aus diesem Grunde wurden für dieses Werk u. a. Chirurgen, Kiefer-Gesichtschirurgen, Gynäkologen, Ophthalmologen, Orthopäden, Oto-Rhino-Laryngologen, Traumatologen und Urologen zur Mitarbeit herangezogen. Im einzelnen wird die *Allgemeine Plastische Chirurgie* abgehandelt. Neben Fragen der Anästhesie, des Instrumentariums finden insbesondere die Transplantationsprobleme, sowie die Narbenbehandlung und die nachgehende Fürsorge Berücksichtigung. (BAND I)

Die *Spezielle Plastische Chirurgie* wird nach topographischen Gesichtspunkten dargestellt, wobei versucht wird, jeden Abschnitt in Mißbildungs- — also Konstruktionschirurgie, in die wiederherstellende — also Rekonstruktionschirurgie und in die aesthetische Chirurgie aufzugliedern. (BAND II)

Aber nicht nur das Wissen um das technische Vorgehen in der Wiederherstellungschirurgie genügt; vielmehr müssen *Grundlagen und Geschichte der Plastischen Chirurgie* dem in diesem Fache tätigen Arzt nahe gebracht werden. So müssen u. a. Formschönheit des menschlichen Körpers, Proportionslehre, Kephalometrie und Psychologie der Entstellungen besondere Berücksichtigung finden. (BAND III)

Den Abschluß des Werkes soll ein Atlas bilden, der sowohl die *Geschichte der Plastischen Chirurgie,* wie auch die Originalmethoden der großen plastischen Chirurgen vergangener Jahrhunderte darstellen soll. (BAND IV, Atlas)

Die didaktische Gliederung des Werkes und die bis ins einzelne gehenden Ausführungen vieler Fachleute gewährleisten, daß hier ein Standardwerk geschaffen wird, das in der Lage ist, allen, die auf diesem Gebiet tätig sind, erschöpfend Auskunft zu geben.

Die Bände I und II beginnen im Herbst 1964 gleichzeitig zu erscheinen. Jeder Band wird einen Umfang von etwa 800 Druckseiten mit etwa 1200 Abbildungen haben. Das Format der Bände ist Groß-Oktav. Das Werk wird in kurzen Abständen in Lieferungen erscheinen. Der Bezug einer Lieferung verpflichtet zur Abnahme des ganzen Bandes.

HANDBUCH DER PLASTISCHEN CHIRURGIE

WALTER DE GRUYTER & CO · BERLIN 30

FSC
www.fsc.org
MIX
Papier | Fördert
gute Waldnutzung
FSC® C083411

Zeitfracht Medien GmbH
Ferdinand-Jühlke-Straße 7
99095 Erfurt, Deutschland
produktsicherheit@kolibri360.de